アルゴリズムで考える
薬剤師の臨床判断

症候の鑑別からトリアージまで 改訂 2 版

昭和大学医学部薬理学 教授 **木内祐二** 編

南 山 堂

執筆者一覧

木内 祐二	昭和大学医学部薬理学　教授
米永 暁彦	祐ホームクリニック
南郷 栄秀	聖母病院 総合診療科　部長
吉岡ゆうこ	ネオフィスト研究所　所長
末木 博彦	昭和大学医学部皮膚科学講座　名誉教授
北見 由季	昭和大学医学部皮膚科学講座　客員教授
篠原久仁子	株式会社恵比寿ファーマシー　代表取締役
尾山　治	思温病院 総合診療科・内科
永野 康已	永野薬局
藤島 一郎	浜松市リハビリテーション病院　病院長
西村　立	総合病院聖隷浜松病院 リハビリテーション科　部長
倉田なおみ	昭和大学薬学部社会健康薬学講座 社会薬学部門・臨床薬学講座 臨床栄養代謝学部門　客員教授
高橋　寛	岩手医科大学薬学部 臨床薬学講座地域医療薬学分野　教授
市川　雪	昭和大学医学部内科学講座 消化器内科学部門　講師
熊木 良太	昭和大学薬学部社会健康薬学講座 社会薬学部門　助教
佐仲 雅樹	津田沼中央総合病院　内科
大石 和美	有限会社 丸山薬局　代表取締役
鈴木　匡	名古屋市立大学大学院薬学研究科 臨床薬学分野　教授
狭間 研至	ファルメディコ株式会社　代表取締役社長
髙橋　良	昭和大学医学部 内科学講座リウマチ・膠原病内科　助教
関　明美	メディカルケアクリニックかさま　副院長
東　有佳里	がん・感染症センター都立駒込病院　緩和ケア科
小野 真一	日本大学薬学部薬学科 臨床医学研究室　教授
渡邉 文之	日本大学薬学部薬学科 地域医療薬学研究室　教授
坂口 眞弓	みどり薬局

（執筆順）

推薦の序

　2020 年 4 月，薬機法・薬剤師法等の一部が改正されました．その結果，それまで 130 年間変わることのなかった薬局の定義と薬剤師の役割が大きく変わったことは記憶に新しい事と思います．実務の現場では医療環境・医療技術の進歩，画期的な新薬の登場や住民・患者の要望に即応するよう，今回の法改正で示された業務や役割を果たしてきましたが，法的な位置づけは変わることがありませんでした．そうした視点からみれば，2020 年薬機法等の改正はわが国の薬剤師・薬局にとって「コペルニク変革」と言っても過言ではないほど，大きな視点の転換であったと思います．調剤のみならず医薬品すべての供給拠点として機能することが求められる「薬局」，そして地域住民・患者の医薬品使用状況を継続的，一元的に収集・管理・観察・保存し，それらの情報を活用してその住民・患者の安全・安心な薬物治療を確保する役割を担う「薬剤師」，それが 21 世紀の薬剤師・薬局の在り様であり，地域包括ケアシステムの中で期待される薬剤師・薬局の姿と言えるでしょう．

　初版が 2015 年に発行された本書は，すでにして今回の法改正があることを見通していたかのように，調剤薬の提供や服薬指導，さらには OTC 薬の販売の際に，薬剤師が医薬品選択のために心がけねばならない臨床判断の考え方を，患者の訴える症状と疾病の両面からアプローチできるよう逆引き検索機能が工夫されています．そればかりか，その時々に薬剤師が患者や相談者にどう対応することが最適なのかという対応方法までが，まるでコンピュータ・プログラムを作成するように論理的なアルゴリズムによって解説されています．さらに，その判断に至る経過で不可欠な疾病の解説や，図表あるいは写真などを豊富に示すことで，医療現場はもとより，薬局の店頭で実際に患者などを目の前にしての対応を疑似的に体感できる構成となっているユニークな解説書です．

　本書は，超高齢社会において期待される薬剤師の役割と機能を着実に，的確に果たすうえで，医療現場にとどまらず開局薬局にあっても活用できる座右の書として，常に身近に置くにふさわしい薬剤師必携の図書であると確信をしています．

　2022 年春

公益社団法人 日本薬剤師会　会長

山本信夫

改訂の序

　本書は，薬局などでしばしば遭遇する代表的な症候を訴える来局者に適切に対応するため，症候別に，「基本的な症候を示す疾患」を発生頻度の高い疾患，見逃してはならない緊急性の高い疾患，その他の疾患に分けて概説しました．また，「来局者からの情報収集と疾患推測」として，各疾患の症状の特徴を患者から得られる情報（LQQTSFA）別に整理するとともに，薬局の現場で活用しやすいようにアルゴリズムを提示しています．さらに，薬局でトリアージを行う際のポイントを「来局者に対する判断と対応」にまとめ，緊急対応，受診勧奨，OTC薬などの選択の指標を示しました．改訂にあたっては，日常的な薬剤師の場面にさらに対応できるよう，新たに意識障害，悪心・嘔吐，関節痛を加えた15症候とし，初版よりさらに充実した内容としました．

　これからの地域社会では，超高齢化のさらなる進展，地域医療の担い手や家庭内の介護者の不足などに対応するため，地域の実情に合った住まい・医療・介護・予防・生活支援が一体となった地域包括ケアシステムの充実が望まれています．その中で，薬局が地域の主要な医療施設としてより積極的に機能し，地域住民に対するプライマリ・ケアの窓口として，また，セルフメディケーションの支援者として，薬局の薬剤師が地域住民の健康の回復・維持・向上に責任ある判断と行動をすることが期待されています．この期待に応えるためには，処方箋調剤と服薬指導に加え，心身の異常・症候（症状）を訴える来局者の健康相談に適切に対応して疾患や病状を推測し，OTC薬の推奨や受診勧奨などから妥当な対応方法の選択（トリアージ）を行う能力が求められます．この一連の薬剤師の臨床推論・判断の流れと責任ある行動を本書では「臨床判断」と呼んでいます．また，年々増加している在宅患者への訪問時にも，薬剤師自らが患者の病状を把握し，病状の変化時に適切に対応する必要がありますが，その際にも的確な臨床判断の能力が求められます．加えて，2016年に制度化された「健康サポート薬局」でも，こうした臨床判断とトリアージの能力を身に付け，日常的に実践する薬剤師が求められています．

　本書を，薬剤師の日常の業務のみならず，健康サポート薬局の研修時の参考書，薬学生の実習や卒後の研修などでも幅広く利用していただき，これからの薬剤師に求められる基本的な能力である臨床判断の実践に役立てていただければ，何より幸いです．

　2022年春

編者　木内祐二

初版の序

　これからの医療では，医師の不足や偏在，超高齢化の進展などの要因から，薬局が地域の主要な医療施設としてより積極的に機能し，地域住民に対するプライマリ・ケアの窓口として，また，セルフメディケーションの支援者として，薬局の薬剤師が地域住民に対し健康の回復，維持，向上に責任ある判断と行動をすることが期待されています．この期待に応えるためには，処方箋調剤と服薬指導に加え，心身の異常・症候（症状）を訴える来局者の健康相談に適切に対応して疾患や病状を推測し，OTC薬の推奨や受診勧奨などから妥当な対応方法の選択（トリアージ）を行う能力が求められます．この一連の薬剤師の臨床推論・判断の流れと責任ある行動を本書では臨床判断と呼びます．また，近年，増加している在宅患者への訪問時にも，薬剤師自らが患者の病状を把握し，病状の変化時に適切に対応する必要がありますが，その際にも的確な臨床判断の能力が求められます．

　しかし，従来の大学の薬学教育や卒後教育の多くは疾患単位で行われていたため，病名がわかっていれば症候は思い浮かびますが，逆に症候を訴える患者から病気を推測したり絞り込む（鑑別する）という「逆引き」の系統的な学習が行われていませんでした．さらに，最善の治療や対応方法を，患者の状態や背景と臨床的エビデンスに基づいて薬剤師が自ら判断するというトレーニングも行われていません．そのため，多くの薬剤師は，薬局窓口や在宅で症候を訴える患者に対して，的確な判断に基づいて適切なトリアージをすることに困難を感じていたのではないでしょうか．

　本書では，薬局などでしばしば遭遇する代表的な症候を訴える来局者に適切に対応するため，症候別に，「基本的な症候を示す疾患」を発生頻度の高い疾患，見逃してはならない緊急性の高い疾患，その他の疾患に分けて概説し，「来局者からの情報収集と疾患推測」として，各疾患の症状の特徴を患者から得られる情報（LQQTSFA）別に整理するとともに，臨床判断に活用しやすいようにアルゴリズムを提示しました．また，薬局でトリアージを行う際のポイントを「来局者に対する判断と対応」にまとめ，緊急対応，受診勧奨，OTC薬などの選択の指標を示しました．本書を，薬剤師の日常の業務のみならず，薬学生の実習や卒後の研修などでも幅広く利用していただき，これからの薬剤師に求められる基本的な能力である臨床判断の実践に役立てていただければ，何よりの幸いです．

　2015年夏

編者　木内祐二

Contents
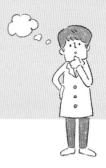

第 1 章

総　論

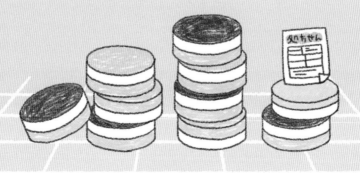

薬剤師による臨床判断のプロセス

臨床判断とは

　地域包括ケアシステムが進展するこれからの地域医療では，薬局が地域住民に対するプライマリ・ケアの窓口として，また，薬局の薬剤師はセルフメディケーションの支援者として，地域住民の健康の回復，維持，向上に責任ある判断と行動が求められる．薬局薬剤師は，処方箋調剤と服薬指導に加え，心身の異常や症候（症状）を訴える来局者の健康相談に適切に対応して疾患や病状を推測し，妥当な対応方法を選択（トリアージ）し，実践することが期待されている．この一連の薬剤師の臨床推論・判断の流れと責任ある行動を本書では「臨床判断」と呼ぶ．また，在宅患者への訪問時にも，薬剤師自らが患者の病状を把握し，病状の変化時には適切に対応する必要があるが，その際にも的確な臨床判断の能力が求められる．

　しかし，従来の大学の薬学教育や卒後教育の多くは疾患単位で行われていたため，病名がわかっていれば症候が思い浮かぶが，逆に症候を訴える患者から病気を推測したり絞り込む（鑑別する）という系統的な学習が行われていなかった．さらに，最善の治療や対応方法を，患者の状態や背景と臨床的エビデンスに基づいて薬剤師が自ら判断するというトレーニングも行われなかった．そのため，多くの薬剤師は，薬局窓口や在宅で症候を訴える患者に対して，的確な判断に基づいて適切なトリアージをすることに困難を感じていると思われる．本項では，来局者に適切に対応するための臨床判断の基本的な流れと，そのために必要となる知識，技能，態度を提示したい．また，ここで提示する臨床判断のプロセスは，在宅患者あるいは入院患者に対しても，基本的には同様に適応できるものである．

症候を訴える来局者に対応するプロセス

　薬局窓口で，さまざまな症候を訴える来局者にどのように対応するか，悩まれている薬剤師は多いと思われる．薬局で遭遇する頻度が高いと思われる基本的な症候だけでも，発熱，全身倦怠感，頭痛，呼吸困難・息切れ，咳，動悸，口渇，腹痛，悪心・嘔吐，下痢，便秘，腹部膨満，排尿障害，浮腫，出血傾向，月経異常，記憶障害，不眠，しびれ，めまい，発疹など多数ある．多くの疾患でこれらの症候を認めるが，同じ症候でもその原因疾患によって，対応（治療法など）が異なることは言うまでもない．言い換えれば，

原因疾患が判明しなければ適切な治療ができない.

　これらの症候を訴える来局者に対して，薬剤師自らが，Ⓐ症候から病名や病態を推測し，Ⓑ適切な対応方法を選択し，Ⓒその対応を責任をもって確実に実施することが求められる.すなわち，図1に示すように，来局者からのさまざまな情報をもとに原因となる疾患（病名），さらに重症度や緊急度を推定する.次いで，来局者の疾患・病態と重症度・緊急度に応じて，トリアージ，すなわち緊急対応（救急処置，医療機関や家族への緊急連絡），受診勧奨，OTC薬の選択，生活指導などから，いずれが適切であるかを判断して選択し，責任をもって実施するという流れである.

　こうした一連の対応の最初のプロセスである症候から疾患を推測する際は，次のような手順が望ましい（図2）.同じ症候を示す可能性のある，できるだけ多くの疾患（基本的症候の場合は，数10疾患）を列挙し，その多数の疾患をさまざまな基準で整理，分類する（例えば局所的・全身性疾患，急性・慢性疾患，軽症・重症疾患，好発年齢による分類など）.次いで，疾患を推測するために必要な患者情報の収集を行うことで，可能性の高い数疾患に絞り込み，序列づけをする.ここで1つの疾患に違いないと判断することは，思い込みによる誤りにつながり，避けるべきである.

臨床判断に求められる能力

　薬局窓口で症候を訴える来局者を前にして，薬剤師は責任をもって上記のような臨床判断を実施することが望まれるが，これらを適切に実施するために，次に示すような知

来局者

Ⓐ 症候から病名，病態を推測
・疾患を推測：急性疾患か，慢性疾患か
・重症度の推定：重症—中等症—軽症
・緊急度の推定

Ⓑ 適切な対応方法を選択（トリアージ）
・医療機関・家族への緊急連絡
・医療機関への受診を勧告
・OTC薬での対応
・カウンセリングや生活指導
　（サプリメント，健康食品）

Ⓒ 適切な対応を責任をもって確実に実施

・症候から考えられる疾患をできるだけ多く列挙
　基本的な症候については数10疾患

・列挙された疾患を整理（ソーティング：並べ替え）
　局所（臓器別）疾患と全身性疾患に分類
　重症度，緊急度による分類　etc

・疾患を絞り込むため患者情報をさらに収集
　十分な面接（症状，心理・社会的情報，過去の情報）

・可能性の高い疾患から順序づけ
　数疾患程度に絞り込む

図1 症候を訴える来局者への薬剤師の対応　　**図2** 来局者の疾患を推測する手順

識，技能，態度を修得することが必要であろう．

　　1．基本的な症候を示す疾患を系統的に理解する．

　　2．来局者から情報を適切に収集し，疾患を推測する．

　　3．来局者ごとに適切な対応を判断・選択して実施する．

　以下に，頭痛を訴える来局者への対応を例に，習得すべき能力について概説する．

1．基本的な症候を示す疾患の系統的な理解

　当然なことであるが，来局者が頭痛を訴えるのは原因疾患があるためである．頭痛を示す疾患としては，表1に示すような代表的な40疾患[1]程度は，列挙できることが望ましい．頻度の高い疾患だけでなく，頻度は低いが見逃してはいけない緊急性，重症度の高い疾患についても初期あるいは軽症例では薬局を来訪し，また，在宅では遭遇する可能性もあることを念頭におくべきであろう．

　表1では，主に原因別に分類したが，図2に示したように，さまざまな基準でソーティング（整理，分類）できるようになってほしい．

2．来局者との面接による適切な情報収集

　多くの疾患は医療面接による自覚症候や患者背景に関する情報収集だけでも診断が可

表1 頭痛を生じる代表的な疾患

分類		疾患
一次性頭痛		片頭痛，緊張型頭痛，群発頭痛
二次性頭痛	頭部外傷	切創，皮下血腫，骨折，急性硬膜下血腫，急性硬膜外血腫，慢性硬膜下血腫
	血管障害	くも膜下出血，脳内出血，脳梗塞，脳動静脈奇形破裂，巨細胞性動脈炎，脳動脈解離，脳静脈洞血栓症
	その他の頭蓋内疾患	脳腫瘍，水頭症，低髄液圧，てんかん
	物質摂取または中止	グルタミン酸，アルコール，カフェイン離脱，亜硝酸塩，薬物乱用（鎮痛薬，トリプタン系，エルゴタミンなど），CO中毒
	感染症	髄膜炎，脳炎，脳膿瘍，かぜ症候群，全身性細菌・ウイルス感染症
	恒常性障害	高血圧脳症，低酸素（睡眠時無呼吸性頭痛，高山病），低血糖，透析
	顔面・頭蓋骨の疾患	急性緑内障発作，屈折異常，副鼻腔炎，中耳炎など耳疾患，顎関節症
	精神疾患	うつ病，不安障害
神経痛・顔面痛	頭部神経痛など	三叉神経痛，舌咽神経痛，後頭神経痛，帯状疱疹

能といわれており，血液検査，画像検査などの検査ができない薬局でも，適切な順序と方法で来局者に医療面接を行えば，疾患と病態の推測が可能となる．

　表2に医療系学部教育（医学部，薬学部，歯学部など）で行われている標準的な医療面接の手順を示す．自覚症状に対しては，L（Location 部位），Q（Quality 性状），Q（Quantity 程度），T（Timing 時間と経過），S（Setting 状況），F（Factor 寛解・増悪因子），A（Associated manifestation 随伴症状）の順に質問することで，自覚症状に関連する情報のほとんどを通常は数分程度で収集できる．さらに心理・社会的情報（心理・社会的状況，解釈モデル，医師の診断など）や過去の情報（既往歴，服薬歴，アレルギー歴など）についての質問を加えれば，疾患の推測とともに来局者の背景に関する情報も集められる．頭痛を生じる代表的な疾患の症候の特色（LQQTSFA）を表3に示す．

　表3に示したような頭痛を生じる各疾患の症候の特色（LQQTSFA）と医療面接で得られた情報を照らし合わせれば，来局者の頭痛の原因疾患を少数の疾患に絞り込むこと，すなわち鑑別も可能であろう．

　しかし，こうしたプロセスを経て短時間に疾患を推測するためには，各種の症候を生じる多くの疾患のリストや各疾患の特色を記憶しておくとともに，臨床推論の経験が必要であり，薬剤師が薬局窓口で実施するには現実的には困難な場合も多い．その際に，手元に図3の左側に示すような，LQQTSFAの質問で得られる回答に関連した鑑別のためのアルゴリズムがあれば有用であろう．適切なアルゴリズムであれば，いくつかの質問項目，例えば，どこが痛いか，発熱はあるか，などの回答に従ってチャートをたどれば，頭痛を生じる数10の疾患から数疾患まで絞ることができる．最後に各疾患に特有な症候の特徴（図3 アルゴリズム内の「前兆」「肩こり」）を確認する質問をすれば，

表2　医療面接の標準的な手順

1．自覚症状に関する質問の手順

LQQTSFAの順で症状について質問
　1）部位 Location ･････････････････ どこが？
　2）性状 Quality ･････････････････ どのように？
　3）程度 Quantity ････････････････ どのくらい？
　4）時間と経過 Timing ･･････････････ いつ？ いつから？
　5）状況 Setting ････････････････････ どのような状況・きっかけで？
　6）寛解・増悪因子 Factor ･･････････ どんな場合によくなる（悪くなる）？
　7）随伴症状 Associated manifestation ‥ 同時にどんな症状があるか？

2．心理・社会的情報についての質問

　1）心理・社会的状況：心理状態や日常生活（職場環境なども）の状況
　2）解釈モデル：自分の病気や現状をどのように考えているか
　3）医師の診断

3．過去の情報についての質問

　1）既往歴　　　2）服薬歴　　　3）アレルギー歴

表3 頭痛に関する質問と推測される疾患

	症状の特徴			疑われる疾患
部位 （Location）	片側			片頭痛（両側性もあり），群発頭痛，巨細胞性動脈炎，三叉神経痛，急性緑内障発作
	両側			緊張型頭痛，くも膜下出血，髄膜炎
性状 （Quality） 程度 （Quantity）	拍動性（ズキズキ）			片頭痛（日常生活に支障），群発頭痛，巨細胞性動脈炎，高血圧脳症
	圧迫性（締めつける）			緊張型頭痛（日常生活は可能）
	激痛			くも膜下出血，髄膜炎，三叉神経痛（針を刺すような）
時間と経過 （Timing） 状況 （Setting）	いつから	突発性		くも膜下出血，脳内出血
		急激		群発頭痛，急性緑内障発作，三叉神経痛，脳動脈解離
		徐々に増強		脳腫瘍，慢性硬膜下血腫
		反復的（慢性）		片頭痛，群発頭痛，緊張型頭痛
	きっかけ	頭部打撲		急性硬膜外血腫，急性・慢性硬膜下血腫
		薬物		薬物乱用頭痛，急性緑内障発作（抗コリン薬）
寛解・増悪因子 （Factor）	咳，力み（頭蓋内圧亢進）で増悪			脳腫瘍，髄膜炎
	運動，入浴，月経で増悪			片頭痛
	同一姿勢で増悪，運動で軽減			緊張型頭痛
	アルコールで増悪			群発頭痛
	朝に悪化			脳腫瘍，高血圧性脳症，うつ病
随伴症状 （Associated manifestation）	悪心・嘔吐			片頭痛，くも膜下出血，脳腫瘍，髄膜炎
	発熱			髄膜炎，かぜ症候群，インフルエンザなどの感染症
	肩・頸部のこり			緊張型頭痛
	前兆（チカチカ）			片頭痛
	流涙・眼充血			群発頭痛，急性緑内障発作
	麻痺・けいれん・しびれ			脳出血，脳腫瘍

鑑別はより確実性が増す．来局者の対応の際に，少し時間をとって，得られた来局者の情報とアルゴリズムを照らし合わせることにより，より確実に，確信をもって臨床推論することが可能だと思われる．

また，面談で得られる主観的な情報だけでなく，フィジカルアセスメント（体温測定，血圧測定，脈拍測定，呼吸数と呼吸状態の観察，心音・心雑音・呼吸音・腸雑音の聴診，

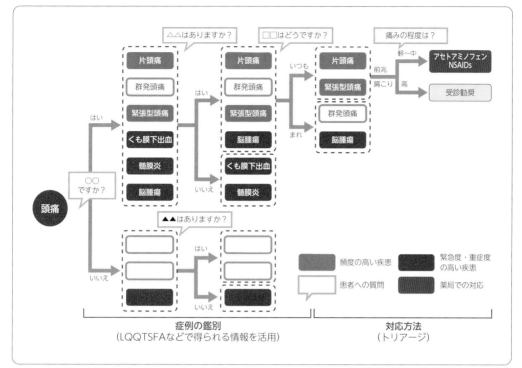

図3 頭痛の臨床判断アルゴリズム例

意識状態の観察，基本的な視診と触診，神経学的検査など）により，身体所見の客観的な情報が得られれば，来局者の病状や疾患をより適切に推測することが可能となる．今後，フィジカルアセスメントによる身体所見の測定や観察は，特に，意識レベルの低下や認知障害などを伴うことの多い在宅患者の病状の把握の際には，薬剤師にとっても必要性の高い技能になるであろう．本書では，薬剤師によるフィジカルアセスメントが一般化するであろう将来に備え，各章に「他覚所見を収集する（身体所見，フィジカルアセスメントなど）」の項目を加えている．

上記のような，適切な臨床判断に必要な来局者・患者情報を過不足なく確実に収集するためのツールとして，**図4**の「臨床判断ワークシート」のような簡単な記録用紙を用意し，面談の際に活用することも有用であろう．

3. 来局者ごとに適切な対応を判断・選択（トリアージ）して実施

臨床判断の最後のプロセスは，来局者の症候から背景となる疾患を推測したのち，個々の患者に対して適切な対応方法を判断・選択（トリアージ）して，責任をもって実施することである．適切なトリアージには，豊富な経験と専門的な学習が必要であることは言うまでもないが，この点についても，日々悩まれている薬剤師も多いと思われる．

近年は，多くの疾患に対して診療ガイドラインが作成され，患者情報に基づいた的確

臨床判断ワークシート

1．症例　　（　　　　　　　）

L：Location	部位：
Q：Quality	性状：
Q：Quantity	程度：
T：Timing	時間と経過：
S：Setting	状況：
F：Factor	寛解・増悪因子：
A：Associated manifestation	随伴症状：

2．心理・社会的状況
（日常生活，病気に対する気持ち，医師の診断など）

3．過去の情報
（既往歴，服薬歴，アレルギーなど）

4．身体所見，バイタルサイン
・発熱（あり／なし）　体温（　　℃）
・脈拍：不整　あり／なし　　左右差　あり／なし　　回数（　　　回／分）
・血圧：　　／　　mmHg
・呼吸：速い／遅い　回数（　　　回／分）
・その他の所見
・

図4 臨床判断ワークシート

な診断とともに，臨床研究に基づくエビデンスに裏づけられた標準的な治療法も示されている．頭痛など，OTC などで対応が可能な日常的な軽疾患に対してもガイドラインが作成されている[1]．推測された疾患に対して，その重症度などを考慮して，こうした科学的根拠に基づいた適切なトリアージ，すなわち，緊急対応，受診勧奨，OTC 薬の選択，生活指導などから選択を行うことが望ましい．このトリアージの際にも，手元に使いやすいアルゴリズムが用意されていれば，多くの薬剤師にとって有用であろう．**図5**は腹痛を生じる疾患に対する，薬局でのトリアージ例を示す．

鑑別のためのアルゴリズムと，トリアージのためのアルゴリズムを分けると取り扱いが煩雑になるため，本書では，**図3**のように，両アルゴリズムを融合し，症候ごとに「臨床判断アルゴリズム」を作成した．本書で紹介する臨床判断アルゴリズムと適切な情報収集を組み合わせ，薬局での適切な鑑別とトリアージの一助となることを期待する．

地域医療と薬剤師への期待

薬剤師が来局者に対する適切な判断に基づいて，適切な対応を実施するためには，前述のような臨床判断の実践が望まれる．そのためには，疾患の知識，情報収集やトリアージのプロセスについての学習とトレーニングが必要である．また，薬局薬剤師と病

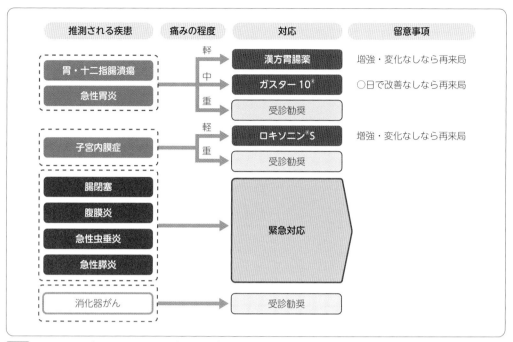

図5 トリアージのためのアルゴリズム例

院・診療所の医師との連携や情報共有，すなわち地域でのチーム医療が円滑に行われてはじめて，前述のような薬局や在宅での医療が確実，安全に実践できることは言うまでもない．地域での医療職種間のコミュニケーションや連携のための工夫（医師への情報提供用紙やIT を利用した情報共有など）も必要であろう．

　6 年制薬学部では，ここで紹介した手順に準じて来局者に対応することを学生に期待しており，実務実習（5 年次）前に実施される実技試験である全国共用試験 OSCE（Objective Structured Clinical Examination：客観的臨床能力試験）では，この手順で面接できるか，つまり，症候を訴える患者に LQQTSFA の順に質問できるか，などを評価している．すなわち，本書で紹介する臨床判断のプロセスが，将来の薬局におけるプライマリ・ケアの標準となることを想定した学習を進めている．大学と地域医療の現場が協働して，地域のプライマリ・ケアとセルフメディケーション支援により積極的にかかわる薬剤師を育てることで，地域医療の在り方がより望ましいものになることを期待したい．

（木内祐二）

引用文献

1 ）「頭痛の診療ガイドライン」作成委員会編集：頭痛の診療ガイドライン 2021，日本神経学会・日本頭痛学会・日本神経治療学会監修，医学書院，2021．

第 2 章

アルゴリズムで考える
臨床判断

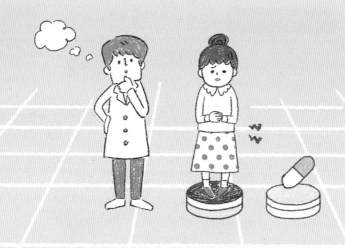

① 発熱

●発熱の臨床判断アルゴリズム

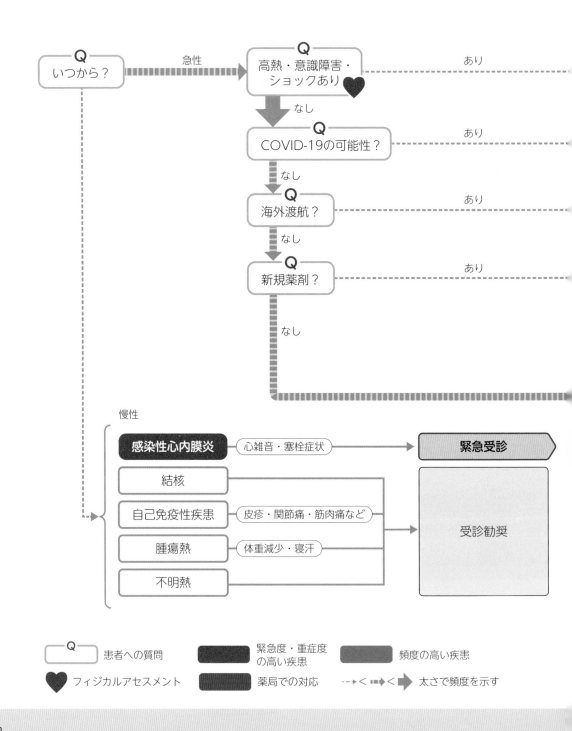

- **Q** いつから？ —急性→ **Q** 高熱・意識障害・ショックあり ♥ —あり—
- なし↓
- **Q** COVID-19の可能性？ —あり—
- なし↓
- **Q** 海外渡航？ —あり—
- なし↓
- **Q** 新規薬剤？ —あり—
- なし↓

慢性

疾患	症状	対応
感染性心内膜炎	心雑音・塞栓症状 →	緊急受診
結核		
自己免疫性疾患	皮疹・関節痛・筋肉痛など	受診勧奨
腫瘍熱	体重減少・寝汗	
不明熱		

凡例:
- **Q** 患者への質問
- ♥ フィジカルアセスメント
- 緊急度・重症度の高い疾患
- 薬局での対応
- 頻度の高い疾患
- --▶ < ▬▶ < ➡ 太さで頻度を示す

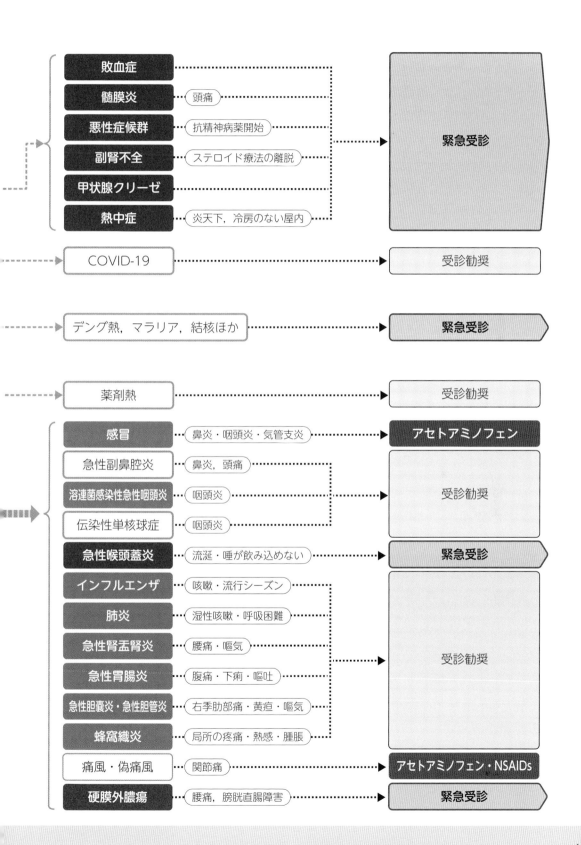

敗血症

髄膜炎 ⸺ 頭痛

悪性症候群 ⸺ 抗精神病薬開始

副腎不全 ⸺ ステロイド療法の離脱

甲状腺クリーゼ

熱中症 ⸺ 炎天下，冷房のない屋内

→ 緊急受診

COVID-19 ⸺⸺⸺⸺→ 受診勧奨

デング熱，マラリア，結核ほか ⸺⸺⸺⸺→ 緊急受診

薬剤熱 ⸺⸺⸺⸺→ 受診勧奨

感冒 ⸺ 鼻炎・咽頭炎・気管支炎 → アセトアミノフェン

急性副鼻腔炎 ⸺ 鼻炎，頭痛

溶連菌感染性急性咽頭炎 ⸺ 咽頭炎

伝染性単核球症 ⸺ 咽頭炎

→ 受診勧奨

急性喉頭蓋炎 ⸺ 流涎・唾が飲み込めない → 緊急受診

インフルエンザ ⸺ 咳嗽・流行シーズン

肺炎 ⸺ 湿性咳嗽・呼吸困難

急性腎盂腎炎 ⸺ 腰痛・嘔気

急性胃腸炎 ⸺ 腹痛・下痢・嘔吐

急性胆嚢炎・急性胆管炎 ⸺ 右季肋部痛・黄疸・嘔気

蜂窩織炎 ⸺ 局所の疼痛・熱感・腫脹

→ 受診勧奨

痛風・偽痛風 ⸺ 関節痛 → アセトアミノフェン・NSAIDs

硬膜外膿瘍 ⸺ 腰痛，膀胱直腸障害 → 緊急受診

➡ 基本的な症候を示す疾患

　発熱は内因性サイトカインに反応して視床下部が体温のセットポイントを上げることによる体温上昇である．口腔内体温が早朝 37.2℃，夜間 37.8℃を超える場合は異常体温と考えられる．一般的に腋窩温は口腔内体温より 0.3℃低く，直腸温は 0.6℃高い．

　高熱は体温の恒常性維持機構が失調し，周囲の熱に対して熱放散ができないことにより生じる体温上昇である．

　発熱は非特異的な症状であり，原因疾患は非常に多様である（**表1**）．感染症が最も頻度が高く，次いで自己免疫性疾患や悪性腫瘍が多い．急性の発熱では感染性が多いので，まずは感染性または非感染性の見極めが有用となる（**表2**）．その際，発熱に伴ってみられる随伴症状が鑑別を絞るために重要である．

　体温の高低パターンを「熱型」といい，間欠熱，弛張熱，稽留熱などに分類され，古くは疾患に特徴的な熱型を呈していたことから鑑別の手がかりとなっていたが，抗菌薬の発達などにより修飾がかかったため現在ではあまり有用ではなくなってしまった．

表1 体温上昇を生じる代表的な疾患

分類		疾患
発熱	感染症	感冒，インフルエンザ，肺炎，急性腎盂腎炎，急性胆嚢炎，急性胆管炎，急性虫垂炎，髄膜炎，蜂窩織炎，COVID-19
	自己免疫性疾患	全身性エリテマトーデス，関節リウマチ，側頭動脈炎，結節性多発動脈炎，成人 Still 病，Wegener 肉芽腫，多発筋炎 / 皮膚筋炎
	悪性腫瘍	悪性リンパ腫，白血病，腎細胞がん，肝細胞がん，肝転移
	内分泌疾患	甲状腺機能亢進症，褐色細胞腫，副腎不全
	中枢性	脳幹部脳出血，脳腫瘍，下垂体機能不全
	その他	痛風，偽痛風，血腫，肺塞栓
高熱		熱中症，悪性症候群，セロトニン症候群

発生頻度の高い疾患

❶ 感染性疾患

- **感冒とその類縁疾患**：随伴症状は，**鼻炎症状（くしゃみ，鼻汁，鼻閉），咽頭炎症状（咽頭痛），気管支炎症状（咳嗽）**の3症状が基本である．**基本3症状すべてが同程度にそろっている場合は非特異性上気道炎で，ウイルス感染がほとんど**である．鼻炎症状が主な疾患に急性副鼻腔炎，咽頭症状が主な疾患に急性喉頭蓋炎・溶連菌感染性急性咽頭炎・伝染性単核球症，気管支炎症状が主な疾患にインフルエンザ・百日咳のほか，肺炎が挙げられる．

- **新型コロナウイルス感染症（COVID-19）**：2019年12月に中国湖北省武漢市で原因不明の肺炎が集団発生し，世界的な大流行に至ったCOVID-19は，コロナウイルス（SARS-CoV-2）による感染症である．発熱，呼吸器症状を主とし，8割が軽症で自然治癒する一方，重症化率，致死率ともインフルエンザより高く，集中治療を要することもある．感染力も高いため，感染対策を講じたうえで診療に臨むことが必要である．症状，身体所見からは除外，確定診断のいずれも困難であり，感染が疑われる場合には積極的に検査を行うべきである．感染予防および流行の収束には，いわゆる3密回避，マスク着用，ワクチン接種が有効である．なお，COVID-19に関する新しいエビデンスが日々創出され，状況は刻々と変化しているため，最新の診療ガイドラインを参照されたい．

- **肺炎**：随伴症状は喀痰，咳嗽，胸痛，呼吸困難，頻呼吸が中心であるが，単独所見だけの有用性は低い点に注意が必要である．異型肺炎では，痰を伴わない頑固な乾性咳嗽が主症状となることがある．**高齢者の肺炎では，明らかな呼吸器症状を呈さず，食欲不振や活気の低下だけが症状となることも多い**ため，60歳以上の明らかな原因のない発熱に対しては，積極的に胸部単純X線写真を撮影する．

表2 発熱を生じる頻度の高い疾患と見逃してはいけない緊急性の高い疾患の代表例

よくある疾患	見逃してはいけない緊急性の高い疾患	
● 感冒	● 敗血症，敗血症性ショック	● 急性ウイルス性肝炎
● インフルエンザ	● 髄膜炎	● 硬膜外膿瘍
● 肺炎	● 脳炎	● 壊死性筋膜炎
● 急性腎盂腎炎	● 脳膿瘍	● 副腎不全
● 急性胃腸炎	● 急性喉頭蓋炎	● 甲状腺クリーゼ
● 急性胆嚢炎	● 扁桃周囲膿瘍	● 悪性症候群
● 急性胆管炎	● 感染性心内膜炎	● COVID-19
● 蜂窩織炎	● 心筋・心外膜炎	
● COVID-19		

● **急性腎盂腎炎**：菌血症をきたすことが多く（高齢者の急性腎盂腎炎の 60 ％で合併），高熱で悪寒戦慄を伴うことが多い．**症状は腰痛，膿尿が中心で，身体所見では肋骨脊柱角叩打痛（CVA tenderness）が有用**である．一方で除外に有用な所見はなく，特に高齢者では，発熱以外に目立った症状のない場合もあるため，明らかな原因のない発熱に対しては尿検査が必須である．抗菌薬投与期間が異なるために，高齢男性の場合は急性前立腺炎の除外が必要となり，抗菌薬投与前に愛護的な直腸診が欠かせない．

● **急性胃腸炎**：随伴症状は腹痛，下痢である．通常，急性胃腸炎は下痢を高率に認めるため，いわゆる**「下痢なし嘔吐」は急性胃腸炎と早合点してはいけない**．「下痢なし嘔吐」で見逃されがちな緊急性の高い疾患には，髄膜炎・脳炎，急性心筋梗塞，急性膵炎，急性腎盂腎炎，尿管結石，婦人科疾患（卵巣嚢腫茎捻転，子宮内膜症，正常妊娠など）があるので，注意が必要である．同様の随伴症状を示す急性腹症には見逃してはならない重症度の高い疾患が多く，急性胃腸炎の頻度が多いのは確かだが，あくまでも除外診断である．頻呼吸や口渇が著明な場合は，糖尿病ケトアシドーシスの可能性がある．一般的にはウイルス性胃腸炎が多く，乳酸菌製剤を中心とした対症療法で経過観察するが，38.5 ℃以上の発熱，血便，強い腹痛，脱水は重症を示唆する所見であり，便培養を行った後に，補液や抗菌薬投与が考慮される．

● **急性胆嚢炎・急性胆管炎**：急性胆嚢炎の症状は**心窩部～右季肋部痛，悪心・嘔吐である．右肩への放散痛や黄疸を伴うこともある．**身体所見では，患者に深吸気をさせた際に右季肋部を押すと，疼痛により吸気が止まるマーフィー徴候が有名であるが，感度が低いので，なくても胆嚢炎を否定はできない．急性胆管炎の随伴症状は右上腹部また上腹部痛，黄疸が知られる．発熱と合わせて Charcot（シャルコー）の 3 徴と呼ばれるが，これも感度は 50 ～ 75 ％しかないので，揃っていなくても否定はできない．いずれも腹部超音波で診断され，原則，入院加療を必要とする．急性胆嚢炎は発症 72 時間以内であれば緊急手術の適応がある．急性化膿性胆管炎は死亡率の高い疾患であり，早急な抗菌薬投与が必要である．

見逃してはいけない緊急性の高い疾患

❶ 髄膜炎

　症状は強い頭痛である．身体所見では Jolt accentuation test（2〜3 回 / 秒の頻度で患者自身が頭を左右に振って元の頭痛が増強すると陽性）が有名だが，感度が必ずしも高くない．すなわち，Jolt accentuation test 陰性なら髄膜炎は否定できると安易に判断せず，高熱に**強い頭痛や嘔気・嘔吐，さらに意識障害，けいれんがあれば疑って検査すべき**である．疑ったら来院 30 分以内に血液培養を 2 セット提出し，抗菌薬を投与しなければ予後不良となる救急疾患である．

❷ 敗血症

　2016 年に敗血症の定義が変更された（Sepsis-3）．それ以前は，全身性炎症反応症候群（SIRS）を導く感染症を敗血症と定義していた．Sepsis-3 では，臓器障害に焦点を当てて，「感染症によって重篤な臓器障害が引き起こされる状態」と定義された．これに伴い診断基準は「感染症が疑われ，SOFA スコアが合計 2 点以上急上昇したもの」となった．SOFA スコアは集中治療室で重症度評価に用いられていた指標であり，病院外ではより簡便な quick SOFA（qSOFA）を用いる．収縮期血圧の低下（≦100mmHg），呼吸数の増加（＞22 回 / 分），意識の変容（GCS＜13）の 3 項目のうち 2 項目以上満たす場合は，敗血症を疑い，病院紹介を検討する．速やかな集中治療が必要となる．

❸ 感染性心内膜炎

　敗血症に続いて，心臓弁や心内膜に形成された疣贅（ゆうぜい）や膿瘍によって生じる全身性の消耗性疾患が，感染性心内膜炎である．無治療で経過すると弁破壊に至り，致死的である．**原因のわからない発熱で疑う**ことが重要である．身体所見では，新たな逆流性の心雑音や末梢血管の塞栓症〔眼瞼結膜の点状出血（Roth 斑），爪下線状出血，手指・足趾の有痛性結節（Osler 結節）〕を認めることがあるが，なくても否定できない．疑ったら血液培養を採取し起炎菌が判明する前に経験的な抗菌薬治療を開始する必要がある．

❹ 悪性症候群

　抗精神病薬の開始時，抗パーキンソン病薬の中断時に生じる．**症状は筋強剛などの錐体外路症状，頻脈・発汗・流涎などの自律神経症状，意識障害である**．横紋筋融解による急性腎障害をきたすため，ただちに抗精神病薬の中止または抗パーキンソン病薬を再開し，十分な補液とダントロレン投与を行う必要がある．

❺ 副腎不全

　副腎の機能低下によりショックや意識障害を呈する重篤な病態である．慢性的な副腎不全患者に感染症や手術などの身体的ストレスが加わって生じることが多い．ステロイド療法からの離脱が慢性副腎不全の原因となることがあり，**ステロイド投与中の患者が発熱のほかに悪心・嘔吐，腹痛，全身倦怠感を随伴した場合に副腎不全を念頭におく**必要がある．副腎不全が疑われたら早急に副腎皮質ホルモンの補充と補液を中心とした循環動態管理を開始する必要がある．

❻ 甲状腺クリーゼ

　手術や感染などの強い身体的ストレスにより，甲状腺中毒症が急性増悪して発症する．多臓器不全による生命の危険を伴う病態である．高熱のほか，精神不穏・意識障害，頻脈，発汗，下痢・嘔吐，心不全症状などを伴う．速やかな抗甲状腺薬の投与と十分な補液が必要である．

その他の疾患

❶ 薬剤熱

　新規に薬剤投与が開始された場合に疑う．ただし薬剤の開始から発症までの期間は24時間以内から数ヵ月まで幅がある．**多剤内服中の高齢者やHIV感染者は薬剤熱を生じやすい．**薬剤熱の3〜5％では随伴症状はなく発熱のみを呈する．**高熱の割に本人はケロッとしてつらくなく，頻脈もみられないのが特徴である．**多くの場合，被疑薬の中止により3〜4日で解熱する．

❷ 自己免疫性疾患

　全身性エリテマトーデス，関節リウマチ，側頭動脈炎，結節性多発動脈炎，成人スティル病などがあり，**随伴症状も皮疹，筋肉痛，関節痛などを中心に多彩**である．

❸ 腫瘍熱

　悪性リンパ腫や白血病では発熱が初発症状であることが多い．随伴症状として，悪性リンパ腫では寝汗や体重減少，白血病ではめまいや労作時呼吸困難（貧血を示唆），出血傾向（血小板減少）に留意する．その他，腎細胞がん，肝細胞がん，肝転移も発熱を生じやすく，**熱源が不明の発熱をみる際には念頭におく必要がある．**

👤 来局者からの情報収集と疾患推測

❶ 発熱と聞いたら思い浮かべること

　急性発症の発熱であれば，感染症である頻度は高い．随伴症状に着目して，熱源を推定することを意識する．また，髄膜炎や敗血症など，迅速に治療を開始しないと致死的な緊急疾患が含まれることに留意する．最近の海外渡航歴と薬剤歴は，忘れずに確認する習慣をつけたい．また COVID-19 流行下では，常にその可能性を念頭においておくが，発熱のすべてが COVID-19 であるはずもなく，ほかの疾患を見逃すことのないように留意する．

❷ 患者から自覚所見を聴取する

　高熱（腋窩で 40.5 ℃以上），ショック，意識障害，せん妄，けいれん，悪寒戦慄を伴う場合は，緊急受診を勧める必要のある重大な疾患の可能性を思い浮かべる．面談で普段と受け答えが少しおかしいと感じた場合は意識障害の可能性がある．随伴症状は熱源を推定する重要な手がかりであるが，特に高齢者の場合は訴えが乏しいことが多い．面談では，積極的に焦点を絞って随伴症状を明らかにする必要がある．一般的な随伴症状のほかに，急性喉頭蓋炎や扁桃周囲膿瘍を示唆する唾液も飲み込めないほどの咽頭痛や，硬膜外膿瘍を示唆する膀胱直腸障害にも注意したい．

❸ 代表的疾患を見分ける特徴的な情報（LQQTSFA）

　発熱を呈する代表的な疾患の特徴を LQQTSFA に従って，表 3 にまとめた．

❹ 他覚所見を収集する（身体所見，フィジカルアセスメントなど）

　体温，心拍数，呼吸数，血圧，意識などのバイタルサインから，qSOFA を 2 項目以上満たしてないか，ショックをきたしていないか確認する．随伴症状から明らかな熱源が示唆されない場合は，頭頸部から四肢，さらに神経学的所見に至るまで，網羅的に身体所見をとる．

❺ 原因を鑑別・推測する

　発熱を訴える患者との面談，他覚所見で得られた情報から，原因疾患を鑑別・推測するためのアルゴリズム例を p.12 に示す．前述の通り，急性発症の場合は症状に基づいて熱源検索を行うが，医療機関での検査によらないと鑑別困難であることが，特に高齢者では多く，一疾患に絞り込む必要はない．慢性経過の場合は，医師でも判断が難しいことが多い．寝汗や体重減少などを伴えば，感染性心内膜炎・結核・腫瘍熱などが疑わ

表3 代表的疾患の発熱の特徴（LQQTSFA）

症状の特徴			疑われる疾患
部位（Location）	全身		一般的に発熱は全身症状である
	局在する熱感		蜂窩織炎，化膿性関節炎，痛風，偽痛風
性状（Quality） 程度（Quantity）	高い発熱		髄膜炎，悪性症候群，セロトニン症候群，熱中症
時間と経過（Timing） 状況（Setting）	いつから	3週間以上	熱源が不明の場合は不明熱
	きっかけ	海外から帰国	デング熱，西ナイル熱，マラリア，結核，急性HIV
		新たな薬剤開始	偽膜性腸炎（抗菌薬を使用），悪性症候群（抗精神病薬），薬剤熱（抗菌薬，抗てんかん薬など多様）
寛解・増悪因子 （Factor）	発熱においては特になし		
随伴症状 （Associated manifestation）	頭痛		髄膜炎，脳炎，副鼻腔炎，側頭動脈炎
	鼻汁，咽頭痛，咳嗽，喀痰		感冒，インフルエンザ，溶連菌感染性急性咽頭炎，伝染性単核球症
	呼吸困難，湿性咳嗽		肺炎
	胸痛		肺炎，肺塞栓，心外膜炎，細菌性心内膜炎
	悪心・嘔吐，腹痛		急性胃腸炎，急性胆嚢炎，急性胆管炎，急性腎盂腎炎，急性虫垂炎，急性膵炎
	下痢		急性胃腸炎，急性胆嚢炎，急性胆管炎，急性虫垂炎，急性膵炎
	関節痛		化膿性関節炎，偽痛風，痛風，関節リウマチ，全身性エリテマトーデス

れるため，病院受診を勧める．前述した末梢血管の塞栓症があれば，感染性心内膜炎がより疑われる．

❗ 来局者に対する判断と対応

緊急性の高い・重症度の高い疾患

　緊急性や重症度の高い発熱は受診勧奨が必要だが，**表2**の「見逃してはいけない緊急性の高い疾患」として挙げた，敗血症，敗血症性ショック，髄膜炎，脳炎，脳膿瘍，急性喉頭蓋炎，扁桃周囲膿瘍，感染性心内膜炎，心筋・心外膜炎，急性ウイルス性肝炎，硬膜外膿瘍，壊死性筋膜炎，副腎不全，甲状腺クリーゼ，悪性症候群などは，緊急受診して救急対応を要する特に重篤な疾患なため，疑う場合は家族・医療機関にすぐ連絡し，場合によっては救急車を呼ぶ必要もある．

頻度の高い疾患

- **感冒・インフルエンザ**：軽症の風邪症候群は，アセトアミノフェンやNSAIDsを含有するOTC薬を推奨する．軽症のインフルエンザも，元来健常な成人であれば，アセトアミノフェン服用と安静で短期間で軽快する．NSAIDsは15歳未満のインフルエンザには原則的に投与禁忌であり，小児でインフルエンザが疑われる場合は，アセトアミノフェンで対応する．感冒の場合，発熱のほかに鼻炎症状，咽頭炎症状，気管支炎症状があれば，それぞれの症状に対応した成分が含有された総合感冒薬で様子をみる．高熱が続く，症状が改善しない場合は医療機関への受診を勧める．
- **肺炎**：発熱とともに咳，痰，胸痛がある場合は肺炎を疑い，医療機関への受診を勧める．高齢者の場合は明らかな呼吸器症状がないこともあり，発熱とともに食欲や活気がないなどの症状があれば，肺炎を疑い医療機関への受診を勧める．
- **急性腎盂腎炎**：発熱とともに腰痛，膿尿がみられるようであれば，急性腎盂腎炎を疑い医療機関への受診を勧める．
- **急性胃腸炎**：発熱とともに下痢を伴う場合は，急性胃腸炎を疑う．軽度の場合は，OTC薬の乳酸菌製剤と経口補水液を勧める．38.5℃以上の発熱，血便，強い腹痛，脱水が認められる場合には医療機関への受診を勧める．
- **急性胆囊炎，急性胆管炎**：発熱とともに心窩部～右季肋部に痛みがあり，悪心・嘔吐を伴う場合は，急性胆囊炎，急性胆管炎を疑い医療機関への受診を勧める．

症例への対応

症例 1　31歳　男性

8月，会社が終わって夕方来局．熱がありそうな気がする．眼の奥が痛い．身体の
ふしぶしも痛い．特に頭がガンガンする．「夏なのにインフルエンザかな，それと
もかぜかな」と思った．薬局で熱を計ると体温39℃で，タイから3日前に帰国し
たばかりという．

表4 症例1から得られた情報

	症状の特徴		症状の特徴
L	頭	S	タイに出張し，3日前に帰国
Q	熱39℃　頭がガンガンする	F	なし
Q	我慢はできるが，頭のガンガンがだんだんひどくなっている	A	眼の奥が痛い　全身のふしぶしが痛い
T	本日の午後から急に		

　インフルエンザの症状に似ているが，季節が8月であり可能性は低い．海外渡航歴
からデング熱やマラリアの可能性もあり，安易に解熱鎮痛薬やかぜ薬を販売するのは危
険なため，医療機関への受診を推奨した（**表4**）．

2 **15歳　男性**

8月，当日の気温38℃．母親来局．子どもが，午前中のサッカーの練習から帰ってきて頭が痛いと言って寝込んでいる．熱を計ると38℃．夏かぜかなと思い，かぜ薬を買いにきた．鼻水が少し出ている．

表5 症例2から得られた情報

	症状の特徴		症状の特徴
L	頭	S	気温38℃の中，午前中2時間，学校のグランドでサッカーの練習 毎日気温が高く，クーラーを使いっぱなしである
Q	熱38℃　頭が痛い		
Q	自宅に帰り，寝ている	F	なし
T	午前中のサッカーの練習の後	A	少し鼻水が出ている

　少し鼻水が出ているので，夏かぜの可能性もあるが，気温38℃の戸外での運動の後であり，熱中症の可能性も考えられる．抗コリン成分や抗ヒスタミン成分含有のかぜ薬の販売は，熱中症であった場合に，唾液や汗の分泌を抑えるので避け，まずは，アセトアミノフェン製剤で様子をみてもらうことにした．解熱鎮痛薬を服用しても，熱が下がらなかったり，38℃以上の熱が生じた場合は医療機関へ受診するよう推奨した（**表5**）．

（米永暁彦，南郷栄秀／吉岡ゆうこ）

参考文献

・ローレンス・ティアニーほか編：聞く技術 答えは患者の中にある 第2版．日経BP社，2015．
・福井次矢ほか編：内科診断学 第3版．医学書院，2016．
・前野哲博ほか編：帰してはいけない外来患者．医学書院，2012．
・金城光代ほか編：ジェネラリストのための内科外来マニュアル第2版．医学書院，2017．
・日本内科学会専門医部会：コモンディジーズブック．日本内科学会，2013．

2 頭 痛

●頭痛の臨床判断アルゴリズム

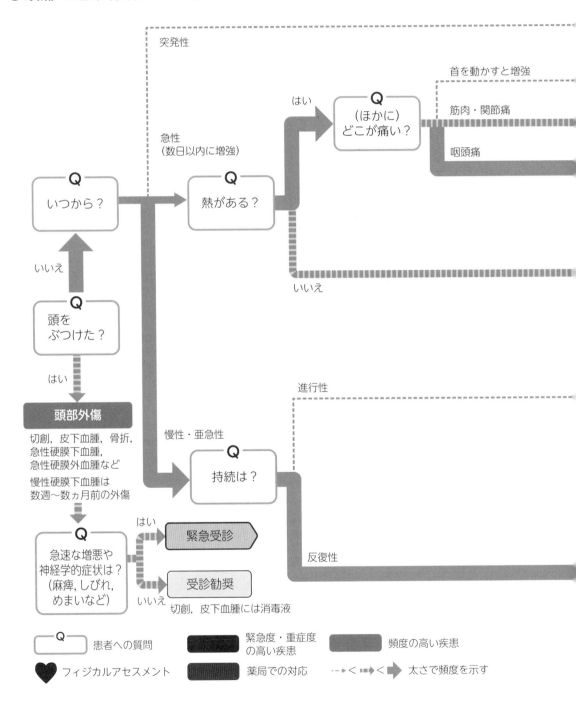

突発性

急性
（数日以内に増強）

首を動かすと増強

Q
（ほかに）
どこが痛い？

はい

筋肉・関節痛

咽頭痛

Q
いつから？

Q
熱がある？

いいえ

いいえ

Q
頭を
ぶつけた？

はい

頭部外傷

切創，皮下血腫，骨折，
急性硬膜下血腫，
急性硬膜外血腫など
慢性硬膜下血腫は
数週～数ヵ月前の外傷

進行性

慢性・亜急性

Q
持続は？

Q
急速な増悪や
神経学的症状は？
（麻痺，しびれ，
めまいなど）

はい

緊急受診

受診勧奨

反復性

いいえ　切創，皮下血腫には消毒液

Q 患者への質問

緊急度・重症度
の高い疾患

頻度の高い疾患

フィジカルアセスメント

薬局での対応

太さで頻度を示す

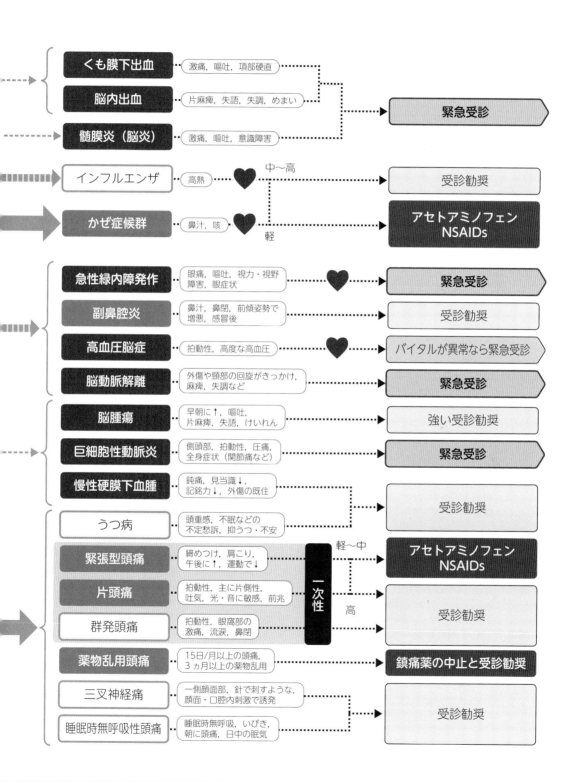

疾患	症状	対応
くも膜下出血	激痛，嘔吐，項部硬直	緊急受診
脳内出血	片麻痺，失語，失調，めまい	
髄膜炎（脳炎）	激痛，嘔吐，意識障害	
インフルエンザ	高熱	中～高 受診勧奨
かぜ症候群	鼻汁，咳	軽 アセトアミノフェン NSAIDs
急性緑内障発作	眼痛，嘔吐，視力・視野障害，眼症状	緊急受診
副鼻腔炎	鼻汁，鼻閉，前傾姿勢で増悪，感冒後	受診勧奨
高血圧脳症	拍動性，高度な高血圧	バイタルが異常なら緊急受診
脳動脈解離	外傷や頸部の回旋がきっかけ，麻痺，失調など	緊急受診
脳腫瘍	早朝に↑，嘔吐，片麻痺，失語，けいれん	強い受診勧奨
巨細胞性動脈炎	側頭部，拍動性，圧痛，全身症状（関節痛など）	緊急受診
慢性硬膜下血腫	鈍痛，見当識↓，記銘力↓，外傷の既往	受診勧奨
うつ病	頭重感，不眠などの不定愁訴，抑うつ・不安	
緊張型頭痛	締めつけ，肩こり，午後に↑，運動で↓	軽～中 アセトアミノフェン NSAIDs
片頭痛	拍動性，主に片側性，吐気，光・音に敏感，前兆	一次性 高 受診勧奨
群発頭痛	拍動性，眼窩部の激痛，流涙，鼻閉	
薬物乱用頭痛	15日/月以上の頭痛，3ヵ月以上の薬物乱用	鎮痛薬の中止と受診勧奨
三叉神経痛	一側顔面部，針で刺すような，顔面・口腔内刺激で誘発	受診勧奨
睡眠時無呼吸性頭痛	睡眠時無呼吸，いびき，朝に頭痛，日中の眠気	

→ 基本的な症候を示す疾患

頭痛をきたす疾患は，基礎疾患のない一次性頭痛とほかの疾患に起因する二次性頭痛に大別され，両者の見極めが患者の判断において重要である．一次性頭痛の患者が多いが，二次性頭痛（頭痛患者の18%）には見逃してはならない緊急性の高い，あるいは重症度の高い器質的疾患が多く含まれている（**表1，2**）．

表1 頭痛を生じる代表的な疾患

分類		疾患
一次性頭痛		片頭痛，緊張型頭痛，群発頭痛
二次性頭痛	頭部外傷	切創，皮下血腫，骨折，急性硬膜下血腫，急性硬膜外血腫，慢性硬膜下血腫
	血管障害	くも膜下出血，脳内出血，脳梗塞，脳動静脈奇形破裂，巨細胞性動脈炎，脳動脈解離，静脈洞血栓症
	その他の頭蓋内疾患	脳腫瘍，水頭症，低髄液圧，てんかん
	物質摂取または中止	グルタミン酸，アルコール，カフェイン離脱，亜硝酸塩，薬物乱用（鎮痛薬，トリプタン系，エルゴタミンなど），CO中毒
	感染症	髄膜炎，脳炎，脳膿瘍，かぜ症候群，全身性細菌・ウイルス感染症
	恒常性障害	高血圧脳症，低酸素（睡眠時無呼吸性頭痛，高山病），低血糖，透析
	顔面・頭蓋骨の疾患	急性緑内障発作，屈折異常，副鼻腔炎，中耳炎などの耳疾患，顎関節症
	精神疾患	うつ病，不安障害
神経痛・顔面痛	頭部神経痛など	三叉神経痛，舌咽神経痛，後頭神経痛，帯状疱疹

表2 頭痛を生じる頻度の高い疾患と見逃してはいけない緊急性の高い疾患の代表例

よくある疾患	見逃してはいけない緊急性の高い疾患
● 片頭痛 ● 緊張型頭痛 ● 副鼻腔炎 ● 薬物乱用頭痛 ● 外傷 ● うつ病・不安障害	● くも膜下出血，脳出血 ● 髄膜炎・脳炎 ● 高血圧脳症 ● 脳動脈解離 ● 急性緑内障発作 ● 巨細胞性動脈炎

発生頻度の高い疾患

❶ 一次性頭痛

● **片頭痛**：発作反復性の**拍動性**（ズキズキ）頭痛で，片側性は60％，両側性も少なくない．中等〜重度の頭痛が4〜72時間持続し，**悪心・嘔吐，光・音・においに過敏**などの随伴症状がある．動作で増強するため，横になっていることが多く，**日常生活に支障**が出る．**閃輝暗点**（チカチカ），**視野欠損などの前兆**は20％程度に認められる．緊張型頭痛との合併も多い．若年（10代）発症，女性に多く，40％以上に家族歴が認められる．ストレス・過労，寝不足・寝過ぎ，運動，特定の食物（アルコールなど），光・音・におい，天候の変化，月経など，さまざまな誘因がある．

● **緊張型頭痛**：頭痛の中で最も多い．両側の後頭・後頸部，前頭部あるいは頭全体が**締めつけられるような**軽〜中等度の頭痛で，**日常生活は阻害されない**．午後に増強し，しばしば**肩こり**を伴うが，悪心・嘔吐はない．中年以降に多く，運動不足，ストレス，頭頸部の姿勢異常などが関与する．

● **群発頭痛**：一次性頭痛では最も少ない．1日に1〜2回，15分〜3時間持続する，片側性の**眼球部をえぐられる**ような激しい頭痛が，数日〜数週間にわたり継続（**群発**）する．強い痛みのためじっとすることができず歩き回る．結膜充血，流涙，発汗，眼裂狭小（ホルネル徴候）を伴う．男性に多く，アルコールにより誘発される．

❷ 感染性疾患

● **かぜ症候群・インフルエンザ**：感冒症状とともに側頭部〜頭部全体に頭重感，締めつけられるようなズキズキした痛みが徐々に出現する．頭痛は数時間〜数日程度続き，症状の重さは軽〜中等度である．かぜ症候群では鼻閉，鼻汁，咳，咽頭痛，インフルエンザでは**38〜40℃の高熱，筋肉痛，関節痛**などの全身症状がみられる．

● **細菌性副鼻腔炎**：多くは感冒改善後に発症する．副鼻腔の相当部位（**前頭洞は前頭部，上額洞は頬部**）の自発痛，叩打痛，圧迫感があり，前傾姿勢で増悪する．**鼻閉，鼻汁**を伴う．深部にある篩骨洞，蝶形骨洞の炎症では，頭頂部，後頭部の痛みを訴えることもある．

❸ 物質摂取または中止による疾患

● **薬物乱用頭痛**（薬物の使用過多による頭痛）：頭痛薬や鎮痛薬を服用しているのに毎日のように頭が痛い，という患者では薬物乱用頭痛を疑う．診断基準では，「月に15日以上の頭痛，薬物を3ヵ月以上乱用（アセトアミノフェン，NSAIDsは15日/月以上，エルゴタミン，トリプタン，オピオイド，複合鎮痛薬は10日/月以上），頭

痛は薬物乱用のある間に出現もしくは著明に悪化」とされている．一般人口の1～2％，頭痛外来の30～50％と頻度が高く，もともと片頭痛や緊張型頭痛があり薬物を開始した患者が多い．トリプタンの乱用では片頭痛＝拍動性頭痛の頻度が増加し，鎮痛薬の乱用では圧迫されるような頭痛が特徴である．薬剤師の理解と対応が重要であり，頭痛患者に対しては常に念頭におくべき疾患である．

❹ 精神疾患

- **うつ病**：うつ病や不安障害（パニック症，全般不安症など）などの精神疾患では，しばしば頭重感や圧迫されるような頭痛が認められる．うつ病では抑うつ気分，不安，気力や活動性の低下，罪業妄想などの精神症状のほか，不眠，腹痛，下痢，食欲不振などの全身の不調（**不定愁訴**）を多く訴える．精神症状が明確でない場合もある（仮面うつ病）．午前中，症状が重く，**午後軽快**することが多い．

> **参考** 急性頭痛を起こす薬物
>
> ニトロ化合物（ニトログリセリン，硝酸イソソルビドなど），ジヒドロピリジン系カルシウム拮抗薬などの降圧薬，シロスタゾールなどは，血管拡張作用により頭痛を生じることがある．イブプロフェン，カルバマゼピン，テトラサイクリン系薬，炭酸リチウム，プロトンポンプ阻害薬，インターフェロンなどでも頭痛が報告されている．

見逃してはいけない緊急性の高い疾患

❶ 脳血管障害

- **くも膜下出血**：脳動脈瘤の破裂により発症する重篤な疾患で，「バットで殴られたような」「人生最大・最悪」の**激しい突然の痛み**である．しかし，頭痛が弱い場合もあり，**突然発症**（1～3分でピーク）であれば疑ってみる．**悪心・嘔吐**やさまざまな程度の意識障害も認められる．
  髄膜刺激症状として，Kernig（ケルニッヒ）徴候，**項部硬直**が有名で，薬局ではJolt accentuation test（頭を左右に振り頭痛が増強するか）が簡便である．

- **脳内出血・脳梗塞**：脳内出血や脳梗塞では，**片麻痺，失語**，構語障害，失調などの脳局所症状が急激に発現する．軽度から中等度の両側性の頭痛がそれに伴って生ずることが多い．高齢者で，高血圧，脂質異常症，糖尿病などを合併する患者で発症しやすい．重篤な転帰をたどるため，早急な治療が必要である．

- **脳動静脈奇形破裂**：脳動静脈奇形は脳内で動脈と静脈が直接つながる先天性の病気で，20～40歳に多く，男性に好発する．症状としては**けいれん**のほか，約40～80％で

破裂し，**くも膜下出血や脳内出血**を引き起こす．

● **巨細胞性動脈炎（側頭動脈炎）**：全身倦怠，微熱で発症し，**側頭部の持続的な拍動性頭痛・圧痛**のほか，筋肉痛，体重減少などの全身症状も生じる．眼動脈に及ぶと**視力障害**から失明（20％）に至るため，大至急ステロイド投与が必要である．50歳以上の女性が初発することが多く，リウマチ性多発筋痛症に合併が多い．

● **脳動脈解離**：椎骨動脈や内頸動脈の解離により後頭部〜後頸部の痛みで発症し，多くは予後良好だが，数時間〜数日後にくも膜下出血や**脳虚血**（麻痺，失調など）を生じることもある．多くは，若年〜中年に発症し，交通事故などの明らかな外傷のほか，軽微な外傷や頸部の回旋が契機になることもある．

❷ 感染性疾患

● **髄膜炎・脳炎**：頭痛に発熱が伴えば（特に小児），必ず疑うべきである．感冒や呼吸器感染，耳鼻科感染（中耳炎など）が先行し，**強い頭痛，高熱**のほか，**嘔気・嘔吐，項部硬直**（およびケルニッヒ徴候），**意識障害**のような髄膜刺激症状，脳圧亢進症状が生じる．Jolt accentuation test で頭痛が増強する．頻度の高いウイルス性では2週間程度で治癒するが，細菌性，結核性などは重篤化し後遺症を残したり，死に至ることもある．

❸ 恒常性異常疾患

● **高血圧脳症**：高度な高血圧の場合は（180/120 mmHg 以上），特に急激な上昇時に拍動性の頭痛が生じる．夜間から起床時に増強する．高血圧患者の頭痛時には，短絡的に高血圧が原因と判断せず，ほかの疾患による頭痛が生じた可能性や，痛みで血圧が上昇している可能性も考えるべきである．

● **急性緑内障発作**：閉塞隅角緑内障の急性発作により，**強い眼痛**とともに，**患側の頭痛，嘔吐，視力・視野障害**などが生じる．眼所見として，毛様充血，角膜浮腫，瞳孔散大，対光反射減弱が認められる．**夜〜明け方，暗所で増悪**し，抗コリン作用をもつ薬剤が誘因となる．診断の遅れで失明の恐れがある．

❹ その他の頭蓋内疾患

● **脳腫瘍**：**早朝頭痛**が特徴とされ，脳腫瘍の増大に伴い，頭蓋内圧亢進と神経の牽引により，**次第に頭痛は増強**し，しばしば**嘔吐**を伴う．頭痛の部位と脳腫瘍の部位には関連は少ない．脳局所症状（**麻痺，失語**など）や**けいれん**なども次第に増強する．

その他の疾患

❶ 神経痛・顔面痛

- **三叉神経痛**：一側の顔面部に**電撃的**で，**針を刺すような強い痛み**が数秒～数分続く．寛解期は無症状．痛みの誘発点（眉の内側，内眼角の下など）が存在することが多く，洗顔，髭剃り，歯みがきなど，顔面や口腔内の刺激で誘発されることがある．数日～2週間で自然回復する．50歳以上，女性に多い．
- **帯状疱疹**：顔面，頭部の帯状疱疹では，発疹時や治癒後のほか，発疹に先行して痛み・顔面麻痺を訴えることがある．

❷ 外傷

- **慢性硬膜下血腫**：**軽微な頭部外傷後，数週間～数ヵ月後**に徐々に発症する．外傷の既往がなかったり，思い出せないこともある．アルコール多飲者や高齢者に多い．頭重感や持続性頭痛を訴え，見当識障害，記銘力低下，ときに脳局所症状（片麻痺）を認める．抗血小板薬，抗凝固薬内服中の患者では注意する．

🔍 来局者からの情報収集と疾患推測

❶ 頭痛と聞いたら思い浮かべること

　頭痛患者の大部分（90％）は一次性頭痛（片頭痛，緊張型頭痛，群発頭痛）であり，二次性頭痛の中でも，重大な頭蓋内病変は1％未満である．しかし，頻度が低くても，二次性頭痛の患者も来局し，その中には，緊急性が高い軽度のくも膜下出血，初期の髄膜炎などの患者もいる可能性があることを念頭におく必要がある．決して見逃してはいけない二次性頭痛を除外後に一次性頭痛を判断する習慣をつけたい．

❷ 患者から自覚所見を聴取する

　初めての頭痛，いつもとは違う頭痛では，二次性頭痛さらには緊急受診を勧める必要のある重大な病変の可能性を思い浮かべるべきである．面談で得られた情報で，突発的な発症か，増悪しているか，これまでで最悪の頭痛か，の3つがすべて「いいえ」ならば，二次性頭痛でも脳血管障害，脳腫瘍，髄膜炎などの危険な頭痛はほぼ否定できる．二次性頭痛を鑑別する際は**表3**のSNNOOPも有用な手がかりであり，一つでもあれば二次性頭痛を疑う．

表3 重大な病変を含む二次性頭痛を鑑別する手がかり（SNNOOP）

Systemic symptoms	発熱を含む全身症状，体重減少など
Neoplasm in history	悪性腫瘍（新生物）の既往
Neurologic deficit	神経脱落症状（意識レベルの低下を含む）
Onset sudden	突然発症
Older age	高齢（50歳以降）
Pattern change	パターンの変化：頻度・持続時間・強さが増悪，性状の変化，最近の発症

❸ 代表的疾患を見分ける特徴的な情報（LQQTSFA）

　代表的疾患の頭痛の特徴をLQQTSFAに従って，**表4**のように整理する．疾患を絞り込む「トドメの質問・情報」にもなる各疾患の頭痛の特色を確認してほしい．

　服薬歴の聴取も，薬物乱用頭痛，薬物誘発性の急性頭痛，抗コリン薬による急性緑内障発作の誘発などを推測するうえで重要な情報となる．

❹ 他覚所見を収集する（身体所見，フィジカルアセスメントなど）

　血圧測定により，高度な高血圧ならば高血圧脳症も疑う．体温を測り発熱を確認すれば，かぜ，インフルエンザ，髄膜炎などの感染性疾患，項部硬直があれば髄膜炎，くも膜下出血の可能性がある．また，眼に濁りや充血があれば群発頭痛や緑内障を疑う．

❺ 原因を鑑別・推測する（アルゴリズムの活用）

　頭痛を訴える患者との面談で得られた情報（LQQTSFAなど）から，原因疾患を鑑別・推測するためのアルゴリズム例をp.24に示した．外傷性の疾患を除外し，発症の経過（突発性，急性，慢性・亜急性さらに持続性か，反復性か）で大きく分けていくことがわかりやすい．しかし，経過は個人差や重症度によりばらつきも少なくなく，ある程度まで推測できたら，アルゴリズムにある疾患の右に記載した「トドメの質問・情報」を確認し，総合的に判断すべきであり，また，限られた情報で一疾患に絞り込む必要はない．

　危険な疾患を含む二次性頭痛の可能性を除外した後，頻度の高い一次性頭痛（片頭痛，緊張型頭痛，群発頭痛）を鑑別する際には，片頭痛の簡便なスクリーナーが有用である．日本頭痛学会が提唱している片頭痛スクリーナーは，

　　①歩行や階段の昇降など日常動作によって頭痛が悪化する，あるいは動くよりじっとしている方が楽．

　　②頭痛に伴って吐気がしたり，胃がムカムカする．

表4 代表的疾患の頭痛の特徴（LQQTSFA）

症状の特徴			疑われる疾患
部位 （Location）	片側		片頭痛（両側性もあり），群発頭痛，巨細胞性動脈炎，三叉神経痛，急性緑内障発作
	両側		緊張型頭痛，くも膜下出血，髄膜炎
性状 （Quality） 程度 （Quantity）	拍動性（ズキズキ）		片頭痛（日常生活に支障），群発頭痛，側頭動脈炎，高血圧脳症
	圧迫性（締めつける）		緊張型頭痛（日常生活は可能）
	激痛		くも膜下出血，髄膜炎，三叉神経痛（針を刺すような）
時間と経過 （Timing） 状況 （Setting）	いつから	突発性	くも膜下出血，脳内出血
		急激	群発頭痛，急性緑内障発作，三叉神経痛，脳動脈解離
		徐々に増強	脳腫瘍，慢性硬膜下血腫
		反復的（慢性）	片頭痛，群発頭痛，緊張型頭痛
	きっかけ	頭部打撲	急性硬膜外血腫，急性・慢性硬膜下血腫
		薬物	薬物乱用頭痛，急性緑内障発作（抗コリン薬）
寛解・増悪因子 （Factor）	咳，力み（頭蓋内圧亢進）で増悪		脳腫瘍，髄膜炎
	運動，入浴，月経で増悪		片頭痛
	同一姿勢で増悪， 運動で軽減		緊張型頭痛
	アルコールで増悪		群発頭痛
	朝に悪化		脳腫瘍，高血圧性脳症，うつ病
随伴症状 （Associated manifestation）	悪心・嘔吐		片頭痛，くも膜下出血，脳腫瘍，髄膜炎
	発熱		髄膜炎，かぜ症候群，インフルエンザなどの感染症
	肩・頸部のこり		緊張型頭痛
	前兆（チカチカ）		片頭痛
	流涙・眼充血		群発頭痛，急性緑内障発作
	麻痺・けいれん・しびれ		脳出血，脳腫瘍

③頭痛に伴って普段は気にならない程度の光がまぶしく感じる．

④頭痛に伴ってにおいが嫌だと感じる．

　4項目のうち2項目以上が「時々」または「半分以上」の場合，片頭痛の的中率は91％であった．さらに簡便に，光過敏，日常生活に支障，悪心の3つうち2つがあれば90％以上の確率で片頭痛と判断できる．

❗ 来局者に対する判断と対応

緊急性の高い・重症度の高い疾患

　緊急性や重症度の高い二次性頭痛は強い受診勧奨が必要だが，**表2**で「見逃してはいけない緊急性の高い疾患」として挙げた，くも膜下出血，脳出血，髄膜炎・脳炎，高血圧脳症，脳動脈解離，急性緑内障発作，側頭動脈炎などは，緊急受診して救急対応を要する重篤な疾患で，家族，医療機関にすぐ連絡し，場合によっては救急車を呼ぶ必要もある．脳腫瘍，慢性硬膜下血腫，うつ病が疑われる場合も，強く受診勧奨することが望まれる．

頻度の高い疾患

- **片頭痛，緊張型頭痛が疑われる場合**：軽〜中等症の片頭痛に対して，アスピリン，ロキソプロフェン，イブプロフェンなどのNSAIDsやアセトアミノフェンが有効である（アセトアミノフェンはNSAIDsよりやや効果が劣る）．緊張型頭痛にもこれらの薬物の有効性は知られており，これらを含有するOTC薬を推奨する．1種類の鎮痛薬の方が複合薬物よりも薬物乱用頭痛を起こしにくいので，まず，1種類の鎮痛薬を含むOTC薬を選択するとともに週に2〜3回以上の使用は避けるように説明する．無効の場合には，服用のタイミング（発作早期に有効）を確認し，適正な用法ならば難治性頭痛を疑い受診勧奨する．片頭痛や緊張型頭痛は，さまざまな誘因が知られており，OTC薬の推奨とともに生活面の指導も必要であり，薬物乱用頭痛のリスクも説明する．一方，群発頭痛が疑われる場合は，NSAIDsなどの通常の鎮痛薬の効果は期待できないため，受診勧奨となる．
- **かぜ症候群，インフルエンザが疑われる場合**：軽症のかぜ症候群は，アセトアミノフェンやNSAIDsを含有するOTC薬を推奨する．軽症のインフルエンザも，元来健常な成人であれば，アセトアミノフェンの服用と安静にすることで短期間で軽快する．NSAIDsは15歳未満のインフルエンザには原則的に投与禁忌であり，小児でインフルエンザが疑われる場合は，アセトアミノフェンで対応する．
- **副鼻腔炎が疑われる場合**：鼻閉が強ければスイッチOTC点鼻薬のオキシメタゾリンやクロルフェニラミン，プソイドエフェドリンが配合された鼻炎薬などで対応する．改善がなく，鼻汁や頭痛・顔面痛（顔の腫れ）などが強ければ，抗菌薬投与の必要があるため，受診を勧める．
- **薬物乱用頭痛が疑われる場合**：鎮痛薬や頭痛薬を頻用（10日/月以上）している場

合は，薬物乱用頭痛の可能性があり，受診勧奨して医師の指導のもとに薬物治療を行うことが望ましい．薬物乱用頭痛の予防と治療の原則は，①原因薬物の即時中止，②薬物中止後に起こる頭痛への対応（トリプタン系，ナプロキセンなど），③予防薬の投与（抗うつ薬，抗てんかん薬など）であり，頭痛専門医による適正な治療と管理が必要である．しかし，30〜45％の患者が再び乱用を繰り返すことが知られており，薬物乱用に対する十分な指導を行うとともに，安易なOTC薬（アセトアミノフェン，NSAIDsなどの鎮痛薬）の販売を厳に慎まなければいけない．薬剤師の理解と対応が重要であり，頭痛患者に対しては常に薬物乱用頭痛のリスクを念頭におくべきである．

その他の疾患

- **三叉神経痛が疑われる場合**：カルバマゼピンやフェニトインなどの抗てんかん薬が第一選択薬となるため，受診を勧める．
- **外傷などの場合**：外傷も軽微な切創や皮下血腫（こぶ）であれば，消毒薬などを推奨する．

⊕ 症例への対応

例として症例1，2を示す（**表5**）．

 30歳代　男性

19時過ぎに，頭痛薬を求めて来局．今日の午後から痛みが徐々に強まり，特に後頭部が締めつけられるように痛く，それに加えて肩こりもあるが，生活ができないほどの痛みではないとのこと．頭痛は1年ほど前から月に1〜2回あり，デスクワークをした夕方から痛くなることが多い．いつも，風呂に入るなどして休み，薬局で買った頭痛薬をのむと楽になるような気がするので，頭痛薬を買いたい．

締めつけられるような後頭部痛がデスクワーク後に生じ，肩こりも伴うことから，典型的な緊張型頭痛の特徴を示す患者と推測された．軽症であり，頻度も1〜2回/月程度でもあるので，アセトアミノフェンあるいはアスピリンなどのNSAIDsを単剤で含むOTC薬の頓用を推奨した．乱用を避けるため，用法・用量を十分に説明した．併せて，同一姿勢を避け，適度に運動をするなどの生活指導を行った．

2 30歳代　女性

11時過ぎに，近隣の女性がかぜ薬と頭痛薬を求めて来局した．3日前からかぜを
ひき，37℃台の熱と軽い咳が出てきたが様子をみていたとのこと．昨晩から頭痛
が強くなり，今は頭全体がガンガンと我慢できないほど痛く，咳をしたり首を回す
だけで痛みが強くなるので頭を動かせない．今朝は38.2℃で寒気があり，強い吐
き気もする．かぜが悪化したと思うので薬で早く治したい．

　迅速な対応が必要と考えられる症例2では，発熱，頭全体の激痛，髄膜刺激症状を疑
わせる症状（吐き気，首を回すと頭痛が増強）から，髄膜炎が強く疑われる．また，か
ぜの後に発症したのでウイルス性髄膜炎の可能性がある．救急対応が必要なため緊急に
受診を勧め，入院に備えて家族にも連絡をとるなどするとよい．

表5 症例から得られた情報

	情報	症例1	症例2
症状	L：部位	後頭部	頭全体
	Q：性状	締めつけられる	ガンガン
	Q：程度	生活ができないほどではない	我慢ができないほど
	T：時間と経過	今日の午後から 1年前から月に1〜2回	3日前からかぜ，昨晩から増強
	S：状況		
	F：寛解・増悪因子	デスクワーク後，夕方に増強 入浴や休息で軽減	首を回したり咳で増強
	A：随伴症状	肩こり	高熱，寒気，吐き気

（木内祐二／吉岡ゆうこ）

参考文献

・頭痛の診療ガイドライン作成委員会編：頭痛の診療ガイドライン．医学書院，2021．
・柴田寿彦訳：マクギーのフィジカル診断学　原著第4版．診断と治療社，2019．
・徳田安春編：診断力を超強化！ 症候からの内科診療．羊土社，2017．
・名尾良憲ほか：主要症候からみた鑑別診断学　第2版．金芳堂，2012．

③ 発疹

●発疹の臨床判断アルゴリズム

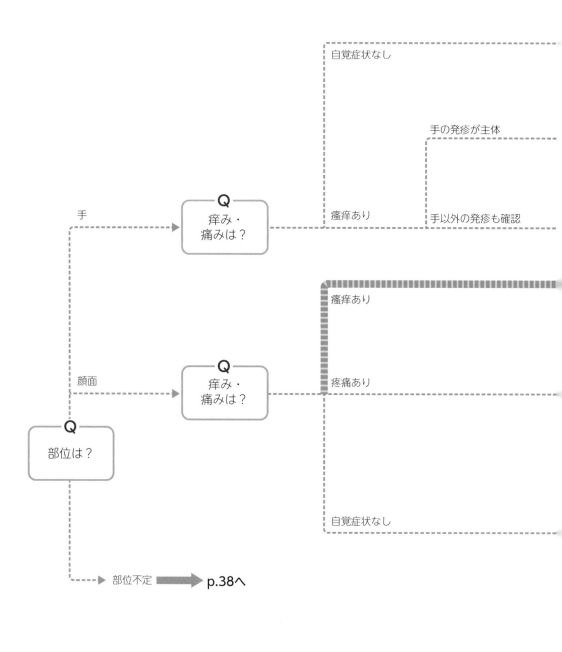

自覚症状なし

手の発疹が主体

手 ┄┄ **Q** 痒み・痛みは？ ┄┄ 瘙痒あり ┄┄ 手以外の発疹も確認

瘙痒あり

顔面 ┄┄ **Q** 痒み・痛みは？ ┄┄ 疼痛あり

自覚症状なし

Q 部位は？

┄┄ 部位不定 ➡ p.38へ

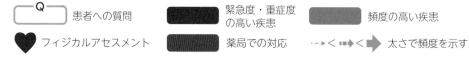

Q 患者への質問	緊急度・重症度の高い疾患
♥ フィジカルアセスメント	薬局での対応

頻度の高い疾患

┄┄>╺┅▶<╺▶ 太さで頻度を示す

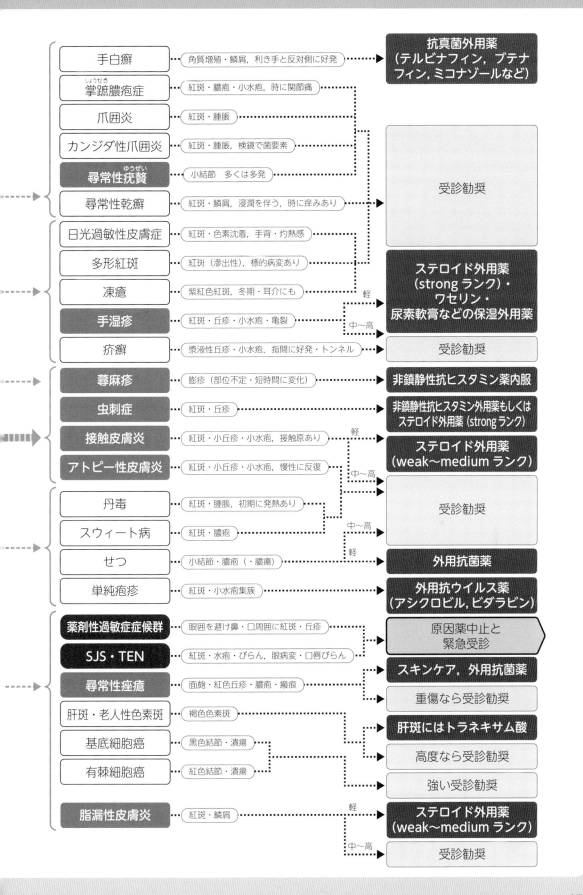

手白癬 ···→ 角質増殖・鱗屑，利き手と反対側に好発 ┄┄▶ **抗真菌外用薬（テルビナフィン，ブテナフィン，ミコナゾールなど）**

掌蹠膿疱症（しょうせき） ···→ 紅斑・膿疱・小水疱，時に関節痛

爪囲炎 ···→ 紅斑・腫脹

カンジダ性爪囲炎 ···→ 紅斑・腫脹，検鏡で菌要素

尋常性疣贅（ゆうぜい） ···→ 小結節　多くは多発

尋常性乾癬 ···→ 紅斑・鱗屑，浸潤を伴う，時に痒みあり

→ **受診勧奨**

日光過敏性皮膚症 ···→ 紅斑・色素沈着，手背・灼熱感

多形紅斑 ···→ 紅斑（滲出性），標的病変あり

凍瘡 ···→ 紫紅色紅斑，冬期・耳介にも

手湿疹 ···→ 紅斑・丘疹・小水疱・亀裂　軽／中～高

→ **ステロイド外用薬（strong ランク）・ワセリン・尿素軟膏などの保湿外用薬**

疥癬 ···→ 漿液性丘疹・小水疱，指間に好発・トンネル → **受診勧奨**

蕁麻疹 ···→ 膨疹（部位不定・短時間に変化） ┄┄▶ **非鎮静性抗ヒスタミン薬内服**

虫刺症 ···→ 紅斑・丘疹 ┄┄▶ **非鎮静性抗ヒスタミン外用薬もしくはステロイド外用薬（strong ランク）**

接触皮膚炎 ···→ 紅斑・小丘疹・小水疱，接触原あり　軽

アトピー性皮膚炎 ···→ 紅斑・小丘疹・小水疱，慢性に反復　中～高

→ **ステロイド外用薬（weak～medium ランク）**

丹毒 ···→ 紅斑・腫脹，初期に発熱あり

スウィート病 ···→ 紅斑・膿疱　中～高

→ **受診勧奨**

せつ ···→ 小結節・膿疱（・膿瘍）　軽 → **外用抗菌薬**

単純疱疹 ···→ 紅斑・小水疱集簇 → **外用抗ウイルス薬（アシクロビル，ビダラビン）**

薬剤性過敏症症候群 ···→ 眼囲を避け鼻・口周囲に紅斑・丘疹

SJS・TEN ···→ 紅斑・水疱・びらん，眼病変・口唇びらん

→ **原因薬中止と緊急受診**

尋常性痤瘡 ···→ 面皰・紅色丘疹・膿疱・瘢痕 → **スキンケア，外用抗菌薬** ／ 重傷なら受診勧奨

肝斑・老人性色素斑 ···→ 褐色色素斑 → **肝斑にはトラネキサム酸**

基底細胞癌 ···→ 黒色結節・潰瘍 → 高度なら受診勧奨

有棘細胞癌 ···→ 紅色結節・潰瘍 → 強い受診勧奨

脂漏性皮膚炎 ···→ 紅斑・鱗屑　軽 → **ステロイド外用薬（weak～medium ランク）**　中～高 → 受診勧奨

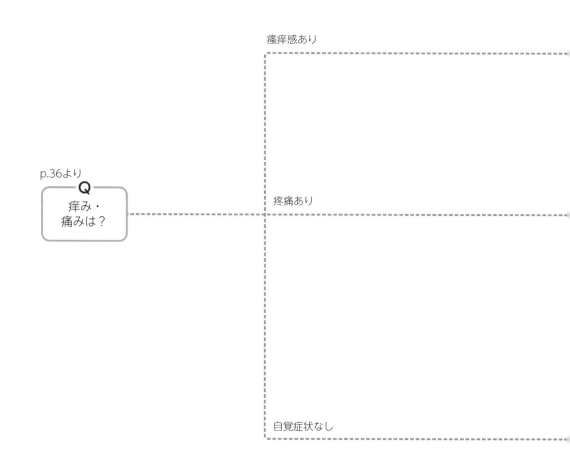

瘙痒感あり

p.36より
Q
痒み・
痛みは？

疼痛あり

自覚症状なし

Q 患者への質問

🖤 フィジカルアセスメント

緊急度・重症度
の高い疾患

薬局での対応

頻度の高い疾患

‐‐➔ < ▮➔ < ➡ 太さで頻度を示す

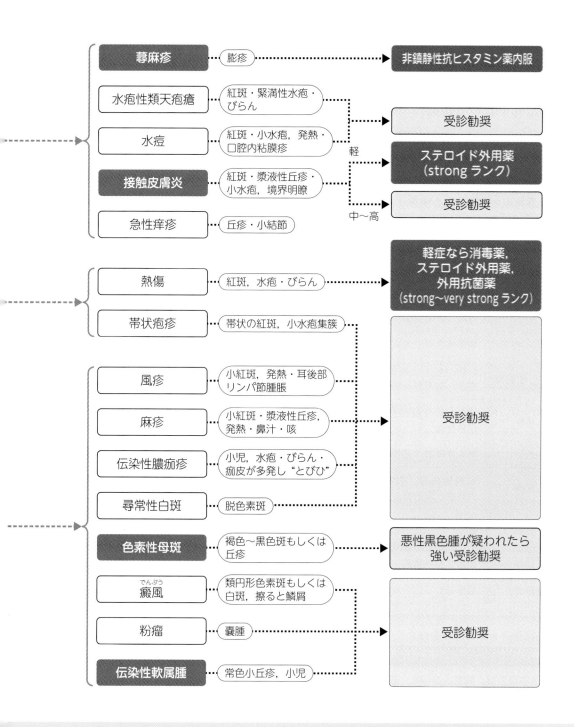

➡️ 基本的な症候を示す疾患

　皮膚に現れる病変を発疹と総称するが，発疹は**原発疹**と**続発疹**とに分けられる．原発疹とは一次的に生じる発疹であり，続発疹とは原発疹またはほかの発疹から二次的に生じる発疹をいう．それぞれの原発疹を認める代表的な疾患を示し，またその中でも見逃してはいけない緊急性の高い疾患について述べる（表1，2）．

発生頻度の高い疾患

❶ 紅斑を認める疾患

● **接触皮膚炎（かぶれ）**：原因物質が接触した部位にほぼ一致して紅斑，丘疹，小水疱

表1 原発疹の種類と主な疾患

原発疹		よくある疾患	見逃してはいけない緊急性の高い疾患
斑	紅斑	湿疹・皮膚炎群，結節性紅斑，薬疹，ウイルス性発疹症（麻疹，風疹）	細菌感染症（丹毒，蜂窩織炎，壊死性筋膜炎），多形滲出性紅斑，Stevens-Johnson症候群，薬剤性過敏症候群，TEN型薬疹
	紫斑	老人性紫斑，特発性色素性紫斑，IgA血管炎（アナフィラクトイド紫斑）	血液疾患に伴う紫斑（白血病，血小板減少性紫斑病）
	白斑	尋常性白斑，老人性白斑	——
	色素斑	肝斑，老人性色素斑，扁平母斑，単純黒子，色素性母斑	悪性黒色腫
丘疹		湿疹，尋常性疣贅，伝染性軟属腫，尋常性痤瘡	——
結節		老人性疣贅，基底細胞がん	悪性黒色腫，有棘細胞がん
水疱		単純性疱疹，帯状疱疹，水痘，熱傷，虫刺症，足白癬，水疱性類天疱瘡	尋常性天疱瘡
膿疱		膿痂疹，膿疱性痤瘡，掌蹠膿疱症，皮膚カンジダ症	細菌感染症（蜂窩織炎，壊死性筋膜炎）
囊腫		粉瘤，粘液囊腫	——
膨疹		蕁麻疹	アナフィラキシーショック

表2 続発疹とその他の発疹名

続発疹	その他の発疹名（一部）
表皮剥離，鱗屑，びらん，痂皮，潰瘍，胼胝，膿瘍，瘢痕，亀裂，萎縮	苔癬，膿瘡，苔癬化，痤瘡，疱疹，面皰，天疱瘡，毛瘡，膿痂疹，紅皮症

などを生じ瘙痒を伴う．植物，染毛剤，消毒薬，外用薬，湿布薬，金属，化粧品など原因はさまざまである．

- **アトピー性皮膚炎**：定義は“**増悪・寛解を繰り返す，瘙痒のある湿疹**を主病変とする疾患であり，患者の多くはアトピー素因をもつ”である．皮疹は多彩であるが左右対側性にみられることが多い．瘙痒を伴い，急性期は湿潤性紅斑・丘疹がみられ，慢性期には苔癬化局面・痒疹結節・色素沈着がみられる（**写真1，2**）．また年齢により特異な臨床を示す．乳児期は頭部・顔面の湿潤性紅斑から始まり，体幹・四肢に皮疹が出現してくる．幼小児期には全体の乾燥が目立ち，前額，眼囲，四肢屈曲部，手足関節部に紅斑，掻破痕，苔癬化がみられるようになる．眉毛外側の脱毛（Hertoghe徴候）も認められる．成人期は上半身の症状が強く，顔面のびまん性潮紅や頸部の色素沈着，体幹の紅斑や痒疹様結節がみられるようになる．

- **脂漏性皮膚炎**：頭部，顔面（眉間，鼻翼周囲など），腋窩，陰股部の**脂漏部位に好発する**．紅斑と落屑を主体とするが，時に湿潤傾向を示し，痂皮を付着する．軽快・増悪を繰り返す．

- **貨幣状湿疹**：**下腿伸側に好発する**．**貨幣状の湿潤性紅斑**が散在し，瘙痒を伴う．悪化すると自家感作性皮膚炎を起こし，全身に小丘疹が多発する．

- **尋常性乾癬**：白色～銀白色の厚い雲母状鱗屑が付着した境界明瞭な紅斑局面が多発する慢性・難治性の皮膚疾患（**写真3**）．頭，肘頭，膝蓋，腰臀部に好発し，多くは爪の変化を伴う．遺伝的要因，薬剤，感染症，ストレスなどが誘因となる．

- **風疹（三日はしか）**：風疹ウイルスの飛沫感染で，潜伏期は約2週間である．**軽度発熱と全身に融合傾向のない小紅斑，紅色丘疹が多発**，3日程で色素沈着を残さず軽快する．耳後部，頸部リンパ節腫脹を伴う．妊婦が**妊娠5ヵ月までに感染すると児が先天性風疹症候群を発症**する危険がある．

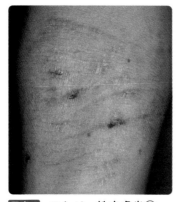
写真1 アトピー性皮膚炎①

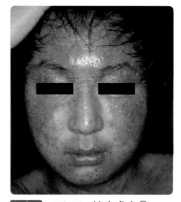
写真2 アトピー性皮膚炎②

- 麻疹（はしか）：麻疹ウイルスの経気道感染により発症し，潜伏期は約 10 日である．まず高熱，カタル症状とコプリック斑（頬粘膜の小白斑）を生じる．一旦解熱するが，**再び高熱とともに顔面から全身に紅斑，丘疹が広がり融合傾向を示す**．軽快後，色素沈着を残す．

- 結節性紅斑：扁桃炎などを契機に発症する．**両下腿伸側に有痛性の浸潤性紅斑～皮下硬結を生じる**．病理組織学的には皮下脂肪織炎（脂肪中隔結合織炎）を呈する．サルコイドーシスやベーチェット病の一症状として生じることもある．

- 体部白癬：白癬菌による皮膚真菌感染症の一つ．**頑癬型は中心治癒傾向があり，辺縁に鱗屑・丘疹を伴った環状紅斑の出現が特徴**である（写真 4）．ペットからの感染（*Microsporum canis* 感染症など）では，露出部に小型の炎症の強い紅斑（丘疹，小水疱を伴う場合あり）の多発をみる．格闘技選手間で流行している *Trichophyton tonsurans* 感染症では，頸部など選手間で擦れる部位に好発する．

❷ 紫斑を認める疾患

- 老人性紫斑：加齢による毛細血管支持組織の脆弱性から生じる．**手背から前腕伸側に好発**し，大小の不整形の斑状紫斑を生じるが，放置しても 1 ～ 2 週ほどで消退する．

- IgA 血管炎（アナフィラクトイド紫斑）：細菌・ウイルス感染，薬剤服用などが契機となり，真皮上層の細小血管の血管炎を起こし紫斑を生じる．**下腿に浸潤を触れる小紫斑，紅色丘疹が多発し，関節痛，腹痛，下血，腎炎の合併を伴う**ことがある．

❸ 白斑を認める疾患

- 尋常性白斑：後天的に大小さまざまな形状の境界明瞭な脱色素斑を生じる．汎発型（神経支配領域と関係ない）と分節型（神経支配領域に一致）があるが，いずれも難治性である．前者は甲状腺疾患など自己免疫性疾患の合併がみられることもある．

- 老人性白斑：加齢により生じる．躯幹四肢にみられる円形ないし不整形の小脱色素斑である．

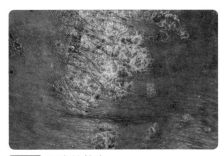

写真 3 尋常性乾癬

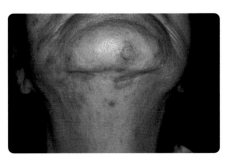

写真 4 体部白癬

❹ 色素斑を認める疾患

- **肝斑**：中年女性の頬部に好発する左右対称性の境界明瞭な淡褐色斑である．紫外線，妊娠，経口避妊薬で増悪する．
- **老人性色素斑**：高齢者にみられる褐色〜黒褐色の境界明瞭な色素斑である．顔面，手背，前腕など露光部に好発する．
- **単純黒子**：直径数mmまでの隆起しない褐色〜黒褐色斑である．組織学的に基底層のメラニンの増加が主体で母斑細胞を欠如する．
- **色素性母斑**：組織学的に母斑細胞を有し，胞巣を形成して表皮真皮境界部あるいは真皮に存在する．大きさ，色調，分布もさまざまであるが，多くは小豆大までの褐色〜黒褐色の斑，丘疹，小結節である．先天性では時に有毛性や巨大な色素斑もみられる．

❺ 丘疹主体の疾患

- **尋常性疣贅（いぼ）**：ヒト乳頭腫ウイルス感染症である．手指や足底など四肢末端に好発する小丘疹で，次第に増数あるいは増大し，**表面が疣状や角化性の結節病変を呈する**．
- **伝染性軟属腫（水いぼ）**：幼児に好発するポックスウイルス感染症．躯幹，四肢に生じる小丘疹〜小結節が多発散在する．**丘疹の表面は光沢をもち，半球状に隆起し，中央が陥凹**し，摂子でつまむと白色粥様物質を排出する．
- **尋常性痤瘡（にきび）**：思春期に好発し，顔面，胸部，背部に毛包一致性の小丘疹・紅色丘疹・膿疱が出現する．炎症が強いと硬結や囊腫を呈する．原因はアクネ桿菌の増殖，男性ホルモンによる皮脂分泌の亢進，ストレス，食生活，生理周期，化粧品など多因子が関与する．

❻ 結節を認める疾患

- **脂漏性角化症（老人性疣贅）**：中高年に好発する良性腫瘍である．頭，顔，体幹に好発し，**褐色から黒褐色の表面平滑あるいは疣状の指頭大程度の扁平隆起性結節**である．基底細胞がん，悪性黒色腫との鑑別を要することがある．
- **基底細胞がん**：**中高年の顔面に好発**する皮膚悪性腫瘍である．**黒色の小丘疹，結節，局面を呈し**，時に潰瘍形成を伴う．遠隔転移は少ない．

❼ 水疱を認める疾患

- **単純疱疹**：単純ヘルペスウイルス（HSV）感染症である．**HSV-1型は口唇に好発**し，局所の違和感と**限局性小水疱の集簇をみる**．発熱・疲労・ストレス・紫外線曝露で

誘発される．アトピー性皮膚炎患者に感染すると，高熱と顔面・頸部・上胸部に小水疱の多発を生じ，カポジ水痘様発疹症を発症する．**HSV-2型は**主に性器ヘルペスの原因となり，**外陰部に疼痛を伴う小水疱の出現をみる**．いずれも再発を繰り返す．

- **水痘（みずぼうそう）**：水痘・帯状疱疹ウイルス（VZV）の初感染である．経気道感染で潜伏期は約14日．**発熱**と頭部を含めた**全身に小水疱と小紅斑が多発し，数日で膿疱あるいは痂皮化する**．小児の疾患だが，成人に発症した場合は重症化しやすい．

- **帯状疱疹**：VZVの再活性化により生じる．**片側性の一定神経支配領域に一致して浮腫性紅斑と水疱が帯状に生じ，神経痛を伴う**（写真5）．疲労や免疫低下，全身性疾患などが誘因となり，高齢者では皮疹軽快後に疱疹後神経痛を残すことがある．

- **水疱性類天疱瘡**：表皮と真皮の接着因子に対する自己抗体が生じ，表皮下水疱を形成する．**高齢者に多く，四肢・体幹に瘙痒を伴う大小の緊満性水疱と浮腫性紅斑が出現する**．

- **虫刺症**：蚊，ブユ，アブなどに刺されたあと，浮腫性紅斑，丘疹，水疱を生じる．

- **熱傷**：I度熱傷は紅斑のみで瘢痕を残さず治癒する．II度熱傷のうち真皮浅層熱傷（SDB）では紅斑〜水疱〜びらんを生じ瘢痕を残さず治癒するが，真皮深層熱傷（DDB）では潰瘍を形成し瘢痕を残す．熱傷の深さは『温度×時間』で決まる．湯たんぽやカイロなどによる低温熱傷は真皮深層〜皮下に達することがある．

❽ 膿疱を認める疾患

- **伝染性膿痂疹（とびひ）**：**夏季に乳幼児に好発**する疾患で，顔面・体幹・四肢に**水疱，膿疱，びらん，黄色痂皮を生じる**（写真6）．主に黄色ブドウ球菌が原因菌である．

- **掌蹠膿疱症**：**手掌，足底の紅斑，鱗屑局面に無菌性膿疱の多発**を伴う慢性皮膚疾患である．扁桃炎などの病巣感染，歯科金属アレルギーが誘因となり，耐糖能異常，喫煙が増悪因子としてあげられる．

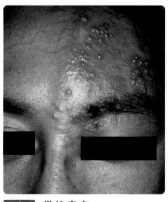
写真5 帯状疱疹

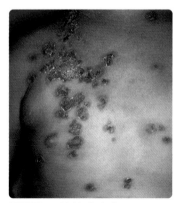
写真6 伝染性膿痂疹

❾ 嚢腫を認める疾患

● **粉瘤**：小豆大から鶏卵大までの隆起性皮内結節で，嚢腫内は角質が溜まり，切開を加えると悪臭を伴う粥状物質が排出される．化膿性炎症を起こすと疼痛を伴い発赤腫脹する．

❿ 膨疹を認める疾患

● **蕁麻疹**：**突然に，大小の円形から地図状の膨疹が出現し，瘙痒を伴う**．膨疹は出没を繰り返し，数日で軽快するものを急性蕁麻疹，1ヵ月以上継続するものを慢性蕁麻疹と分けている．原因の特定できない特発性がほとんどであるが，食物，薬剤，物理的刺激（機械的刺激，圧迫，寒冷，温熱，日光など），過度の緊張，発汗，ストレス，接触刺激（化学物質，植物など）などが誘因となりうる．

見逃してはいけない緊急性の高い疾患

❶ 細菌感染症

● **丹毒**：**顔面，下肢に好発**するA群溶連菌による真皮の感染症である．**境界明瞭で熱感，圧痛を伴う浮腫性紅斑を生じ，急速に拡大する**．しばしば片側性に出現し，接触皮膚炎や帯状疱疹との鑑別を要する．ときに同一部位に再発を繰り返す（習慣性丹毒）．

● **蜂窩織炎**：**下肢に好発**する真皮深層から皮下組織の急性感染症である．**熱感と疼痛を伴う浸潤性紅斑，腫脹が出現**し，高熱など全身症状を伴うこともある．原因菌は黄色ブドウ球菌が多い．

● **壊死性筋膜炎**：特に**下肢に好発**し，**激痛を伴う紅斑，腫脹，水疱，紫斑が出現し，びらん，潰瘍，壊死へと急激に進行する**疾患である．病変の主体は皮下脂肪組織から浅在性筋膜であり，血栓が形成され広範囲の壊死を生じる．A群溶連菌，嫌気性菌が原因菌として挙げられ，糖尿病の合併も多い．全身症状，ショック，DICを起こす可能性があるため，早期に切開，デブリドマンを行う．

❷ 薬疹

● **多形滲出性紅斑**：多くは手足，四肢に**左右対称性に小紅斑が多発**し，個疹は遠心性に拡大し円形の浮腫性紅斑となる．薬剤のほかに細菌，HSV，マイコプラズマなどの感染症が誘因となりうる．

● **Stevens-Johnson症候群（SJS）**：**多形滲出性紅斑の重症型．高熱，全身症状と皮膚粘膜移行部（眼球結膜，口唇・口腔，外陰部）に水疱，びらんを生じる**（写真7）．

視力障害や失明の後遺症の危険も伴う．中毒性表皮壊死症（TEN）型薬疹（後述）への移行もある．

● 薬剤性過敏症症候群（DIHS）：ある程度限られた薬剤（抗てんかん薬，サラゾスルファピリジン，アロプリノール，ミノサイクリン，メキシレチンなど）が原因となる．通常の薬疹と異なり，原因薬の内服開始2～6週間後に発症することが多い．顔面は浮腫状で全身に播種状紅斑丘疹型，もしくは多形紅斑型の皮疹が出現する（写真8）．高熱，肝機能障害，血液学的異常（白血球増多，好酸球増多，異型リンパ球の出現），ヒトヘルペスウイルス6型の再活性化を認める．通常，薬疹は原因薬剤を中止すると皮疹は軽快するが，本症では中止後も皮疹が遷延する．

● 中毒性表皮壊死症（TEN）型薬疹：最も重症の薬疹である．原因薬剤摂取後，高熱と全身の灼熱感とともに多形紅斑，びまん性紅斑が急速に拡大する．大小の水疱も伴い，破れやすく広範囲にびらんを形成する（写真9）．粘膜疹もみられ，死亡率は20～30%である．

❸ 尋常性天疱瘡

表皮細胞間の接着因子に対する自己抗体が生じ，表皮内水疱を形成する（写真10）．

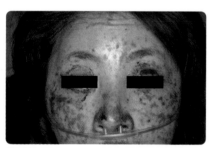

写真7 Stevens-Johnson 症候群

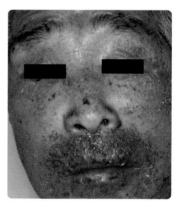

写真8 薬剤性過敏症症候群（DIHS）

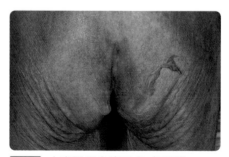

写真9 中毒性表皮壊死症（TEN）

中〜高年に発症し，**体幹に弛緩性水疱が出現，びらんを呈する**．口腔粘膜の難治性びらんも多くみられ，摂食障害をきたす．

❹ アナフィラキシーショック

全身の膨疹，紅斑，眼瞼や口唇の血管性浮腫とともに急速に全身症状（嘔気などの消化器症状，呼吸困難，血圧低下，意識障害など）が悪化する．原因としてハチ刺症，食物（ソバ，ピーナッツ，甲殻類，果物，小麦など），薬剤，ラテックスなどが挙げられる．食物依存性運動誘発性アナフィラキシーは，原因食物を摂食後に運動することで誘発され，接触蕁麻疹症候群は原因薬剤（抗菌薬，白髪染めなど）に接触することで症状が出現する．

❺ 悪性黒色腫（メラノーマ）

末端黒子型，悪性黒子型，表在拡大型，結節型に分けられるが，日本人は四肢末端（特に下肢）に生じる末端黒子型が多い．**斑状の色素斑あるいは黒色結節で出現し，転移する可能性も高く，一般的に予後は悪い**（写真11）．色素性母斑と比較し本症をより疑う臨床所見として，ABCDE（American Cancer Society）に注意する．A：asymmetry（左右不対称），B：border irregularity（境界不整），C：color variegation（色調濃淡多彩），D：diameter（大きい，径6mm以上），E：evolution（大きくなる）の所見があれば本症を疑う．

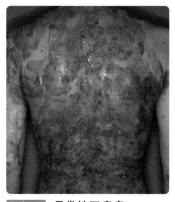

写真10 尋常性天疱瘡

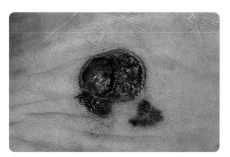

写真11 悪性黒色腫（メラノーマ）

その他の疾患

❶ 膠原病

　エリテマトーデスは顔面の蝶形紅斑や円板状紅斑局面がみられる．皮膚筋炎では両眼瞼の浮腫性暗紫紅色斑と指関節背に角化性紅斑・丘疹が特徴的である．強皮症ではレイノー症状から徐々に進行し，四肢末端の浮腫性腫脹〜硬化を生じ，潰瘍形成をきたすことがある．

❷ 皮膚腫瘍

- **有棘細胞癌**：硬い紅色結節から増大し中央が潰瘍化，周囲が堤防状隆起，凹凸不整を示す．所属リンパ節に転移しやすい．日光角化症，熱傷瘢痕，慢性放射線皮膚炎は発生母地となりうる．
- **パジェット病**：乳頭・乳暈部に生じる乳房パジェット病と外陰部に生じる乳房外パジェット病がある．いずれも紅斑〜褐色斑から始まり，年余にわたり徐々に拡大していく．初期は湿疹病変と誤りやすく注意を要する．

❸ 皮膚真菌症

- **白癬**：白癬菌による皮膚感染症である．足白癬では趾間型，小水疱型，角化型がある．趾間型は趾間（特に第4趾間）に浸軟，びらん（**写真12**）を，小水疱型は足底や足縁に小水疱を，角化型は足底全体の角質増殖を認める．爪白癬では多くは爪甲の混濁と肥厚が認められる．いずれの疾患も病変部より直接鏡検を行い白癬菌の有無を確かめる．

- **皮膚カンジダ症**：陰股部，肛囲，腋窩，乳房下などの間擦部に好発し夏季に多い．紅斑，びらん，鱗屑，小膿疱が出現する．直接鏡検でカンジダ菌の有無を確かめる．

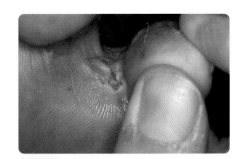

写真12 足白癬

来局者からの情報収集と疾患推測

❶ 発疹から思い浮かべること

発疹に対する治療薬を求めて来局する患者の大部分は瘙痒（痒み）を伴う皮膚疾患である．皮膚疾患の中で最も頻度が高いのがアトピー性皮膚炎や接触皮膚炎を含む湿疹・皮膚炎群であり，2番目が足白癬を代表とする皮膚真菌感染症である．頻度の高い疾患から想起するのが基本ではあるが，希少疾患との鑑別も必要である．皮膚疾患は自覚症状や発症の経緯（時系列）から疾患や原因を特定することができず，他覚的所見の特徴を重視し，検査所見を併せて専門的な判断を必要とするケースも多いことに留意が必要である．

❷ 患者から自覚症状を聴取する

アルゴリズムにあるように，出現時期と部位，痒み，痛みの有無，発熱，自覚症状の有無，紅斑や水疱など発疹の種類の見極めが重要である．以下に説明を加える．

● **瘙痒（痒み）について**：その出現日時，出現部位，持続性でない場合は増強または減弱する時間帯，その誘因の有無を聴取する．程度の判断には夜間に痒みで目覚めることがあるかを聞く．発疹に瘙痒を伴う疾患は多数ある．代表的皮膚疾患として湿疹・皮膚炎群，蕁麻疹，痒疹群，多形紅斑，類天疱瘡，乾癬，虫刺症，疥癬，白癬などがある．瘙痒のみで発疹がまったくみられない場合を皮膚瘙痒症という．透析患者の痒み，胆汁うっ滞による痒みには抗ヒスタミン薬は無効であり受診推奨する．

● **疼痛（痛み）について**：その出現時期，強さや性状，出現部位，特に帯状疱疹が疑われる場合は片側性で神経分節に沿っているかを聞く．何もしなくても感じる疼痛（自発痛），圧したときの疼痛（圧痛），病変の周囲まで広がる疼痛（放散痛）かの種類を聴取する．疼痛を伴う代表的皮膚疾患として帯状疱疹，せつ，よう，化膿性粉瘤，丹毒，蜂窩織炎，壊死性筋膜炎などの感染症，神経鞘腫など有痛性皮膚腫瘍がある．気道熱傷を伴わない小範囲の熱傷では，冷却により疼痛が軽快するので緊急受診の必要はない．

● **発熱について**：出現時期と持続の有無，特に発疹の出現時期との関係，37℃台の微熱か38℃以上の高熱か，1日のうちでの変動があるかについて聴取する．代表的な発熱を伴う発疹症として，麻疹，風疹，水痘，突発性発疹，伝染性単核球症，ツツガムシ病などの感染症，Stevens-Johnson症候群，中毒性表皮壊死症，薬剤性過敏症症候群などの重症薬疹，成人スティル病，全身性エリテマトーデスなどの膠原病，結節性多発動脈炎などの血管炎がある．

❸ 代表的疾患を見分ける特徴的な情報（LQQTSFA）

　　熱傷など外傷ではその受傷歴，接触皮膚炎における接触原，薬疹における原因薬，食物アレルギーにおける原因食物摂取歴，虫刺症における昆虫との接触，水痘，麻疹，風疹，疥癬，性病などの感染症では潜伏期を念頭に患者との接触歴，家族内同症の有無，ワクチン接種歴，流行に関する疫学，輸入感染症における海外渡航歴などの情報は特定の皮膚疾患を疑ううえで重要な情報となりうる．疾患の特徴を表3にまとめた．

❹ 他覚所見を収集する

　　皮膚疾患は「百聞は一見に如かず」のことわざどおり他覚所見から疾患を想起するこ

表3 　代表的疾患の発疹の特徴（LQQTSFA）

症状の特徴		疑われる疾患
部位 （Location）	手	手白癬，進行性指掌角皮症，掌蹠膿疱症，爪囲炎，カンジダ性爪囲炎，尋常性疣贅，尋常性乾癬，蕁麻疹，日光過敏性皮膚症，多形紅斑，凍瘡，手湿疹，疥癬
	顔	蕁麻疹，脂漏性皮膚炎，接触皮膚炎，アトピー性皮膚炎，丹毒，熱傷，スウィート病，せつ，帯状疱疹，重症薬疹（SJS，TEN），尋常性痤瘡，肝斑・老人性色素斑，基底細胞癌，有棘細胞癌
	不定	蕁麻疹，水疱性類天疱瘡，水痘，接触皮膚炎，皮膚瘙痒症，急性痒疹，風疹，麻疹，尋常性白斑，色素性母斑，癜風，粉瘤，伝染性軟属腫
性状 （Quality）	—	表1参照
程度 （Quantity）	軽症	手白癬，進行性指掌角皮症，尋常性疣贅，凍瘡，手湿疹，せつ，肝斑・老人性色素斑
	重症	帯状疱疹，重症薬疹（SJS，TEN），基底細胞癌，有棘細胞癌
時間と経過 （Timing）	急性	接触皮膚炎，丹毒，熱傷，せつ，水痘，帯状疱疹，麻疹，風疹，重症薬疹
	慢性	掌蹠膿疱症，尋常性乾癬，アトピー性皮膚炎，尋常性痤瘡，尋常性白斑
状況 （Setting）	緊急性	壊死性筋膜炎，重症薬疹（SJS，TEN），アナフィラキシー
寛解・増悪因子 （Factor）	—	発汗，乾燥，紫外線，温熱，環境中のアレルゲン，食物，摩擦
随伴症状 （Associated manifestation）	瘙痒	蕁麻疹，脂漏性皮膚炎，接触皮膚炎，アトピー性皮膚炎，丹毒，寒冷蕁麻疹，日光過敏性皮膚症，多形紅斑，凍瘡，手湿疹，疥癬，水疱性類天疱瘡，水痘，皮膚瘙痒症，急性痒疹
	疼痛	丹毒，熱傷，スウィート病，せつ，帯状疱疹
	自覚症状なし	薬剤性過敏症症候群，重症薬疹（SJS，TEN），尋常性痤瘡，肝斑，老人性色素斑，基底細胞癌，有棘細胞癌，手白癬，進行性指掌角皮症，掌蹠膿疱症，爪囲炎，カンジダ性爪囲炎，尋常性疣贅，尋常性乾癬

とが重要であるが，皮膚科医であっても皮膚所見を正確に捉えるには永年の経験を要する．皮膚疾患の診断に際しては全身をくまなく見ることが基本であるが，薬局での薬剤師の対応としては露出部の発疹を見ることはできても，それ以外の部位の発疹を見ることが難しく，他覚所見からの判断には限界がある．

　そこで露出していて観察しやすい顔面，手の各部位に好発する疾患，両部位を含む不特定部位に広範囲に生ずる疾患について自覚症状，全身症状，最初に紹介した原発疹・続発疹の特徴を加味したごく簡単な臨床アルゴリズムを作成した（p.36〜39）．瘙痒は個人差があり，多形紅斑，凍瘡，手湿疹，脂漏性皮膚炎，水痘では瘙痒感を欠く症例もある．尋常性乾癬では逆に瘙痒が強い症例もある．

❺ 原因を鑑別・推測する

● **皮膚疾患か全身性疾患の皮膚症状かの鑑別**：薬局での対応としては発疹と同時期にほかの**自覚症状を伴っているかどうかで全身性疾患かを判断**せざるを得ない．発疹とともに発熱・関節痛・筋肉痛・倦怠感を伴う場合は全身性エリテマトーデスや皮膚筋炎など膠原病や結節性多発動脈炎など血管炎を疑うが，成人の伝染性紅斑（パルボウイルス B19 感染症）でも同様の全身症状を伴うことがあり，医療機関の受診を勧めるべきである．乾癬や掌蹠膿疱症では発熱はないが関節痛を伴うことがある．発疹とともに全身症状がある場合は総合病院の皮膚科受診が望ましい．発疹のみでほかの症状がない場合でも全身性疾患の部分症状のことがある．

● **感染症か否かの鑑別**：**発疹に伴う発熱や疼痛は感染症を想起するうえで重要な症状**である．発熱性発疹症には麻疹，風疹，水疱のほか，海外からの帰国者ではデング熱やチクングニア熱，最近ではまれに新型コロナウイルス感染症もある．一方で，ウイルス性疣贅や伝染性軟属腫のように感染症でありながら，発疹以外何ら症状を伴わない疾患もある．

● **緊急性を要する疾患の鑑別**

　1）下肢の片側に発赤と腫脹を呈する場合，第一に蜂窩織炎を疑うが，鑑別を要する重大な疾患として深部静脈血栓症がある．肺塞栓症を併発すると急死を招くことがあり，救急対応を要する．蜂窩織炎と鑑別し，救急対応が必要なもう一つの疾患として壊死性筋膜炎がある．通常は疼痛が高度で発赤のない中枢側まで疼痛を訴えるが，糖尿病で高度の神経障害を有する患者では疼痛が軽度のこともあり，画像診断を必要とするケースもある．

　2）ウイルス性発疹症と薬疹の鑑別がしばしば問題になる．特に Stevens-Johnson 症候群（SJS），中毒性表皮壊死症（TEN），薬剤過敏症症候群（DIHS）は高熱と眼充血や口唇びらんなどの粘膜症状を伴うため，発症初期には麻疹・風疹，水痘などのウイルス

感染症との鑑別を必要とする．症例によっては皮膚科専門医でも臨床像からの鑑別診断に苦慮することがある．特に SJS や TEN は緊急性を要する疾患であり，早期診断と早期の適切な治療開始が求められる．高熱と粘膜症状を伴い，広範囲に発疹がみられる場合は速やかに皮膚科医が常駐し，入院設備のある総合病院を受診するよう患者に勧めるべきである．

❗ 来局者に対する判断と対応

　発疹は来局者からの相談が多い症候である．皮膚疾患は専門医による判断を必要とするケースも多いが，自覚症状や発症の経緯（時系列）を丁寧にインタビューし，臨床判断アルゴリズムなどを用いることにより，発疹の原因をある程度特定できる．来局者の発疹が，大きく①湿疹・皮膚炎群（接触皮膚炎，アトピー性皮膚炎など），感染症，薬疹，その他のいずれなのか，②皮膚疾患か全身性疾患の皮膚症状なのか，③緊急性を要する疾患なのか，推定できるように心がけたい．

　このため，薬局で薬剤師が LQQTSFA を用いた症状確認を SOAP トリアージチャート（図1）に記入することは，発疹で来局する方の訴え（S：主観的情報）についてポイントを押さえて聞きとり，確認もれを防ぐ一つの方法となり，原因疾患の推測，医師への受診勧奨の目安，セルフメディケーションの範囲，生活の中での原因の検討と除去と対処，生活指導に有用となる[1, 2]．

また薬疹が疑われる場合は，早期発見のためにお薬手帳を使って，使用からの期間と使用薬剤すべての確認，医療用に限らず OTC 薬の使用状況についても確認する．

　頻度の高い湿疹・皮膚炎群（接触皮膚炎，アトピー性皮膚炎など）の原因は，ほこり，ダニ，食べ物，洗剤，ヘアダイ，シャンプー，化粧品，アロマオイル，金属，花粉のアレルゲンや，日光，汗，温度変化，植物，昆虫などの外的な刺激と IgE 抗体の産生過剰，ストレスなどの内的な要因など原因はさまざまである．花粉やダニ，ハウスダストなどのアレルゲン以外にも，接触皮膚炎の原因となる植物，日用品，衛生用品をもっている可能性があるので，悪化のきっかけとなるエピソードがないかを注意して聴取する．また，アトピー性皮膚炎，花粉症や喘息などのアレルギー素因がある場合は，皮膚のバリアー機能も弱く，乾燥皮膚（ドライスキン）による皮膚のバリアー機能の低下で，湿疹を発症させたり，繰り返しやすくなる[3]．

　湿疹の治療には，このような情報を集め，原因や悪化因子，生活様式，職種，重症度などに対して，患者個々に対応方法を検討していくことが必要である[3, 4]．

SOAPトリアージチャート

S：来局者情報		
＊使用者（本人・他　　　　）	＊年齢　（　　　　才）	＊性別　（男・女）

＊症状	L：部位	
	Q：性状	
	Q：重症度	
	T：時間的経過	
	S：状況	
	F：寛解・増悪因子	
	A：随伴症状	
	＊その症状に関して　医師の診断を	受けた（診断内容　　　　　　　　　　　　　　） 受けない
＊基礎疾患	現にかかっている他疾患	有（＊病名　　　　　　　　　　　　　　　　　　） 無

＊併用薬	
体質（胃が弱い，便秘ぎみなど）	
アレルギー歴	
＊副作用歴	
＊妊娠中（週数　　　　　週）	＊授乳中
今までのセルフケア	有（　　　　　　　　　　　　　　　　　　　　　） 無
＊その他確認が必要な事項	

O：お客様の見た目，検査値，バイタルサインなど
A：評価
P：対応方法，セルフケアの実際と情報提供など
① OTC 販売 ②医療機関受診勧奨 ③生活指導 ＊購入者に確認 □　提供した情報及び指導の内容を理解したこと　　　□　質問

＊印　薬局医薬品，要指導医薬品　第１類医薬品の場合確認必須

図1 薬剤師によるセルフメディケーション SOAP トリアージチャート例

緊急性の高い・重症度の高い疾患

● **重症感染症（下肢の片側に発赤と腫脹を呈する場合）**：緊急性・重症度が高い蜂窩織炎，深部静脈血栓症と壊死性筋膜炎の可能性がある．いずれもただちに専門医による治療が必要であるため，緊急受診を勧める．急性の全身性の発疹，痛みや発熱を伴う発疹など，感染症が疑われる場合は受診を強く勧める．

● **湿疹が重症（広範囲，大きなびらん，痛みや感染を伴う，顔面などに炎症の強い湿疹），症状が改善されない，激しい痒みを伴う不眠を訴える場合**：蕁麻疹やアトピー性皮膚炎，接触皮膚炎，薬疹などの重症例の可能性があるため医療機関の受診を勧める．

● **Stevens-Johnson 症候群 /TEN 型薬疹が疑われるような場合**：薬を使い始めてから口周囲，目の周囲に炎症の強い発疹や痛み，発熱を伴う広範囲の発疹が生じた場合，神経に沿った痛みを伴うような湿疹がある場合などは，これらの可能性もあるため，急いで医師の受診を勧める．

頻度の高い疾患

❶ 湿疹・皮膚炎群

● **アトピー性皮膚炎**：医師の診断のもとにその症状に応じた適切なステロイド薬や内服薬の選択も必要なため，受診を勧めるべきである．

● **接触皮膚炎**：衛生用品である石鹸やシャンプー，ヘアダイなどの化粧品が接触皮膚炎の原因となる場合が近年問題となっている．1960 年からの 10 年間は，接触皮膚炎の原因の第 1 位が外用薬であったが，1970 年以降は化粧品が第 1 位となり，比率が急増している[4～9]．

湿疹の症候から，化粧品の接触皮膚炎が疑われた場合には，医師と連携を図ってパッチテストを行うなどして，薬剤師が適合する化粧品選択のセルフメディケーション支援の役割を果たすことが重要である[10]．

❷ 皮膚真菌症

足の指や爪，利き手と反対側の手などに瘙痒を伴う鱗屑，紅斑，水疱などの皮膚症状がみられ，水虫などの白癬菌による皮膚真菌症が疑われる場合，スイッチ OTC 薬となって市販されている抗白癬菌成分外用薬が勧められる．ただし，OTC 薬は，すべて外用薬で爪白癬への効果が期待できる内服薬は販売されていない．痒みが強い場合は，鎮痒成分クロタミトンや抗ヒスタミン成分ジフェンヒドラミン配合のものを，軽い炎症

がある場合は，グリチルレチン酸など抗炎症成分配合のものが勧められる．

市販の外用抗白癬菌成分には，白癬菌に抗菌活性と殺菌作用が強いアリルアミン系のテルビナフィン，ベンジルアミン系のブテナフィン，イミダゾール系のミコナゾールなどの各種スイッチOTC成分が発売されている．

外用薬には，軟膏，クリーム，液剤，さらにOTC薬のみスプレータイプの剤形も発売されている．一般的に，角質増殖型で足裏全体がかさかさしている場合や足の指の間は，クリームを選択するが，クリームで刺激がある場合やじくじくしている場合は，軟膏が適する．患部に直接触れたくない場合や爽快感を好む場合，爪にも及んでいる場合などは，液剤，スプレー剤なども適する．

細胞のターンオーバーは約1ヵ月であることから，水虫の治療は，通常1〜3ヵ月は根気よく継続して治療を行う．塗り忘れしやすい人は，1日1回使用で効果が得られる第3世代の抗白癬菌成分のOTC薬を選択する．ただし，2週間使用しても症状がよくならない場合や抗白癬薬による接触皮膚炎を起こすことがあるため，OTC薬使用後，症状の悪化がみられる場合は，使用を中止し医療機関の受診を勧める．

❸ 軽度の皮膚感染症

● **外傷**：皮膚表面の軽度な切り傷，擦り傷などによる表皮剥離，びらん，出血，痂皮がある場合は，流水などで傷を十分洗浄したのち，感染予防のため，ブドウ球菌，連鎖球菌などの化膿菌に有効なアクリノールや，幅広い抗菌作用をもち，化膿菌に殺菌作用のあるグルコン酸クロルヘキシジン，静菌作用のあるポビドンヨード，刺激の少ない塩化ベンザルコニウムなどの殺菌消毒薬のOTC薬，あるいはこれらを含む救急絆創膏が勧められる．ただしエタノール，グルコン酸クロルヘキシジンなどは，粘膜には使用しない．ポビドンヨードは，ヨード過敏症の人には使用しない．ハイドロコロイド素材の絆創膏は，傷口から出る滲出液を吸収してゼリー状に保持することで湿潤環境を維持して上皮細胞を増殖し，傷をきれいに治すといわれる．外傷が化膿した場合は，ブドウ球菌，連鎖球菌など広範囲の抗菌スペクトルをもつクロラムフェニコールなどの抗菌薬やサルファ剤のスルファジアジン，殺菌的に働くアミノ糖系のフラジオマイシンなどの外用抗菌薬を用いる．ガラス，錆びた釘などが刺さった傷，化膿や出血，痛みがひどい場合は，受診勧奨を行う．

● **単純ヘルペス**：紅斑，小水疱がみられ，過去にも医師の診断を受けて，単純ヘルペスが原因の口唇ヘルペスの再発であることが疑われる場合，アシクロビル，ビダラビンなど抗ウイルス薬の外用薬のOTC薬が勧められる．ただし，初めての発症や口唇部以外にも広範囲に広がる場合，神経支配領域に一致する帯状の水疱と紅斑がみられる場合には，帯状疱疹も疑われるため受診を勧める．

❹ その他

● **虫刺症**：虫刺されで痒みを伴う場合には，抗ヒスタミン薬配合のものやステロイド含有の外用薬のOTC薬が勧められる．ただし，スズメバチや毒ガなどによる虫刺されで疼痛，腫脹がみられる場合は，受診を勧奨する．

● **尋常性痤瘡（にきび）**：毛穴に沿って紅色の丘疹がみられ，にきびが疑われる場合．炎症による痛みがない場合には，まず洗顔などのスキンケアによる生活指導を行う．炎症や化膿による紅斑，軽度の痛みがみられる場合には，角質軟化作用と抗菌作用をもつイオウ，レゾルシンなどを配合したOTC薬，サルファ剤の抗菌成分スルファジアジン配合のOTC薬の軟膏などが勧められる．また，化膿を伴うにきびが生じやすい場合には，予防として漢方薬の清上防風湯，ストレスや生理に伴いにきびが悪化する場合には，桂枝茯苓丸などの漢方薬のOTC薬も勧められる．ただし，OTC薬を使用しても改善しない場合や化膿し，痛みを伴う重症の場合には，皮膚科受診を勧める．

● **軽度の熱傷**：皮膚表面の紅斑だけ（Ⅰ度）で，手のひら程度の狭い範囲の熱傷であれば，まず患部を流水で冷やし，洗浄する指導が大切である．次に感染を防止する上記の外傷と同様の殺菌消毒成分や抗菌成分をもつOTC薬や炎症を抑えるステロイド薬，創面を保護するワセリンや酸化亜鉛などを配合するOTC薬が勧められる．ただし，広範囲で水疱があるⅡ度以上の熱傷，粘膜や顔面にみられる熱傷は，瘢痕化する可能性があるため，受診を勧める．

● **肝斑**：褐色の色素斑で肝斑が疑われる場合には，トラネキサム酸などのOTC薬の内服も勧められる．紫外線にも多く当たらないよう，日焼け防止のためにサンスクリーン剤などの使用や帽子，サングラスなどの保護が必要である．

その他の注意点

〈OTC薬の種類と使い分け〉

湿疹に対するOTC薬による薬物療法としてステロイド外用薬，NSAIDs外用薬，外用抗菌薬，抗ヒスタミン薬，鎮痒成分クロタミトン，尿素軟膏，ヘパリン類似物質，ワセリンなどの保湿剤，抗アレルギー薬（内服薬）などが用いられる．原因の除去とともに適切な外用薬を用いる．炎症や症状が強い場合はステロイド外用薬が原則となるが，湿疹に応じたOTC薬の使い分けが重要である[6]．

● **痒みが強い湿疹**：抗ヒスタミン薬配合のものを用いる．

● **炎症が軽度の場合**：緩和な抗炎症作用をもつグリチルリチン酸配合を用いる．

● **顔面の化粧品かぶれやおむつかぶれなど**：ステロイド薬の使用は控え，グリチル

レチン酸やワセリンなどの保湿剤が勧められる．症状の軽減がみられない場合は，皮膚科受診を勧める．

● **手足の乾燥を伴う場合**：ヘパリン類似物質や尿素軟膏を用いるが，赤ぎれが強い場合には，刺激が強いため尿素軟膏は控える．

● **湿潤傾向が強い場合**：酸化亜鉛を用いる．

● **感染・化膿を伴う場合**：抗菌薬を含む外用薬を用いる．

〈ステロイド外用薬の選択と注意点〉

ステロイド外用薬は，抗炎症作用の強さにより5段階に分類されるが，OTC薬で市販されているのは，strong（強い）以下の3段階，湿疹に用いられる成分は，medium（普通）とweak（弱い）の2段階で，軽症を対象としている．また，ステロイド外用薬は，部位により吸収率が異なるとされ，前腕を1とした場合，足底は0.14倍であるのに対して，頬は6倍と皮膚の薄い部位で高い吸収率を示す．乳児では，皮膚表面の防衛機能が未熟なためステロイド薬の吸収率も高くなるとされる．このため，皮膚の薄い場所や乳幼児への使用にあたっては，副作用を未然に防止するために，よりランクの低いステロイド薬を選択するよう注意する．

ステロイド外用薬の局所の副作用は，皮膚の萎縮，ステロイド潮紅，毛細血管拡張症，多毛，色素沈着，光線過敏症，酒皶様皮膚炎，ステロイド座瘡，感染症の誘発，ステロイド白内障，ステロイド緑内障などが知られ，皮膚の薄い部位に長期連用するほど起こりやすいとされる．このため，ステロイド外用薬の選択にあたっては，症状や部位により選択するランクに十分注意し，使用後も改善がみられない場合は受診を勧める．また，湿疹・皮膚炎群と推定してステロイド外用薬を用いたにもかかわらず，湿疹が悪化した場合には，原疾患が皮膚感染症であった可能性も考える．

〈生活上のアドバイス〉

湿疹・皮膚炎の原因はさまざまで，外用薬による治療だけではなく，原因となる増悪因子，生活様式を検討するための情報収集も大切である．接触皮膚炎の可能性の検討や保湿剤の選択とスキンケア指導を行うなど，薬事衛生をつかさどる薬剤師の職能を生かして，これらのアドバイスも行いたい．

49歳　女性

顔に小さな赤い発疹が多発し，痒みが強いため，痒み止めを求めて来局した．発疹はこの2〜3年ぐらい前からみられ，化粧品を使用すると悪化するような気がするため，いろいろな低刺激の化粧品や洗顔料に変えたが，よくならないという．2週間に一度くらいのペースで顔を剃っている．花粉症であり，ロコイド®軟膏，プレドニン®眼軟膏を併用している．また，皮膚科通院しており，化粧品による接触皮膚炎疑いのため，薬局にスキンケア相談の紹介状を皮膚科医より持参していた．通勤時は車の運転をするという．

痒みを伴う発疹では，蕁麻疹，脂漏性皮膚炎，接触皮膚炎，アトピー性皮膚炎などが考えられるが，いずれも重症度は高くない疾患であり，患者インタビューなどから薬局での対応も可能な来局者である．

この来局者の顔面に紅斑，小丘疹がみられ，発疹の程度は中等度であると考えられた．来局者からの訴え（表4）と医師による接触皮膚炎の診断から，薬局にて使用中の衛生用品・化粧品（H&Sシャンプー，花王石鹸ホワイト，ダブボディソープなど）を対象としたパッチテストを行ったところ，ほぼすべてに陽性反応を示した．パッチテストで陰性を示した対照薬の精製ワセリン（サンホワイト®）や，洗顔料，化粧品に切り替えてもらえたところ，顔の紅斑は改善した．

医師の指示通り，赤みがとれるまでステロイド薬を使用し，洗浄力の強い洗浄剤で強くこすりつけて洗顔することや，頻回な顔剃りは皮膚のバリアー機能を弱める要因となることを指導した．

35歳　女性

35歳女性が生理痛の鎮痛薬を求めて来局した．生理痛で痛み止め（イブプロフェン）を飲んでいたところ，3日ほど前から顔に赤い発疹が生じ，目も充血してきた．持病の花粉症のせいかと思い花粉症の点眼薬も併せて購入希望．患部を観察したところ，結膜や口唇にも発赤・水疱があり，詳しく伺うと同様なものが陰部の付近にも存在するとのこと．熱も38.2℃あり，鎮痛薬を使用するたびに症状が悪化したように感じている．

表4 症例から得られた情報

	来局者情報	症状1	症例2
症状	L:部位	顔全体	顔，結膜，口唇，陰部
	Q:性状	紅斑，小丘疹，びらんなし	紅斑，水疱
	Q:程度	真っ赤になる	生活に支障をきたす
	T:時間と経過	この2〜3年ぐらい前から	3日前より発赤
	S:状況	化粧品を使うとき	生理痛で鎮痛薬（イブプロフェン）服用後
	F:寛解・増悪因子	花粉症のシーズンはひどくなる，化粧品を使うと悪くなる	鎮痛薬服用後悪化
	A:随伴症状	痒み，発赤，鼻炎	結膜の充血，痛み，発熱（38.2℃），だるさ

　鎮痛薬服用後，発疹が顔面，結膜，口唇，陰部などに現れ，鎮痛薬の服用により増悪してきていることや，発熱があり，結膜の充血，陰部のただれもみられる（**表4**）．このことからStevens-Johnson症候群の可能性も考えられる．薬局で紹介状を作成し，緊急受診を勧め，皮膚科へ連絡をした結果，すぐに緊急受入れの承諾があり入院となった．後日，皮膚科医よりStevens-Johnson症候群と診断され，早期発見のため後遺症が残らなかったとお礼状が届いた．

（末木博彦，北見由季／篠原久仁子）

引用文献

1）木内祐二：薬剤師による症候からの臨床判断の考え方．日本薬剤師会雑誌，66（1）：11-15，2014．
2）吉岡ゆうこ：薬剤師によるセルフメディケーションと一般用医薬品の種類と選択〜胃腸薬を例として〜．日本薬剤師会雑誌，66（3）：11-18，2014．
3）佐伯秀久：日本皮膚科学会のアトピー性皮膚炎診療ガイドラインについて．日本薬剤師会雑誌，61：869-873，2009．
4）望月眞弓，武政文彦監修，向井秀樹：湿疹　病態知識に基づくトリアージ．病態知識を基礎とした一般用医薬品販売ハンドブック．p.172-185，じほう，2011．
5）篠原久仁子：薬局でできるスキンケア指導．調剤と情報，10：20-26，2004．
6）望月眞弓，武政文彦監修，篠原久仁子：湿疹　セルフメディケーションにおける治療薬．病態知識を基礎とした一般用医薬品販売ハンドブック．p.186-201，じほう，2011．
7）早川律子：医薬品の感作性．中毒研究，12：275-282，1999．
8）篠原久仁子：DSU解説　非ステロイド系抗炎症外用剤ブフェキサマク光線過敏症の副作用についての添付文書の改定．日薬医薬品情報，6：19-22，2003．
9）本多皓ほか：症例報告クロタミトン，ジイソプロパノールアミンによる接触皮膚炎症候群の1例．臨床皮膚科，65（11）：838-842，2011．
10）篠原久仁子：薬剤師による症候からの臨床判断の考え方．日本薬剤師会雑誌，66（7）：17-21，2014．

●浮腫の臨床診断アルゴリズム

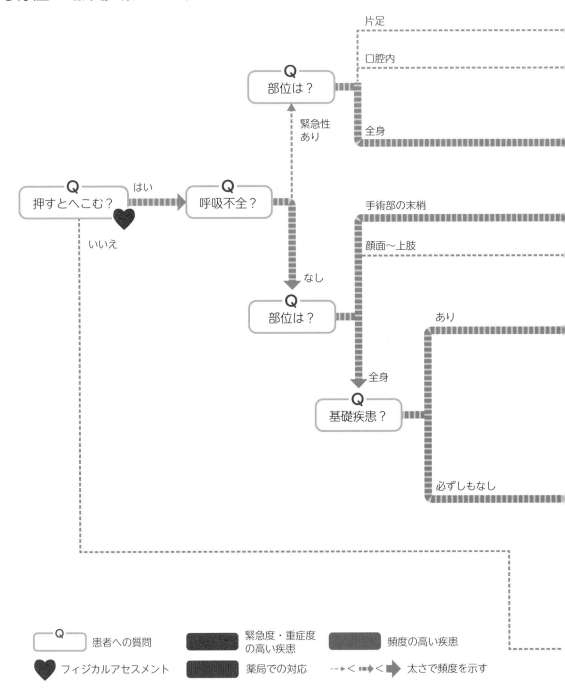

片足

口腔内

Q 部位は？

緊急性あり

全身

Q 押すとへこむ？ — はい → **Q** 呼吸不全？

いいえ

なし

手術部の末梢

顔面～上肢

Q 部位は？

あり

全身

Q 基礎疾患？

必ずしもなし

Q 患者への質問	緊急度・重症度の高い疾患
♥ フィジカルアセスメント	薬局での対応

頻度の高い疾患

-‑→ < ▸▸ < ➡ 太さで頻度を示す

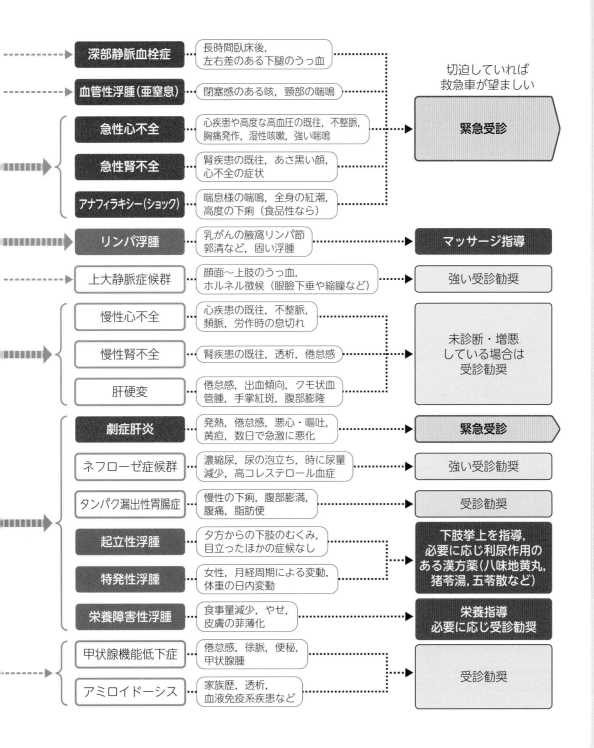

| 深部静脈血栓症 | 長時間臥床後, 左右差のある下腿のうっ血 | |
| 血管性浮腫（亜窒息） | 閉塞感のある咳, 頸部の喘鳴 | |

切迫していれば
救急車が望ましい

急性心不全	心疾患や高度な高血圧の既往, 不整脈, 胸痛発作, 湿性咳嗽, 強い喘鳴	**緊急受診**
急性腎不全	腎疾患の既往, あさ黒い顔, 心不全の症状	
アナフィラキシー（ショック）	喘息様の喘鳴, 全身の紅潮, 高度の下痢（食品性なら）	

| リンパ浮腫 | 乳がんの腋窩リンパ節郭清など, 固い浮腫 | **マッサージ指導** |

| 上大静脈症候群 | 顔面〜上肢のうっ血, ホルネル徴候（眼瞼下垂や縮瞳など） | 強い受診勧奨 |

慢性心不全	心疾患の既往, 不整脈, 頻脈, 労作時の息切れ	未診断・増悪している場合は受診勧奨
慢性腎不全	腎疾患の既往, 透析, 倦怠感	
肝硬変	倦怠感, 出血傾向, クモ状血管腫, 手掌紅斑, 腹部膨隆	

劇症肝炎	発熱, 倦怠感, 悪心・嘔吐, 黄疸, 数日で急激に悪化	**緊急受診**
ネフローゼ症候群	濃縮尿, 尿の泡立ち, 時に尿量減少, 高コレステロール血症	強い受診勧奨
タンパク漏出性胃腸症	慢性の下痢, 腹部膨満, 腹痛, 脂肪便	受診勧奨
起立性浮腫	夕方からの下肢のむくみ, 目立ったほかの症候なし	下肢挙上を指導, 必要に応じ利尿作用のある漢方薬（八味地黄丸, 猪苓湯, 五苓散など）
特発性浮腫	女性, 月経周期による変動, 体重の日内変動	
栄養障害性浮腫	食事量減少, やせ, 皮膚の菲薄化	栄養指導 必要に応じ受診勧奨
甲状腺機能低下症	倦怠感, 徐脈, 便秘, 甲状腺腫	受診勧奨
アミロイドーシス	家族歴, 透析, 血液免疫系疾患など	

　浮腫とは皮下に物質が貯留し，腫れた状態を指す．浮腫の原因や病態は広きにわたるが，多くは毛細血管・リンパ管と皮下組織の間での水分の移動が組織に偏った結果，皮下に水分が貯留したことで起こる．そのほか異常なタンパク質やムコ多糖などが貯留する疾患も一部にみられ，このような場合には非圧痕性浮腫（圧迫した指の痕が残らない）となる．

　組織への水分の移行は静水圧，膠質浸透圧（≒血清アルブミン）が関係する．静水圧は体液量と流出路としての静脈やリンパ管の抵抗（≒閉塞）が関係し，水の移動速度は血管透過性により影響を受けるため，これらの状態が変化すると浮腫が起こりうる（**図1**）．また，胸水，腹水，心嚢水などの一部は浮腫とメカニズムが同一であり，これらの所見は浮腫と同様な鑑別を必要とする場合がある．

　浮腫は局所の水分貯留のみを示す場合と，全身性に水分貯留を示す場合がある．原因別に**表1**，**2**に示す．今回，部位特異性のない浮腫は全身性浮腫に分類したが，程度が軽い場合には重力の作用で下腿を中心に現れるため，見かけは局所性浮腫であることも

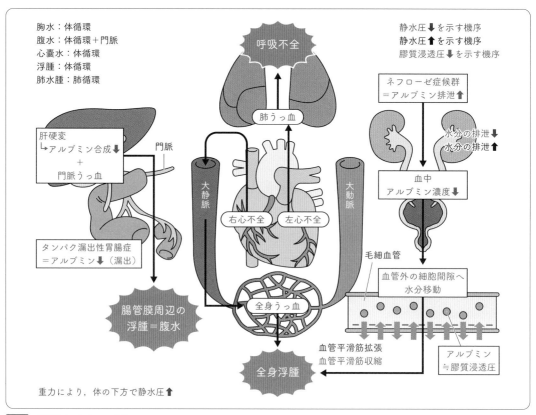

図1　浮腫のメカニズム

多い.

　浮腫の多くは慢性経過をたどり，救急搬送が必要になるほどの緊急性はないことが多い．しかしながら，うっ血性心不全に伴う全身性浮腫では呼吸不全を伴い，救急搬送を要するなど，いくつかの場面では緊急性がある（**表3**）．なお，病名には原因臓器による分類とメカニズムによる分類が混在しているため，各病名の対象範囲にはある程度重なりがあることに留意されたい.

表1　全身性浮腫を生じる原因と代表的な疾患

分類		疾患
静水圧上昇	姿勢	起立性浮腫，特発性浮腫
	体液量増加	心不全，腎不全，ナトリウム過剰摂取，チアゾリジン系薬剤・NSAIDs 使用，偽アルドステロン症，アルコール多飲
膠質浸透圧低下（低アルブミン血症）	合成低下	肝炎・肝硬変，低栄養
	排泄亢進	ネフローゼ症候群，タンパク漏出性胃腸症
血管透過性亢進		カルシウム拮抗薬使用，アナフィラキシー（ショック）など
物質の貯留		甲状腺機能低下症（粘液水腫），アミロイドーシス：非圧痕性浮腫

表2　局所性浮腫を生じる原因と代表的な疾患

分類	疾患
炎症	蜂窩織炎，その他の皮膚炎
血管閉塞（うっ血による浮腫）	深部静脈血栓症，上大静脈症候群
血管透過性亢進（血管性浮腫）	アレルギー性血管性浮腫，特発性血管性浮腫，遺伝性血管性浮腫，ACE 阻害薬による血管性浮腫
リンパ管閉塞	リンパ浮腫（リンパ節郭清後，リンパ節転移），皮膚の慢性炎症後

表3　浮腫を生じる頻度の高い疾患と見逃してはいけない疾患，緊急性の高い疾患の代表例

よくある疾患	緊急性の高い疾患	見逃してはいけない疾患
● 起立性浮腫	● 急性心不全	● 肝硬変
● 特発性浮腫	● 急性腎不全	● 慢性腎不全
● 薬剤性浮腫	● 劇症肝炎	● 慢性心不全
● 栄養障害性浮腫	● アナフィラキシーショック	● ネフローゼ症候群
● リンパ浮腫	● 深部静脈血栓症	● タンパク漏出性胃腸症
	● 血管性浮腫（による窒息）	● 上大静脈症候群

発生頻度の高い疾患

❶ 特発性浮腫と起立性浮腫

- **特発性浮腫**：浮腫を呈するが，**必要な精査を行っても原因が特定できない**ものを指す．女性に多く，典型的には**夕方に向けて下腿に浮腫が出現**し，**朝に比べ1kg以上の体重増加**を示す．夜間臥位で過ごすと浮腫は**朝には消失**する．原因は不明であるが，血管透過性の亢進が関係するといわれている．

- **起立性浮腫**：**明確な臓器障害を伴わない**浮腫のうち，重力により**下肢などを中心**に浮腫がみられるものをいう．立位，坐位をとれる人では足背〜下腿に浮腫が現れるが，仰臥位で生活しているような人では背側に現れるなど，起立に伴うというよりは**重力に従い体の下方に浮腫が現れる**．浮腫の原因を指した病名ではなく，背景は特発性浮腫や栄養障害性浮腫などであることも多い．多くの場合，生命には支障なく，まずは臥位や下肢挙上を指導し経過観察することとなる．

❷ 薬剤性浮腫

- **カルシウム拮抗薬**：ジヒドロピリジン系カルシウム拮抗薬での浮腫は，末梢の細動脈拡張により毛細血管の静水圧が上昇するために起こるといわれている．欧米の統計では服用患者の20〜50%に起こるとされる．起立性浮腫と同様の浮腫となり予後は良好であるが，程度や患者の訴えが強い場合には薬剤の変更が必要となる．

- **NSAIDs**：プロスタグランジンは腎糸球体の輸入細動脈拡張作用，レニン分泌促進作用，尿細管でのナトリウムや水の再吸収抑制作用をもつ．NSAIDsはプロスタグランジン産生の抑制を介してこれらの作用を抑制するため，結果として糸球体濾過量の減少や尿細管での水の再吸収促進により，尿量減少をきたし浮腫を起こすと考えられている．また，腎障害の原因にもなるため，特にNSAIDsを常用している患者の浮腫では常に腎機能障害を意識する必要がある．

- **その他の薬剤性浮腫**：ピオグリタゾン，ステロイド薬や甘草エキス，ACE阻害薬など，ナトリウム再吸収や血管透過性亢進などの機序により浮腫の原因となる薬剤がある．

❸ 栄養障害性浮腫

　食事摂取量の低下などにより，血清アルブミン値が低下することにより起こる．治療は栄養の改善であるが，栄養障害のため浮腫とともに皮膚の菲薄化が進行している場合，軽くこするだけで容易に表皮剥奪が起こり，滲出性の創が形成される．そのため，皮膚保護の目的で利尿薬を投与せざるを得ない場合も多い．

❹ リンパ浮腫

　手術によるリンパ節切除やがんの浸潤などによるリンパ管閉塞から，リンパ流がうっ滞して浮腫が起こり，疼痛を伴うこともある．通常左右どちらか一側の浮腫となり，当初は圧痕性浮腫であるが，長期化するに従って基質化し，非圧痕性浮腫の性質を帯びてくる．マッサージなどによりある程度の軽快が期待できる．

見逃してはいけない緊急性の高い疾患

❶ アレルギー

● **アナフィラキシーショック**：Ⅰ型アレルギーにて全身の血管透過性が亢進する結果，部分症状として浮腫が現れる．ハチ刺症などでは喘息重積発作様の呼吸不全が前面に出るが，食品による場合は下痢などが先行することもある．救急搬送の対象となるほか，原因によっては再発作予防のためアドレナリン（エピペン®）の投与も考慮されるべきである．

❷ 心不全

● **急性心不全**（うっ血性心不全）：体液量の増加，または心臓のポンプ機能不全のために圧痕性浮腫や胸水，腹水などをきたす．右心不全の場合，全身の浮腫や腹水が主症状で呼吸困難感は著明ではないのに対し，左心不全では全身の浮腫は必ずしも著明ではなく，胸水や肺水腫に伴う呼吸困難（咳や喘鳴，夜間に生じやすい），起坐呼吸などが主症状となる．したがって，全身浮腫の程度は必ずしも呼吸不全の程度と一致しない．
救急搬送が必要なのは意識障害がある場合と頻呼吸の場合である．労作時呼吸困難や，臥位で改善しない浮腫で診断・治療がなされていない場合は早期の受診を促すべきである．

● **慢性心不全**：高血圧，心筋梗塞後，弁膜症，心筋症など，さまざまな疾患の結果として恒久的に心機能が低下した状態である．うっ血，右心不全を伴う場合には浮腫が出現する．動悸（不整脈や頻脈など），倦怠感，食欲不振を伴うことも多い．通院中の患者が多いと思われるが，塩分制限を指導し，急激に増悪する場合・呼吸困難を伴う場合には急性心不全に準じて対応する．

❸ 腎不全・腎障害

● **急性腎不全**：腎糸球体濾過の低下により体液量の増加をきたす．両下腿に圧痕性浮腫が出現した時点で約2kgの水分貯留があるとされる．高度になると心不全を合併するようになる．急性腎不全の患者では腎障害をこれまでに指摘されていないことも多く，適切な治療により腎機能の回復が期待できるため，精査が必要となる．一部の急性腎不全では治療の遅れが永続的な腎機能低下を招くため，日を置かずに受診することが必要となる．

● **慢性腎不全**：原因や症候は急性腎不全とほぼ同様であるが，原因がわかっていることが多く，塩分や水分制限，タンパク制限などの生活指導が治療の主体となる．また，高血圧，貧血，肺水腫，尿毒症，二次性副甲状腺機能亢進症による高カルシウム血症や骨障害など，多数の合併症が生じる．すでに通院中であることも多く，受診の緊急度はおおむね心不全症状に準ずる．

● **ネフローゼ症候群**：腎糸球体から尿へアルブミンが漏出し低アルブミン血症となり，それに伴う浮腫をきたす疾患の総称である．原因は免疫疾患を中心に多岐にわたり，腎機能低下をきたすものと，きたさないものもある．そのため，通常救急の対象とはならないが，診断は腎保護の観点から，早期に専門的に行われる必要がある．原疾患の治療および腎機能低下への対応を行っていくこととなる．

❹ 肝不全

● **肝硬変**：肝機能が著明に低下することによるアルブミン合成低下により，膠質浸透圧低下に伴う浮腫をきたす．また，門脈圧亢進に伴い腸管膜のうっ血が起こり，漏出性に腹水貯留が起こる．身体所見上は前胸部のクモ状血管腫と手掌紅斑を特徴とし，倦怠感や出血傾向も認められる．非代償期には腹水による腹部の著明な膨隆がみられる．利尿薬を用いるが，血管内脱水を引き起こすと肝性脳症が起こりやすくなる．また，腹腔穿刺では一時的な症状の軽減は得られるが，タンパクが体外へ流出するため，低アルブミン血症を増悪させる．肝細胞がんのリスクもある．原因によっては肝移植の適応となり，それ以外に根治療法はない．疾患コントロールは非常に難しく，連携をとりながらコントロールを行っていく必要がある．

❺ 血管性浮腫

● **血管性浮腫**：急激な血管透過性の亢進により，皮膚，口唇，舌，口腔粘膜，結膜などの上皮に限局した浮腫が短時間で出現するものをいう．先天性，アレルギー性のほか，ACE 阻害薬，NSAIDs など，薬剤性のものが知られている．多くは数日で軽快するが，口腔内〜喉頭で発症した場合，気道閉塞による窒息のリスクがあり，呼吸困難感，構音障害などが出現した場合には救急搬送・気管切開が必要となる．また，腸管粘膜に起こった場合，腹痛・下痢，吸収不良などの原因ともなる．

その他の疾患

❶ 物質の貯留

● **甲状腺機能低下症**：橋本病，甲状腺切除後などで高度な甲状腺機能低下症の際に，皮下にムコ多糖の蓄積をみることがある．非圧痕性浮腫となる．活動性が低下し，倦怠感，徐脈，便秘などを伴うことが多い．

● **アミロイドーシス**：異常タンパクが全身に沈着することにより引き起こされる一連の疾患群．沈着物質によりさまざまな臓器障害を引き起こし，そのため症状も多彩である．確定診断には生検にてアミロイド沈着を証明する必要がある．非圧痕性浮腫となる．

❷ 静脈閉塞

● **深部静脈血栓症**：下肢の静脈に血栓が形成され，静脈うっ滞により閉塞部位より末梢で浮腫がみられる．

● **上大静脈症候群**：肺がんや縦隔腫瘍などにより，上大静脈が圧迫されることから頭頸部〜顔面の浮腫をきたす．同時に頸部交感神経系も障害され，ホルネル徴候（一側の縮瞳，眼瞼下垂，顔面の発汗低下）をきたすこともある．

🧑 来局者からの情報収集と疾患推測

❶ 浮腫と聞いたら思い浮かべること

　浮腫のうち救急受診が必要となるのは，安静時でも呼吸困難がある場合である．労作時呼吸困難がある場合で，これまでに診断がされていない場合も速やかに受診することが望ましい．いずれでもない場合は一側性であるか，安静による軽快があるか，圧痕性浮腫であるか，などの情報により鑑別を行う．

❷ 患者から自覚所見を聴取する

　浮腫の鑑別を自覚症状のみから行うのは難しい．しかしながら，発症からの増悪速度からおおむね原因疾患の重症度は予想可能である．また，発症のきっかけ，軽快・増悪因子，随伴症状などは原因疾患の絞り込みに有用である．

❸ 代表的疾患を見分ける特徴的な情報（LQQTSFA）

　代表的疾患の浮腫の特徴を LQQTSFA に従って，表4 に整理する．疾患を絞り込む「トドメの質問・情報」にもなる各疾患の特色を確認してほしい．

❹ 他覚所見を収集する（身体所見，フィジカルアセスメントなど）

　浮腫の所見をとる際には前脛骨部の脛骨粗面上「むこうずね」を左右同時に10秒程度圧迫し，離した後に残る指の痕跡を見て，または触れて観察する．圧痕の有無，程度，左右差を確認する．前脛骨部以外でも，骨などの固い組織の表面で，皮膚を同様に圧迫することで観察できる．随伴症状としては呼吸不全が重要で，バイタルサインなどで頻呼吸，頻脈，SpO_2（経皮的酸素飽和度測定による）低下のいずれかがみられれば，心不全など救急で扱うべき状態と考えるべきである．疾患別には，肝硬変では前胸部のクモ状血管腫や手掌紅斑が，深部静脈血栓症では腓腹筋把握痛がみられる．

❺ 原因を鑑別・推測する

　浮腫を訴える患者との面談で得られた情報（LQQTSFA など）から，原因疾患を鑑別・推測するためのアルゴリズム例を p.60 に示す．圧痕性・非圧痕性で大きく分かれ，浮腫の部位・程度で分類したうえで，一番大きなグループとなる両側性の圧痕性浮腫については特徴的な所見や既知の疾患で大きく分けていくとわかりやすい．初めての浮腫や重症疾患が疑われる場合には血液・尿検査や心エコー，腹部エコーなどの検査を必要とする．

表4　代表的疾患の浮腫の特徴（LQQTSFA）

症状の特徴			疑われる疾患
部位 （Location）	片側		深部静脈血栓症，リンパ浮腫，上大静脈症候群：姿勢も含め，静脈やリンパ管の閉塞を疑う
	両側		ほとんどの浮腫
	顔面		心不全，アレルギー性浮腫，上大静脈症候群（片側）：重症または血管透過性の亢進を疑う
性状 （Quality）	非圧痕性		甲状腺機能低下症，アミロイドーシス，慢性のリンパ浮腫
	圧痕性		ほとんどの浮腫
程度 （Quantity）	軽度		特発性浮腫，起立性浮腫
	高度		低栄養，ネフローゼ症候群，慢性心不全など
時間と経過 （Timing） 状況 （Setting）	いつから	突発性	血管性浮腫，アナフィラキシー
		急激	急性心不全，急性腎不全
		徐々に増強	慢性心不全
	きっかけ	臥床	深部静脈血栓症
		薬物	薬剤性浮腫，アナフィラキシー
寛解・増悪因子 （Factor）	仰臥位で軽快		起立性浮腫
	水分摂取で増悪		慢性心不全，慢性腎不全
	長時間同一姿勢の後増悪		深部静脈血栓症
	夕方に増悪		起立性浮腫，特発性浮腫
随伴症状 （Associated manifestation）	呼吸困難感		心不全
	手掌紅斑，クモ状血管腫		肝硬変
	全身の紅潮		アナフィラキシー
	下痢		タンパク漏出性胃腸症
	意欲の低下		甲状腺機能低下症
	食事量の減少		低栄養

❻ **特異的な質問・情報（心不全の診断を受けていない場合）**

・立ち仕事やデスクワークなどで長時間同じ姿勢の状態ではないか

・運動不足ではないか

留意点

　ふくらはぎの動きが少なくなり筋肉の収縮によるポンプ機能がうまく働かなくなる．

　屈伸などで筋肉を動かしてふくらはぎの浮腫の状態を確認し，改善しない場合はほかに原因があるかもしれないため受診を勧める．

❗ 来局者に対する判断と対応

▌緊急性の高い・重症度の高い疾患

　表3にもあるように浮腫を生じる見逃してはいけない疾患として肝硬変，慢性腎不全，慢性心不全などが挙げられる．患者本人が疾患について理解し治療を受けていることを確認したうえで，症状の悪化がみられた場合は受診するよう勧めなければいけない．一方，緊急性が高い疾患として急性心不全，急性腎不全，アナフィラキシーなどが挙げられる．いずれも呼吸困難や意識障害を起こすこともあり，アナフィラキシーではショック症状を起こし命にかかわるため，救急対応を要する重篤なものとして，強い受診勧奨や緊急対応を行わなければいけない．血管性浮腫で，気道の浮腫が疑われる場合も同様の緊急対応を行う．必要ならばアドレナリン（エピペン®）の使用を考慮する．

▌頻度の高い疾患

● **基礎疾患がなく軽度な浮腫がみられる場合（起立性浮腫など）**：初期に足のむくみ・だるさ・重さなどがみられ，長時間の立仕事や座り続けたことがその原因と思われる場合，下肢挙上を指導して経過観察し，必要に応じ漢方薬や「赤ブドウ葉乾燥エキス混合物*」を試みてもよい．体力が中等度以下で疲れやすいなどの年齢による衰えがみられる場合は，八味地黄丸が用いられる．また，尿路疾患に伴う軽度な尿量減少がある場合は，利尿作用を有する猪苓湯が用いられる．これらによっても効果不十分な場合や足が黒ずんで色素沈着や潰瘍ができている場合は背景となる基礎疾患があることも考えられるので受診を勧める．

＊：赤ブドウ葉を原料とし，欧州において慣習的に確立され伝統的に使用されているハーブで「下肢のむくみ」の治療薬として用いられている．この医薬品は要指導医薬品であるため薬剤師のカウンセリングが必要である．

● **薬剤の副作用が疑われる場合**：カルシウム拮抗薬，NSAIDs，ピオグリタゾン錠など
の服薬により浮腫や急激な体重増加があったときや，甘草を含む漢方薬などの複数
摂取で顔や手足の浮腫が出た場合は，薬剤の副作用の可能性があるので，主治医に
相談するよう指導する．副作用として浮腫を発症する医薬品は多数あるので，相談
者からの情報収集が重要なポイントとなる．

その他の浮腫

● **日焼けが原因となる浮腫**：軽度の皮膚炎の場合は抗ヒスタミンもしくはステロイド
含有軟膏を塗布するよう勧めるが，症状がひどいときは熱傷と同様に脱水を伴い，
ショック症状を起こすこともあるので受診を勧める．

⊕ 症例への対応

症例 1 20歳代 女性

入社して3ヵ月，下肢のむくみの訴えで来局．事務職で1日中座ってのデスクワー
ク．午前中はよいのだが，いつも15時過ぎになると両側のすねから足首，足背に
むくみが生じ，だるさ，つっぱり感，軽い痛みがあるという．指で押すと浅い痕が
残るが，靴が履けないほどではない．下肢の色の変化やただれはみられない．週末
など，自宅でリラックスしている（臥位）と，むくまない．手術を受けたこともな
く基礎疾患はない．

表5 症例1から得られた情報

	症状の特徴		症状の特徴
L	両側のすねから足首，足背	T/S	入社して3ヵ月間，いつも平日の夕方くらいから
Q/Q	指で押すと圧痕，靴が履けないほどではない	F	臥位で軽減，坐位で増強
		A	だるさ，つっぱり感，軽い痛み

全身性ではなく，基礎疾患がなく夕方に発生する下肢のむくみは，同一姿勢による特発性浮腫が疑われる（**表5**）．下肢の静脈の血流が滞ることによって引き起こされる疾患で，初期症状には足のむくみ・だるさ・重さ・疲れ・つっぱり感・痛みなどがみられる．足のふくらはぎの筋収縮で，下肢の血液のうっ滞の改善のため，歩いたり動いたりすることや，下肢を挙上するなどの生活指導を行う．「赤ブドウ葉乾燥エキス混合物」が推奨される．

 症例 2 **30歳代　男性**

16時過ぎ，蕁麻疹の訴えで抗ヒスタミン薬を求めて来局．1時間ほど前に両側のまぶたの腫れに気づいた．腫れは両頬，口唇，口腔粘膜に広範囲に急速に広がった．腫れが出て，だんだんひどくなっている．息苦しく喉もつまる感じがする．赤みや痒みはない．かぜ気味だったので昼食後，同僚から解熱消炎鎮痛薬をもらって服用したという．以前に同じ成分を含む湿布薬でかぶれたことがあった．以来，その湿布薬は使用したことはなかった．

表6 症例2から得られた情報

	症状の特徴		症状の特徴
L	両側のまぶた，頬，口唇，口腔粘膜	T/S	解熱消炎鎮痛薬服用数時間後に発症し，急速に拡大
Q/Q	広範囲に強い腫れ，赤みや痒みはない	F	特になし
		A	息苦しく，喉がつまる感じ

　解熱消炎鎮痛薬が引き起こした血管性浮腫が原因と考えられる（**表6**）．類似した疾患の蕁麻疹は，赤みや痒みが強く数時間以内に急速に消えるのに対し，血管性浮腫は通常，赤みや痒みはなく，腫れがひくまでに1〜3日くらいかかる．

　皮膚以外にも，口唇，口腔〜喉頭〜気道粘膜，消化管粘膜なども侵されることがある．窒息するおそれがあり強く緊急性をもって受診勧奨，あるいは緊急対応を行わなければいけない．

（尾山　治／永野康已）

参考文献

・山内豊明 監訳：聞く技術 下巻．日経 BP 社，2006．
・福井次矢ほか 監訳：ハリソン内科学 第 5 版．メディカル・サイエンス・インターナショナル，2017．
・厚生労働省重篤副作用疾患別対応マニュアル．アナフィラキシー 平成 20 年 3 月（令和元年 9 月改定）．
・臨床検査のガイドライン JSLM2012．2012．
・医薬品医療機器総合機構：一般用医薬品．

嚥下困難・障害

●嚥下困難・障害の臨床判断アルゴリズム

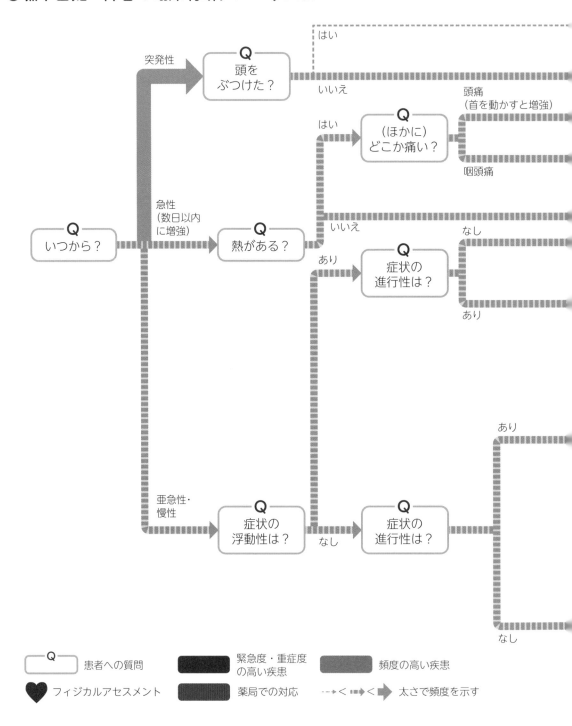

いつから？

突発性 → 頭をぶつけた？（Q）
　はい
　いいえ → （ほかに）どこか痛い？（Q）
　　はい
　　　頭痛（首を動かすと増強）
　　　咽頭痛
　　いいえ

急性（数日以内に増強） → 熱がある？（Q）
　いいえ
　あり → 症状の進行性は？（Q）
　　なし
　　あり

亜急性・慢性 → 症状の浮動性は？（Q）
　なし → 症状の進行性は？（Q）
　　あり
　　なし

【凡例】
- Q：患者への質問
- ♥ フィジカルアセスメント
- ■ 緊急度・重症度の高い疾患
- ■ 薬局での対応
- ■ 頻度の高い疾患
- --→ < ┅➤ < ➡ 太さで頻度を示す

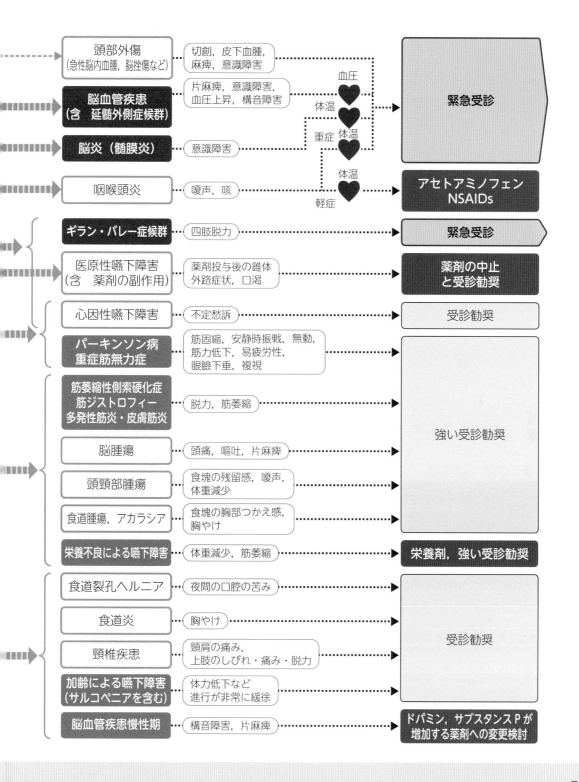

頭部外傷 (急性脳内血腫, 脳挫傷など)	切創, 皮下血腫, 麻痺, 意識障害	
脳血管疾患 (含 延髄外側症候群)	片麻痺, 意識障害, 血圧上昇, 構音障害	
脳炎 (髄膜炎)	意識障害	
咽喉頭炎	嗄声, 咳	

血圧

体温

重症 体温

体温

軽症

緊急受診

アセトアミノフェン
NSAIDs

ギラン・バレー症候群	四肢脱力	→ 緊急受診
医原性嚥下障害 (含 薬剤の副作用)	薬剤投与後の錐体 外路症状, 口渇	→ **薬剤の中止 と受診勧奨**
心因性嚥下障害	不定愁訴	→ 受診勧奨
パーキンソン病 重症筋無力症	筋固縮, 安静時振戦, 無動, 筋力低下, 易疲労性, 眼瞼下垂, 複視	

筋萎縮性側索硬化症 筋ジストロフィー 多発性筋炎・皮膚筋炎	脱力, 筋萎縮	
脳腫瘍	頭痛, 嘔吐, 片麻痺	
頭頸部腫瘍	食塊の残留感, 嗄声, 体重減少	
食道腫瘍, アカラシア	食塊の胸部つかえ感, 胸やけ	

強い受診勧奨

栄養不良による嚥下障害	体重減少, 筋萎縮	→ **栄養剤, 強い受診勧奨**

食道裂孔ヘルニア	夜間の口腔の苦み	
食道炎	胸やけ	
頸椎疾患	頸肩の痛み, 上肢のしびれ・痛み・脱力	
加齢による嚥下障害 (サルコペニアを含む)	体力低下など 進行が非常に緩徐	

受診勧奨

脳血管疾患慢性期	構音障害, 片麻痺	→ **ドパミン, サブスタンスPが 増加する薬剤への変更検討**

⮕ 基本的な症候を示す疾患

嚥下困難はさまざまな疾患に伴って生じる. 動きが悪いために生じる**機能的障害**と, 構造（図1）そのものに異常がある**器質的障害**に大別される. 嚥下時に食塊は, 口腔, 咽頭, 食道を通過していくが, いずれの部位の病変でも嚥下困難を生じる（表1）. また, 原因は多岐にわたるため嚥下困難の症状のみで疾患を特定することは難しい. そこで, アルゴリズムを用いて「いつから」発症したか, 「症状の進行性」があるか, を中心に聴取する. 突発性に発症した場合は脳血管疾患を, 急性に増悪した場合は炎症を疑う. また, 症状が徐々に進行すれば, 神経疾患, 腫瘍の可能性を念頭に置く. いずれの場合も受診を推奨する.

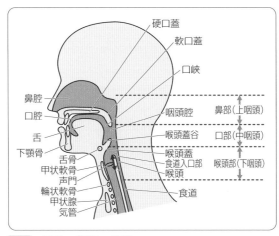

図1 咽頭・喉頭の構造

表1 嚥下障害の原因疾患

機能的障害	器質的障害 （口腔・咽頭・食道で炎症, 腫瘍などが生じて狭窄・閉塞をきたし, 食物の通過が困難となるもの）	
1. 食物を飲み込む筋などが障害されている	**1. 物理的に食物通過が阻害されている**	
筋ジストロフィー, 筋萎縮性側索硬化症, 多発性筋炎・皮膚筋炎, 重症筋無力症, アカラシア, 強皮症, サルコペニア	〈腫瘍〉	口腔・咽頭腫瘍, 食道腫瘍
	〈骨〉	頸椎症
	〈異物〉	経鼻経管チューブ
2. 食物を飲み込む運動を司る神経が障害されている	**2. 炎症により食物通過が阻害されている**	
脳血管障害, 頭部外傷, 脳腫瘍, 脳炎, パーキンソン病, ギラン・バレー症候群, 薬剤の副作用	舌炎, アフタ性口内炎, 扁桃炎, 咽頭炎, 喉頭炎, 食道炎	
3. その他	**3. 解剖学的・組織学的に変化**	
心因性嚥下障害, 加齢による嚥下障害	術後放射線療法, 食道裂孔ヘルニア	

発生頻度の高い疾患

❶ 脳血管疾患

　脳血管疾患は嚥下困難をきたす代表的な疾患で，年間 13 万人が脳血管疾患が原因で死亡している．脳血管疾患には**脳梗塞**，**脳出血**，**くも膜下出血**がある．脳血管障害をきたした部位により嚥下障害の症状は異なり，延髄より上位の病変による**偽性球麻痺**と延髄の病変による**球麻痺**に大別される．障害部位により片麻痺，感覚障害，失語，意識障害を伴う．

　偽性球麻痺は左右両側の大脳皮質・皮質下や上位の脳幹病変により発症し（**図2**），嚥下に関係する筋肉の運動の協調性低下や筋力低下，感覚障害などをきたす．偽性球麻痺により食物を口腔に保持できずこぼれる，咀嚼が不十分になる，口腔から咽頭に食物を送り込みにくくなる，食物が咽頭に達しても嚥下反射がすぐに起きない，などの症状が生じる．また，偽性球麻痺では構音障害も重要な症状で，自覚的に話しにくくなったり，他者からは聞きとりにくくなったりする．

　球麻痺は，後下小脳動脈や椎骨動脈の閉塞などによる延髄外側の病変の一症状である．ほかに急激なめまいと悪心・嘔吐・小脳症状，同側顔面および反対側の四肢体幹の温痛覚消失などの症状を合併すると，延髄外側症候群（ワレンベルグ症候群）という（**図3**）．延髄外側には嚥下中枢が存在し，その部位の病変により咽頭から食道への入口部が開大不全となり，食物が食道を通過せずに咽頭に残留する．重症例では舌，軟口蓋の筋も麻痺して食物を口腔から咽頭に送り込めなくなる．急に「唾が飲み込めなくなった」と訴え，絶えず唾液を喀出している状態では延髄外側症候群を疑う必要がある．

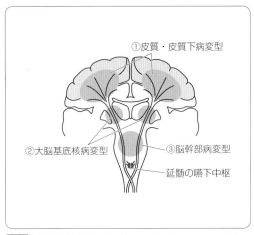

①皮質・皮質下病変型
②大脳基底核病変型
③脳幹部病変型
延髄の嚥下中枢

図2 偽性球麻痺の障害部位による3つの型

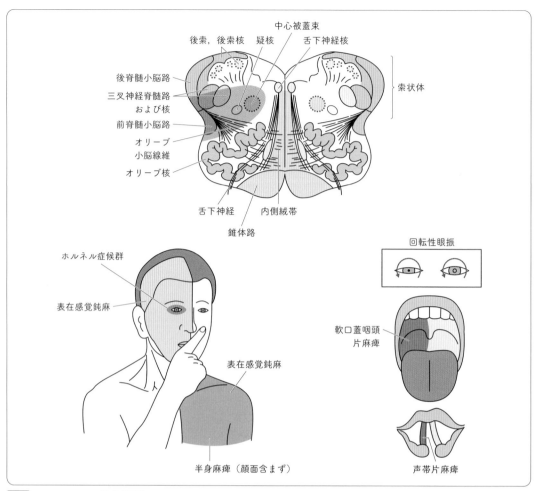

図3 ワレンベルグ症候群

（図中のラベル）
中心被蓋束
後索, 後索核　疑核　舌下神経核
後脊髄小脳路
三叉神経脊髄路
および核
前脊髄小脳路
オリーブ
小脳線維
オリーブ核
索状体
舌下神経　内側絨帯
錐体路
ホルネル症候群
表在感覚鈍麻
表在感覚鈍麻
半身麻痺（顔面含まず）
回転性眼振
軟口蓋咽頭
片麻痺
声帯片麻痺

❷ 神経筋疾患

　中枢神経，末梢神経や筋肉が侵される難治性疾患で嚥下困難をきたすものは，各疾患の頻度は低いものの多種存在する．緩徐に嚥下困難が増悪する疾患が多く，代表的なものとして**パーキンソン病，筋萎縮性側索硬化症，筋ジストロフィー，重症筋無力症**などが挙げられる．嚥下困難の重症度や合併する症状はさまざまである．パーキンソン病は筋固縮，安静時振戦，無動，すくみ足などの錐体外路症状が認められる．筋萎縮性側索硬化症（ALS）は，全身の筋力低下，筋萎縮，筋の線維束性収縮（ピクピクする），構音障害など，重症筋無力症では筋力低下，易疲労感（外眼筋麻痺による複視や眼瞼下垂での初発が多く夕方に悪化），構音障害などが生じる．

❸ 頭頸部・食道腫瘍

　口腔，咽頭，食道を腫瘍が圧排して食物の通過を阻害する器質的障害のほかに，腫瘍が嚥下に関係する脳神経に浸潤して発症する機能性嚥下障害がある．悪性腫瘍に一般的な体重減少や倦怠感などのほか，喉頭がんでは咳や嗄声，食道がんでは胸やけを伴うことが多い．また，放射線治療や手術で，形態の変化や神経障害が生じて嚥下困難となることがある．

❹ 頸椎疾患

　高齢者に多い**頸椎症**では，食道入口部の背部にある頸椎の骨棘の形成，靭帯の骨化などで食道入口部が圧迫され，食物が食道に入りにくくなることがある．高齢者では体力低下に伴い嚥下時の咽頭の筋収縮力が低下し，嚥下障害が顕在化することが多い．頸肩の疼痛，運動制限，上肢のしびれ，痛み，脱力，運動障害などを生じるが，無症状のこともある．食道入口部を食物が通過しやすくなるように摂食時の体位の設定を工夫して対応するが，重症例では頸椎の手術を検討する．

❺ 口腔〜食道の炎症

　舌炎，**口内炎**，**扁桃炎**，**咽頭炎**，**喉頭炎**，**食道炎**など，多くは細菌，ウイルス，真菌などの感染症であるが，感染を伴わないものもある（アフタ性口内炎など）．自発痛や嚥下痛のため嚥下困難となる．感染症の程度により，発熱，悪寒などの全身症状，喉頭炎では嗄声，咳，呼吸困難も生じる．

見逃してはいけない緊急性の高い疾患

❶ ギラン・バレー症候群

　ウイルスや細菌の感染から数日〜数週間後に自己免疫性に炎症性の神経障害をきたす症候群で，頻度は10万人あたり年間1，2人程度とされる．急激な四肢の脱力が主な症状であるが，多種の神経を侵すため，嚥下機能にかかわる脳神経が麻痺すると口腔から咽頭・食道へ食物が送り込みにくくなり，食物が通過せずに残留して嚥下困難となる．重症例では誤嚥性肺炎や窒息の危険性が高くなるため，早期の治療が必要である．感冒や下痢を発症後しばらくして前述のような症状が出現した場合にはギラン・バレー症候群を疑う必要がある．

血漿交換療法や免疫グロブリン大量療法により治療されるが，発症後2週間以内は症状が増悪し，呼吸筋麻痺による呼吸不全を合併して人工呼吸管理が必要となることがあるため，厳重な入院管理が必要である．

その他

❶ 栄養不良による嚥下障害

長期間栄養摂取量が低下することにより，嚥下に必要な咽頭などの筋力が低下しサルコペニアを生じて，食物の咽頭残留，誤嚥を生じやすくなる．**高齢者，虚弱者では短期間の栄養不足で嚥下困難となる**ことがあり，注意が必要である．

❷ 食道裂孔ヘルニア

横隔膜上に胃の一部が脱出し胃内から食道に食物・胃酸の逆流を生じやすくなる．**重度の場合は逆流物を誤嚥することもある**．

👤 来局者からの情報収集と疾患推測

❶ 嚥下困難と聞いたら思い浮かべること

嚥下障害の原因疾患の約半数が脳血管疾患である．突発的に嚥下困難となった場合にはまず脳血管疾患の可能性を考える．さらに病歴を聴取して緊急性の高い疾患の可能性がないか検討する．

❷ 患者の自覚所見を聴取する

質問紙による摂食嚥下障害のスクリーニング法があり，自覚所見の進行性，浮動性の有無，出現する頻度と重症度を聴取する（**表2**）．質問紙のみでは原因疾患の特定は困難だが，嚥下障害の有無を推測しやすい．

❸ 代表的疾患を見分ける特徴的な情報（LQQTSFA）

脳血管疾患の場合，嚥下障害に加えて構音障害，片側性の上下肢麻痺，感覚障害，意識障害などが併発することが多い．神経筋疾患でもほかに多様な症状が出現するが，緩徐進行性であることが多い．頭部外傷については受傷歴を聴取することで特定は容易となる．その他，服薬歴の聴取で副作用による嚥下障害を推測できる（**表3**）．

表2 摂食嚥下障害の質問紙

あなたの嚥下（飲み込み，食べ物を口から食べて胃まで運ぶこと）の状態について，いくつかの質問をいたします．いずれも大切な症状です．A, B, Cのいずれかで答えて下さい．この2，3年から最近のことについてお答え下さい．

1	肺炎と診断されたことがありますか？	A 繰り返す	B 一度だけ	C なし
2	やせてきましたか？	A 明らかに	B わずかに	C なし
3	物が飲み込みにくいと感じることがありますか？	A しばしば	B ときどき	C なし
4	食事中にむせることがありますか？	A しばしば	B ときどき	C なし
5	お茶を飲むときにむせることがありますか？	A しばしば	B ときどき	C なし
6	食事中や食後それ以外のときにも，のどがゴロゴロ（たんがからんだ感じ）することがありますか？	A しばしば	B ときどき	C なし
7	のどに食べ物が残る感じがすることがありますか？	A しばしば	B ときどき	C なし
8	食べるのが遅くなりましたか？	A たいへん	B わずかに	C なし
9	硬いものが食べにくくなりましたか？	A たいへん	B わずかに	C なし
10	口から食べ物がこぼれることがありますか？	A しばしば	B ときどき	C なし
11	口の中に食べ物が残ることがありますか？	A しばしば	B ときどき	C なし
12	食物や酸っぱい液が胃からのどに戻ってくることがありますか？	A しばしば	B ときどき	C なし
13	胸に食べ物が残ったり，つまった感じがすることがありますか？	A しばしば	B ときどき	C なし
14	夜，咳で眠れなかったり目覚めることがありますか？	A しばしば	B ときどき	C なし
15	声がかすれてきましたか？（がらがら声，かすれ声など）	A たいへん	B わずかに	C なし

判定	Aの回答：1つでもあれば摂食嚥下障害ありと判定，数が多ければより重症
	Bの回答：1つでもあれば摂食嚥下障害の疑いありと判定，数が多ければより疑いが強い
	Cの回答：Cのみのときは摂食嚥下障害の可能性は極めて低い

表3 代表的疾患の嚥下困難・障害の特徴（LQQTSFA）

症状の特徴			疑われる疾患
部位（Location）	口腔		脳血管疾患，舌炎，アフタ性口内炎，口腔腫瘍，パーキンソン病，筋萎縮性側索硬化症，心因性
	咽頭		脳血管疾患，咽頭炎，咽頭腫瘍，パーキンソン病，筋萎縮性側索硬化症，ギラン・バレー症候群，心因性
	食道		食道裂孔ヘルニア，食道炎，食道腫瘍，アカラシア，サルコペニア
性状（Quality）程度（Quantity）	胸やけ		食道裂孔ヘルニア，食道炎，食道腫瘍，アカラシア，サルコペニア
	むせる		
	咽頭異常感		咽頭炎，咽頭腫瘍
時間と経過（Timing）状況（Setting）	いつから	突発性	脳血管疾患
		急性	ギラン・バレー症候群，脳炎，扁桃炎，咽頭炎，喉頭炎，食道炎，多発性筋炎・皮膚筋炎
		緩徐進行性	パーキンソン病，筋萎縮性側索硬化症，口腔・咽頭腫瘍，頸椎症，脳腫瘍，サルコペニア
	きっかけ	頭部打撲	脳損傷
		薬物	薬剤の副作用
寛解・増悪因子（Factor）	夕に悪化		重症筋無力症
	朝に悪化		睡眠導入剤の副作用
	原疾患の薬物治療で急速に改善		重症筋無力症，パーキンソン病
随伴症状（Associated mainfestation）	麻痺，構音障害，感覚障害		脳血管疾患，脳腫瘍
	四肢筋力低下		ギラン・バレー症候群，筋萎縮性側索硬化症，重症筋無力症，サルコペニア
	発熱		扁桃炎，咽頭炎，喉頭炎，脳炎
	意識障害		脳血管疾患，脳炎，睡眠導入剤の副作用
	口渇		抗コリン薬の副作用

❹ 他覚所見を収集する

バイタルチェックとして血圧や体温測定を行う．急に血圧が上昇していて，片麻痺や意識障害を合併している場合は脳内出血などの脳血管障害が疑われる．また，発熱があれば感染性疾患が疑われる．

❺ 原因を推測する

表3から原因疾患を推測するためのアルゴリズム例を p.74 に示す．

❗ 来局者に対する判断と対応

▌緊急性の高い・重症度の高い疾患

緊急性や重症度の高い嚥下困難として，脳梗塞（ワレンベルグ症候群など），脳出血，くも膜下出血やギラン・バレー症候群などの急性期が挙げられる．しかし，これらの疾患では嚥下障害のみが症状として現れることはほとんどなく，先行して起こる意識障害や上下肢麻痺，構音障害，急激な四肢の脱力などの症状により救急搬送されることが多い．来局者がこのような症状であれば，すぐに救急対応を要する．

▌頻度の高い疾患

❶ 加齢による嚥下障害

加齢に伴うサルコペニア（筋肉減少症），咽頭（のど仏）の位置の下降，舌での押しつぶし・咀嚼力の低下，食塊形成不全などが起こる．さらに，歯が弱くなり，残存歯数が減って，義歯の不具合などによっても嚥下障害を起こしやすくなる．嚥下反射の遅れ，唾液の性状と量も変化し，高齢者は嚥下障害予備軍ともいわれる．来局者や家族から，「食べるとむせる」「飲み込みにくい」という相談があったら，表2の質問紙でチェックし，スクリーニングテストである以下の反復唾液嚥下テスト（RSST）を実施するとよい．RSST の結果が2回以下の場合には，嚥下障害の可能性があるため，専門医の受診勧奨となる．薬局で RSST の結果を書いた医師あての情報提供用紙を作成して患者に渡しておくと，医師の診察時に有用な情報となる．

- ●**反復唾液嚥下テスト（RSST）**：患者の嚥下時に咽頭（のど仏）が上がることを触診で確認し，30秒間に何回嚥下が行われるか診査し，3回以上できれば正常とする．2回以下の場合には，嚥下障害の可能性がある．咽頭が上がる確認は，咽頭隆起・舌骨に指腹を当て，ゴックンとしたときに咽頭が指腹を乗り越えて元の位置に戻る

ことを確認する．口渇が強い場合には，少量の水を口腔内に噴霧してテストを行う．

❷ 脳血管疾患慢性期の嚥下障害

脳血管疾患の慢性期や回復期でも後遺症として嚥下障害を生じる患者は多い．水やお茶を飲むときにむせることがあるようなら，嚥下障害の可能性が高い．脳血管障害による嚥下障害の薬物治療として，低下している**ドパミンやサブスタンスPを増加させる作用を有する薬剤を選択**することがある．状況に応じて，降圧薬をアンジオテンシン変換酵素阻害薬（ACE-I）に，抗血小板薬をシロスタゾールにするなどの処方変更を医師に提案してもよい．

その他の疾患

❶ 医原性嚥下障害

嚥下障害の原因疾患（**表1**）からもわかるように，嚥下障害の原因は多様で，筋肉の障害，神経障害，通過障害，炎症，口腔内乾燥などさまざまであり，これらの要因のいずれかに影響する医薬品すべてが医原性嚥下障害の原因となりうる．そのため**表4**に示すように，注意すべき薬剤は多岐にわたる．患者や家族から飲み込みに関する相談を受けたら，飲み込みづらい状況をよく説明してもらうことが重要である．例えば唾液が少なくて飲みにくいのか，喉に送り込めないのか，ゴックンするときにむせるのか，入れ

表4 嚥下機能に悪影響を与える薬剤

薬剤の種類	嚥下機能に対する作用	薬剤の種類	嚥下機能に対する作用
向精神薬（抗精神病薬・抗うつ薬・抗不安薬）	・咳－嚥下反射の低下 ・錐体外路系の副作用 ・精神活動の低下 ・口腔内乾燥	筋弛緩薬	・筋の過度の弛緩 ・精神活動の低下
		抗がん薬	・口腔内乾燥 ・味覚障害・食欲低下 ・悪心嘔吐・易感染症
制吐薬・消化性潰瘍薬	・錐体外路系の副作用	抗てんかん薬・抗ヒスタミン薬・解熱鎮痛薬	・精神活動の低下
抗パーキンソン病薬	・口唇ジスキネジア ・口腔内乾燥	利尿薬・交感神経抑制薬・抗不整脈薬・抗ヒスタミン薬	・口腔内乾燥
抗コリン薬	・唾液分泌障害 ・下部食道内圧の低下		
ステロイド薬	・ミオパチー	局所麻酔薬	・咳反射の低下 ・感覚低下

（文献1より作成）

歯は合っているのか，味覚異常や嘔吐はないか，などの情報を得て，嚥下機能の何がうまくできないかを判断し，薬剤との関連性を推測する．例えば口腔内乾燥なら唾液分泌に影響を与える薬が投与されていないかを確認する．原因となりそうな薬剤が投与されているなら医師に確認するが，原疾患の治療のために中止できない薬剤も少なくないことも認識しておく必要がある．

❷ 心因性嚥下障害

症状の変動，多様な不定愁訴や精神的な訴えがあり，ほかの機能的，器質的障害が考えにくい場合はストレスや不安，うつを中心とした心因性嚥下障害の可能性もある．可能なら家族などにもよく話を聞き，注意深く経過を観察し，症状が増悪するようであれば専門医への受診勧奨も必要となる．

症例への対応

症例1　80歳代後半　男性

かぜ薬や日用品を購入するためによく来局する．薬局の忙しさを考慮して，聞きたいことをメモ書きで持参することがある．認知機能に問題はない．本日は転びやすくなったとのことで妻が押す車いすで来局し，「最近，食事のときにむせてしまう」との相談があった．話を聞いてみると，飲み込みにくい感じが1年以上前からあったが少しずつ悪くなってきているとのこと．妻より「なかなか飲み込まず，食事の時間が長くて困る」との訴えもあった．メモ書きの文字は，1年前は達筆であったのに，最近は文章末尾になるほど字が小さくなり，読み取れないことが多くなっている．先日，足が出なくなり前屈みに転んだとのことで，おでこに大きな傷がある．

表5　症例1から得られた情報

	症状の特徴		症状の特徴	
L	（口腔，咽頭）	T/S	1年以上前から緩徐進行性	
Q/Q	むせる，飲み込みにくい 食事時間が長い	F	——	
		A	歩行困難，足が出ない， 前屈みに転ぶ，小字症	

＊嚥下困難の場合，頭痛などと違い患者の訴えから場所を同定することは難しいが，口腔内か，咽頭（誤嚥の可能性）か，食道かを想像することは可能．

　高齢になると嚥下に必要な筋力そのものが減少するため嚥下障害を起こしやすくなる．嚥下障害により誤嚥が起こると肺炎や窒息につながるため注意を要する．

　本症例も80歳代後半と高齢で1年以上前からの症状であるため緩徐進行性あり，加齢による嚥下障害とも思われる（**表5**）．しかし，転びやすい，足が出ない，前屈みに転んだなどの歩行障害があり，なかなか飲み込めず，食事の時間が長くかかるのは舌の振戦などが原因とも考えられる．また，文字が小さくなる小字症の症状もあり，パーキンソン病における摂食・嚥下障害の可能性も考えられる．

　パーキンソン病の摂食嚥下障害ではむせのない誤嚥（不顕性誤嚥）が多い．薬局で対応可能な嚥下障害ではないため，神経内科医の受診を勧める．

症例
2 **30歳代　男性**

19時過ぎにガスター10® と咳止めを求めて来局した．半年ほど前よりかぜではないのに咳をし出すと止まらず，夜中に唾液のような物を吐くぐらい激しく咳込むとのこと．食事中に胸のつかえ（嚥下困難）があり，締めつけられるような，刺されるような胸の痛みを生じることもあり，逆流性食道炎ではないかと思ってガスター10® を服用している．食べ物を飲み込んだときに，食道付近で食べ物が詰まるような違和感があり，前胸部を叩き，水を飲みながら食事をする．夜遅くに食事をすると寝ている間に少量の食べ物を戻した跡ができていて，シーツや枕をたびたび汚すが，食べた物がそのままの形で出ており，胃酸のような酸っぱい匂いはない．ストレスがたまると症状は悪化し，冷たい水を飲むと症状が出る気がする．突如，38℃以上の熱が出るものの，一晩で下がったりするとのこと．

表6 症例2から得られた情報

	症状の特徴			症状の特徴
L	食道	T/S	半年くらい前から，亜急性
Q	胸のつかえ，食道付近で食べ物が詰まる感じ	F	遅い時間の夕食，精神的ストレス，冷水飲水時
Q	締めつけられるような，刺されるような胸の痛み	A	夜間の嘔吐，発熱

* 嚥下困難の場合，頭痛などと違い患者の訴えから場所を同定することは難しいが，口腔内か，咽頭（誤嚥の可能性）か，食道かを想像することは可能．

　夜中の咳の原因が不明であり，食事中の胸のつかえや締めつけられるような痛さは逆流性食道炎の症状とは異なる（**表6**）．食道あたりを叩いたり，水を飲むと胸のつかえが解消したり，夜中に少量の嘔吐があるが，嘔吐物は胃酸にさらされておらず，咀嚼したままの形状であり，悪臭もない．精神的ストレスで悪化するなどからアカラシアが疑われる．食道の腫瘍もあり得る．突如の38℃の発熱や夜中の咳は，食道にたまった食物による誤嚥性肺炎が原因と考えられる．

　制酸剤や咳止めで対処可能な症状ではないので，大学病院など専門医のいる施設の受診を勧める．

（藤島一郎，西村　立／倉田なおみ）

引用文献

1）倉田なおみ，藤島一郎監修：内服薬 経管投与ハンドブック　第2版. P25-37，76-82，じほう，2006.

参考文献

・才藤栄一ほか監修：摂食嚥下リハビリテーション　第3版. 医歯薬出版，2016.
・聖隷嚥下チーム：嚥下障害ポケットマニュアル　第4版. 医歯薬出版，2018.
・藤島一郎監修：疾患別に診る嚥下障害. 医歯薬出版，2012.
・藤島一郎ほか：嚥下障害.「病気と薬パーフェクト BOOK 2012」薬局増刊，63（4）：南山堂，2012.
・平山恵造：神経症候学. 文光堂，1971.
・大熊るりほか：摂食・嚥下障害スクリーニングのための質問紙の開発. 日摂食嚥下リハ会誌，6（1）：2002.
・日本脳卒中学会脳卒中ガイドライン委員会編集：脳卒中治療ガイドライン2015. 協和企画，2019.
・藤島一郎監修：内服薬 経管投与ハンドブック　第4版. じほう，2020.

6 腹痛

●腹痛の臨床判断アルゴリズム

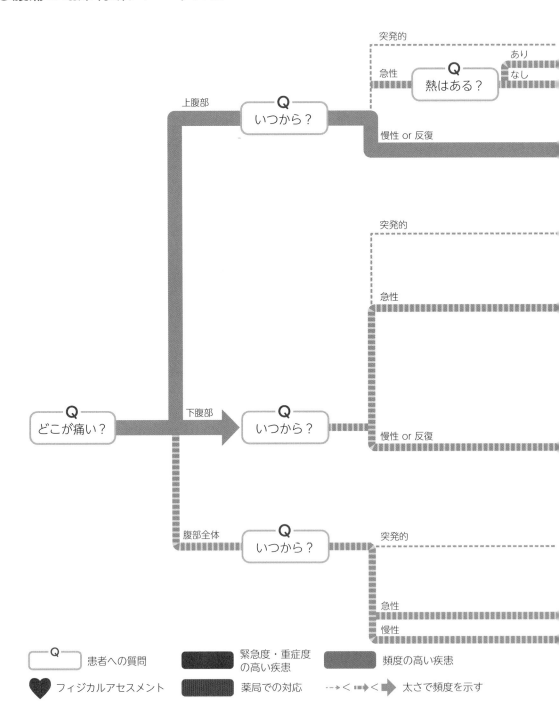

突発的

急性　Q 熱はある？　あり／なし

上腹部　Q いつから？

慢性 or 反復

突発的

急性

下腹部　Q いつから？

慢性 or 反復

Q どこが痛い？

腹部全体　Q いつから？　突発的

急性

慢性

Q 患者への質問

♥ フィジカルアセスメント

緊急度・重症度の高い疾患

薬局での対応

頻度の高い疾患

--->＜⇢＜➡ 太さで頻度を示す

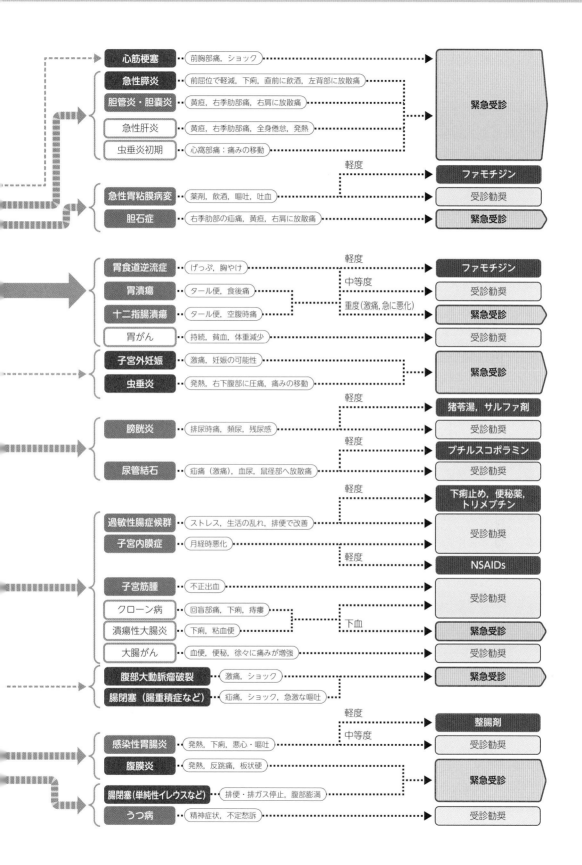

心筋梗塞 ─ 前胸部痛，ショック ─────────────────────────→ 緊急受診

急性膵炎 ─ 前屈位で軽減，下痢，直前に飲酒，左背部に放散痛

胆管炎・胆嚢炎 ─ 黄疸，右季肋部痛，右肩に放散痛

急性肝炎 ─ 黄疸，右季肋部痛，全身倦怠，発熱

虫垂炎初期 ─ 心窩部痛：痛みの移動

　　　　　　　　　　　　　　　　　　　　　　　軽度 ──→ ファモチジン

急性胃粘膜病変 ─ 薬剤，飲酒，嘔吐，吐血 ───────→ 受診勧奨

胆石症 ─ 右季肋部の疝痛，黄疸，右肩に放散痛 ───→ 緊急受診

胃食道逆流症 ─ げっぷ，胸やけ　　　　　　軽度 ──→ ファモチジン

胃潰瘍 ─ タール便，食後痛　　　　　　　中等度 ──→ 受診勧奨

十二指腸潰瘍 ─ タール便，空腹時痛　重度（激痛，急に悪化）──→ 緊急受診

胃がん ─ 持続，貧血，体重減少 ──────────→ 受診勧奨

子宮外妊娠 ─ 激痛，妊娠の可能性 ─────→ 緊急受診

虫垂炎 ─ 発熱，右下腹部に圧痛，痛みの移動

　　　　　　　　　　　　　　　　　軽度 ──→ 猪苓湯，サルファ剤

膀胱炎 ─ 排尿時痛，頻尿，残尿感 ──────→ 受診勧奨

　　　　　　　　　　　　　　　　　軽度 ──→ ブチルスコポラミン

尿管結石 ─ 疝痛（激痛），血尿，鼠径部へ放散痛 ──→ 受診勧奨

　　　　　　　　　　軽度 ──→ 下痢止め，便秘薬，トリメブチン

過敏性腸症候群 ─ ストレス，生活の乱れ，排便で改善 ──→ 受診勧奨

子宮内膜症 ─ 月経時悪化

　　　　　　　　　　　　　　　　　軽度 ──→ NSAIDs

子宮筋腫 ─ 不正出血 ──────────────→ 受診勧奨

クローン病 ─ 回盲部痛，下痢，痔瘻

潰瘍性大腸炎 ─ 下痢，粘血便　　　下血 ──→ 緊急受診

大腸がん ─ 血便，便秘，徐々に痛みが増強 ──→ 受診勧奨

腹部大動脈瘤破裂 ─ 激痛，ショック ──────→ 緊急受診

腸閉塞（腸重積症など）─ 疝痛，ショック，急激な嘔吐

　　　　　　　　　　　　　　　　　軽度 ──→ 整腸剤

感染性胃腸炎 ─ 発熱，下痢，悪心・嘔吐　中等度 ──→ 受診勧奨

腹膜炎 ─ 発熱，反跳痛，板状硬 ──────→ 緊急受診

腸閉塞（単純性イレウスなど）─ 排便・排ガス停止，腹部膨満

うつ病 ─ 精神症状，不定愁訴 ──────────→ 受診勧奨

→ 基本的な症候を示す疾患

腹痛は，腹部臓器のみならず，胸部臓器の疾患，全身性の疾患など，多様な疾患で生じうる代表的な症候である（**表1**）．腹部臓器には，消化管（食道，胃，十二指腸，小腸，大腸）のほか，消化に関連する肝・胆・膵，泌尿器（腎臓，尿管，膀胱），生殖器（子宮，卵管，卵巣，精巣など），大血管（腹部大動脈，腸間膜動脈など），脾臓などがあり，それぞれの器質的疾患（炎症，感染症，閉塞，捻転，破裂，穿孔，腫瘍など），機能的疾患で腹痛が生じる．また，虚血性心疾患（心筋梗塞，狭心症），肺炎，胸膜炎などの胸部疾患，代謝性疾患（糖尿病性ケトアシドーシスなど），精神疾患（うつ病，神経症など），皮膚疾患（帯状疱疹）などでも腹痛を生じうる．急性腹症を生じる疾患（後述）は見逃してはいけない緊急性の高い疾患である（**表2**）．

表1 腹痛を生じる代表的な疾患

分類	疾患
消化管	胃食道逆流症，急性胃粘膜病変・急性胃炎，胃潰瘍，十二指腸潰瘍，胃アニサキス症，胃がん，食中毒，急性（感染性）腸炎，腸閉塞（イレウス），腸重積症，急性虫垂炎，憩室炎，クローン病，潰瘍性大腸炎，過敏性腸症候群，大腸がん，ベーチェット病，消化管穿孔，腹膜炎，ヘルニア嵌頓，慢性便秘
肝・胆・膵	急性肝炎，肝膿瘍，胆石症，急性胆嚢炎，胆管炎，急性膵炎，慢性膵炎，膵がん
循環器	心筋梗塞，狭心症，急性心膜炎，腹部大動脈瘤破裂，大動脈解離，上腸間膜動脈閉塞症，虚血性腸炎
呼吸器	肺炎，胸膜炎，肺血栓塞栓症，気胸
泌尿器	腎盂腎炎，腎結石，尿管結石，膀胱炎
生殖器	骨盤内炎症性疾患（卵管炎など），卵巣嚢腫茎捻転，子宮内膜症，子宮筋腫，月経困難症，異所性（子宮外）妊娠破裂，精巣捻転，前立腺炎
精神疾患	うつ病，不安障害
その他	脾梗塞，ポルフィリン症，糖尿病性ケトアシドーシス，帯状疱疹，IgA血管炎

表2 腹痛を生じる頻度の高い疾患と見逃してはいけない緊急性の高い疾患の代表例

よくある疾患	見逃してはいけない緊急性の高い疾患
● 急性胃腸炎 ● 胃・十二指腸潰瘍 ● 胆石症・胆嚢炎 ● 慢性便秘 ● 尿管結石 ● 過敏性腸症候群	● 急性虫垂炎 ● 急性膵炎 ● 絞扼性イレウス ● 消化管穿孔 ● 心筋梗塞 ● 大動脈解離 ● 子宮外妊娠破裂 ● 卵巣嚢腫茎捻転

❶ メカニズム

腹痛は発生機序により，大きく内臓痛と体性痛に分けられる（**表3**）.

● **内臓痛**：内臓器官自体から内臓神経を介して生じる痛み.

消化管の収縮・攣縮や拡張，実質臓器の牽引・腫脹，被膜の進展，血行障害などが原因であり，漠然とした疼痛・鈍痛であることが多い．しかし，管腔臓器の閉塞（胆石，尿管結石，イレウスなど）では間欠的に臓器平滑筋の強い攣縮が起こり，疝痛といわれる激しい痛みが生じる.

正中線上において痛みを感じ，部位は明確でなく，悪心・嘔吐，発汗などの自律神経症状を伴う．痛みは間欠的で食事や排便により変化する.

● **体性痛**：壁側腹膜，腸間膜，横隔膜に分布する知覚神経系（体性神経）に対する刺激や炎症の波及により生じる．比較的，局在が明らかな限局性で，圧痛が認められる．持続的で，鋭利痛，腹膜刺激症状（反跳痛：腹部を圧迫して急に手を離したときに示す強い痛み，筋性防御：腹部を軽く圧迫したときに腹壁が緊張して硬い，板のような板状硬の場合もある）を伴うことが多く，体動で増悪する.

● **関連痛（放散痛）**：内臓痛を伝える神経が入る脊髄レベルが支配している皮膚に痛みを感じる．胆石症では右肩，膵炎では左背部，尿管結石では患側鼠径部・背部に関連痛が認められる.

表3 内臓痛と体性痛の特徴

	内臓痛	体性痛
症状	鈍痛や灼熱感 激しい疝痛（キリキリ）もあり 間欠的	刺すような鋭い痛み 持続的
部位	正中線上が多い 痛みの部位が不明瞭	痛みの部位が明瞭で限局的
自律神経症状 （悪心・嘔吐，発汗，顔面蒼白）	伴うことが多い	伴うことは少ない
体動の影響	小さい	大きい
食事や排便の影響	大きい	小さい
触診	圧痛点が明瞭でない （そのあたりが痛い）	圧痛点と腹膜刺激症状 （そこが痛い）
治療	鎮痙薬	鎮痛薬

発生頻度の高い疾患

❶ 消化器疾患

● **急性胃炎・急性胃粘膜病変**：暴飲暴食，アルコール，薬物，ストレス，感染症など，原因が推定しうる胃炎で，胃粘膜の浮腫，充血，出血，壊死などの表層性・びらん性変化が生じる．急激に発症し，上腹部痛，上腹部膨満感，悪心・嘔吐，食欲不振，胸やけ，時に下血・吐血を起こす．原因が除かれると速やかに軽快し，1～2週間で治癒する．急性胃炎の中でも腹痛，出血を中心として急激に発症し，出血性びらん，出血性胃炎を示すものを急性胃粘膜病変と呼び（急性胃炎で症状が高度なもの），原因の60％は薬剤（NSAIDs など）である．

● **胃・十二指腸潰瘍**：典型例では，十二指腸潰瘍では空腹時の痛み，胃潰瘍では食後の痛みが多い．急性潰瘍と慢性潰瘍がある．心窩部の鈍痛，胸やけを訴え，出血があれば吐血やタール便を示す．既往がある患者に突然の激しい上腹部痛が生じた場合，消化管穿孔を疑う．胃潰瘍の70～75％，十二指腸潰瘍の95％がピロリ菌（ヘリコバクター・ピロリ）陽性である．

● **感染性腸炎**：病原微生物の感染により，腹痛（左下腹部が多い），下痢（血便もある），嘔吐，発熱などの症状を呈する．細菌性〔サルモネラ，腸炎ビブリオ，カンピロバクター，黄色ブドウ球菌，病原性大腸菌（O157 など），赤痢菌など〕，ウイルス性（ノロウイルス，ロタウイルス，エンテロウイルスなど）があり，原因により重症度が大きく異なる．原則，自然治癒（2～7日）する．

● **胃食道逆流症（逆流性食道炎）**：胃酸が食道に逆流し，食道粘膜にびらんや潰瘍が生じるため，胸やけ，呑酸（口の中が酸っぱい），心窩部の腹痛，咳などを示す．下部食道括約筋の弛緩，胃酸分泌亢進，腹圧上昇（妊娠，肥満など）などが原因となる．前屈位（腹圧上昇），食後，夜間に多く認められる．

● **胆石症**：疝痛，発熱，黄疸が3徴候だが，発熱，黄疸を欠くことも少なくない．典型例では，脂肪の多い食事の摂取数時間後，右季肋部痛が出現する．時に激痛となる．右肩，右背部（肩甲骨下部）に放散痛が生じる．肥満，40歳代，女性は胆石症の危険因子である．

● **急性胆嚢炎・胆管炎**：胆汁うっ滞に細菌感染症が加わって発症し，胆石を伴うことが多い．高熱，右季肋部痛（結石が嵌頓すると疝痛）のほか，放散痛（右肩～背部）が生じ，胆管炎では黄疸，胆嚢炎ではマーフィー徴候（右季肋部を圧迫して深呼吸すると，痛みで呼吸ができない）が認められる．急性閉塞性化膿性胆管炎では，さらにエンドトキシンによる敗血症で，意識障害，ショックも加わり，重篤化する．

● **過敏性腸症候群**：大腸の機能的けいれんによって疼痛が生じる．腹痛と便秘，ある

いは下痢を繰り返し，便秘型では兎糞状の便が出る．疼痛は右下腹部が多く，排便によって軽快する．精神的ストレスや生活の乱れが要因となる．若年女性に多く，再発性だが，重症感は少ない．

● **慢性便秘**：腸管に器質的異常がない機能性便秘を慢性便秘という．原因により直腸性（習慣性）便秘，弛緩性便秘，けいれん性便秘に分けられる．前二者では腹痛は生じにくく，腹部膨満感，腹部不快感程度であるが，けいれん性便秘は大腸のけいれん性収縮が起きるため，ズキズキするような腹痛を伴い，便意も強い．

❷ 泌尿器疾患

● **尿管結石**：結石による尿管の閉塞で尿管が攣縮し，激しい疼痛発作（うずくまるほどの痛み）が生じ，通常20〜60分持続する．悪心・嘔吐，血尿も認め，ショックに陥ることもある．疼痛部位は，閉塞部位により，背部（腎部）〜側腹部にわたる．中部尿管の閉塞では，下腹部に向かう放散痛，下部尿管閉塞では，鼠径部に放散痛を認める．

● **膀胱炎**：主として，尿道からの上行感染による細菌感染症（大腸菌が最多）で生じる．急性膀胱炎は，女性に多く，頻尿，排尿痛，尿混濁，残尿感とともに腹部不快感・下腹部痛を認め，通常は発熱はない．慢性膀胱炎は，結石，前立腺肥大，悪性腫瘍，神経因性膀胱などの基礎疾患を有する高齢者に多く，症状は軽度である．

❸ 生殖器疾患

● **骨盤内炎症性疾患**：若年女性の性感染症（淋菌，クラミジアなど），上行性感染（大腸菌など）により生じる子宮内膜炎，卵管炎，卵巣炎，骨盤腹膜炎，卵管卵巣膿瘍などを含む疾患の総称である．下腹部痛（うずくような痛みが多い），発熱，性交痛，不正出血，帯下の増加などが生じる．重度の感染であっても，症状が軽度であったり，まったくみられないこともある．

● **子宮内膜症**：子宮内膜様組織が子宮内膜以外の部位（子宮筋層，卵巣，腹膜内など）で増殖し，月経時に出血し腹痛を生じる．子宮筋層内のものを子宮腺筋症という．進行すると周囲と癒着し，月経時以外も疼痛が生じる．生殖年齢の女性の約10%に存在するが，閉経後は消失する．

● **子宮筋腫**：子宮平滑筋の良性腫瘍で生殖年齢の20%以上に発生する．閉経後は退縮する．ほとんどは無症状だが，過多月経，下腹部痛や不妊症の原因となる．

❹ 精神疾患

● **うつ病**：うつ病や全般性不安障害，解離性障害などの精神疾患では，しばしば頭痛

や腹痛が認められる．うつ病では抑うつ気分，不安，気力や活動性の低下，罪業妄想などの精神症状のほか，不眠，腹痛，下痢，食欲不振などの全身の不調（不定愁訴）を多く訴える．精神症状が明確でない場合もある（仮面うつ病）．午前が悪く，午後軽快することが多い．

見逃してはいけない緊急性の高い疾患

❶ 消化器疾患

- **急性虫垂炎**：10～20歳代に最も多いが，すべての年齢層に起こる．発熱，食欲不振，胃部不快感に次いで心窩部痛が生じる．痛みは，心窩部から，臍周囲，右下腹部へと数時間で移動し，右下腹部（マックバーニー点）に圧痛を示す．発熱38.5℃以上，白血球15,000/μL以上，腹膜刺激症状のいずれか1つあれば手術適応となる．

- **大腸憩室炎**：大腸憩室は高齢者に多く，腸管壁の抵抗の弱い部分でヘルニア形成を起こして発生する．通常は無症状だが，細菌感染による憩室炎により，腹痛，発熱，下痢をきたす．食生活の欧米化により日本でも増加し，3/4が右側結腸（盲腸～上行結腸）である．炎症が進行すると穿孔，結腸周囲膿瘍，腹膜炎を生じ，重篤な結果をもたらす．

- **急性膵炎**：典型例では，アルコール大量摂取後，数時間で発症するが，胆石症に合併したり，特発性で突然発症することも多い．心窩部・上腹部の強い持続痛で，背部の放散痛は約半数に生じる．悪心・嘔吐，腹部膨満感，発熱を認める．腹痛は前屈位（胸膝位）で軽減し，アルコール・脂肪摂取で増悪する．重症例ではショック症状（血圧低下，頻脈など）を呈する．側腹部や臍周囲皮膚の着色斑を認めれば重症化の兆候である．予後は一般に良好だが，重症（急性壊死性膵炎）では死亡する場合もある．

  ※慢性膵炎：原因はアルコール，特発性，胆石症など．腹痛は急性膵炎ほど激しくないが，難治性な上腹部痛が反復する．急性と同様に，腹痛はアルコールや脂肪摂取後に増悪し，胸膝位で軽減する．背部痛（放散痛），悪心・嘔吐，食欲不振，腹部膨満感，下痢，体重減少，脂肪便，二次性糖尿病なども生じる．

- **腸閉塞**：何らかの原因で腸内容物の肛門側への通過が障害される．器質的病変で腸管腔の閉塞する**単純性イレウス**（血流障害なし，腸管癒着や腫瘍など）や**絞扼性イレウス**（血流障害あり，腸重積症：腸管の肛門側に口側の腸管が入り込む，ヘルニア嵌頓など）と，機能性に腸管運動が障害される**麻痺性イレウス**（腹部手術後や腹膜炎などによる腸管運動麻痺）や**けいれん性イレウス**に分けられる．疝痛発作（絞扼性イレウスでは急激で持続性が多い），悪心・嘔吐，腹部膨満，排便・排ガスの消

失が生じ，腸雑音の低下（麻痺性イレウス）や金属音（絞扼性イレウス）を認める．腹部の手術の既往も重要な情報となる．

- **消化管穿孔**：消化管の潰瘍，炎症などが重症化して腸管壁が穿孔し，内容物が腹腔内に漏れ，重篤な腹膜炎に進展する．突然，激痛で発症し，筋性防御などの腹膜刺激症状を呈する．すぐに外科的治療を要する．
- **腹膜炎**：消化管穿孔（潰瘍，虫垂炎，憩室炎など），急性膵炎，骨盤内炎症性疾患などに続発することが多く，腹膜に広範な炎症が生じる．多くは細菌性であり，短時間に進行し，重篤化する．初期から持続する激しい腹痛，悪心や発熱を生じる．腹膜刺激症状である反跳痛，筋性防御を認め，腹壁全体が板状硬といわれるほど硬くなる．

❷ 循環器疾患

- **心筋梗塞・狭心症**：心筋を栄養する冠動脈の狭窄，閉塞による狭心症・心筋梗塞は，一般に締めつけられるような強い胸痛発作が生じるが，患者により，心窩部痛が生じることがある．通常，狭心症では数分程度であるが，心筋梗塞では30分以上持続する．背中，左肩に放散痛があり，呼吸困難，悪心・嘔吐を伴うことも多い．心筋梗塞では不整脈や心不全などの重篤な合併症で心原性ショック（冷汗，頻脈，血圧低下など）に進展することもある．緊急の検査と治療を要する．
- **上腸間膜動脈（SMA）閉塞症**：全小腸～右結腸を栄養する上腸間膜動脈の太い部位が血栓または塞栓により閉塞し，広範囲に腸管梗塞をきたす重篤な疾患．動脈硬化を有する70～80歳代に多く発症する．脳梗塞の既往，糖尿病，心房細動などの不整脈の合併が多い．突然の激痛で発症，初期は臍周囲の間欠的な疝痛だが，次第に持続性となり腹部全体に広がる．悪心・嘔吐，下血（粘血便）も伴う．圧痛，腹膜刺激症状などの腹部所見は乏しい．緊急手術を要する．

  ※虚血性大腸炎：腸間膜動脈末梢の細小動脈の閉塞，狭窄による腸粘膜の虚血性の炎症．高齢者（特に女性）に好発し，高血圧，動脈硬化，糖尿病の合併例が多い．突然の腹痛とともに，下痢・下血（新鮮血），悪心・嘔吐も生じる下行結腸～S状結腸に生じやすく，左下腹部痛が多い．多くは保存的治療（絶食と補液）で軽快する．

- **腹部大動脈瘤破裂・大動脈解離**

  腹部大動脈破裂：破裂するまでは自覚症状が乏しいが，拍動する皮下腫瘤を触れ，腹痛，腰痛，腹部膨満などを認めることもある．破裂により突然の激しい腹痛，腰背部痛，出血性ショック（低血圧，意識消失など）が生じる．

  腹部大動脈解離：大動脈の壁が二層に剥離し，裂け目から内腔に血液が流入する．胸部大動脈から生じ，腹部大動脈まで進展する場合が多く，突然の激しい胸痛，背部痛

で発症し，次第に下方に移動する．分岐する血管の狭窄などで，脳虚血（意識障害，麻痺），腸管虚血（腹痛，下血），急性腎不全なども生じる．解離腔が破裂すると，出血性ショックとなり，致死性が高い．

❸ 婦人科疾患

- **異所性（子宮外）妊娠**：子宮腔以外に受精卵が着床するため，最終的に流産，破裂する．全妊娠の1％程度で生じ，卵管妊娠が大部分であるが，まれに卵巣，腹膜，頸管などにも生じる．流産前は無症状が多く（軽度の下腹部痛を認めることもある），流産，破裂時には突然の下腹部痛（激痛が多い），大量の腹腔内出血による下腹部の膨隆，性器出血が生じ，出血性ショック（低血圧，頻脈，蒼白，悪心・嘔吐，意識障害など）を呈する．破裂前に診断し摘出することが望ましいが，破裂後は早急に外科的切除を行う．妊娠可能年齢の女性の急性腹症では常に念頭におく．

❹ 代謝性疾患

- **糖尿病性ケトアシドーシス**：高度のインスリン作用不足により，高血糖とケトン体蓄積によるアシドーシスが生じる．ケトアシドーシスにより悪心・嘔吐，腹痛（急性腹症様のこともある），頭痛，意識障害，呼気のアセトン臭のほか，高血糖による多飲・多尿，口渇，脱水症状（体重減少，頻脈，血圧低下，皮膚乾燥）などが認められる．1型糖尿病に多いが，2型でもインスリンの中断，暴飲暴食，感染などが誘因で生じることがある．

その他の疾患

❶ 消化器疾患

- **炎症性腸疾患**：クローン病と潰瘍性大腸炎．いずれも10～20歳代に好発し，近年増加している．<u>クローン病</u>は，口から肛門まですべての消化管に生じうる粘膜全層の炎症で，下腹部痛，特に回盲部痛（右下腹部痛）のほか，慢性の下痢，体重減少，発熱，痔瘻などの肛門病変，アフタ性口内炎，貧血などを認める．**潰瘍性大腸炎**は大腸に限局し，直腸から連続性に口側に向かい，炎症は粘膜に留まる．下痢，粘血便，腹痛（左下腹部痛が多い），発熱，体重減少，貧血などを認める．
- **胃がん，大腸がん，膵がん**：初期には腹痛は認めない，あるいはまれだが，進行すると腹痛を生じる．鈍痛から始まり，がん浸潤が漿膜，腹膜や周辺臓器に波及すると持続性の頑固な体性痛が生じ，次第に増強する．大腸がんによる閉塞性イレウスやがん性腹膜炎を発症すると，強い腹痛が生じる．

❷ 皮膚疾患

● **帯状疱疹**：腹部の帯状疱疹では，発疹時や治癒後のほか，発疹に先行して痛みを訴えることがある．腹痛から6～12日後に発赤，水疱などを発症する．

👤 来局者からの情報収集と疾患推測

❶ 腹痛と聞いたら思い浮かべること

　腹痛の原因で最も多いのは急性胃腸炎（腹痛で来院する患者の30%程度）であるが，胃・十二指腸潰瘍，胆石症・胆嚢炎，慢性便秘，尿路結石，過敏性腸症候群も**表2**に示したように「よくある疾患」であり，また，急性虫垂炎，急性膵炎などの「見逃してはいけない緊急性の高い疾患」も常に念頭におくべきである．その中で，緊急性を要する「急性腹症」について説明する．

● **急性腹症**：激しい腹痛を伴い，速やかな診断と手術を含む緊急の治療を必要とし，見逃すと致死的となるような疾患（**表2**）を急性腹症と総称する．急性虫垂炎，絞扼性イレウス，腹腔内臓器穿孔（胃・十二指腸・胆嚢・虫垂炎・憩室炎など），上腸間膜動脈閉塞症，腹部大動脈瘤破裂，大動脈解離，腹膜炎，異所性（子宮外）妊娠破裂，急性膵炎，卵巣嚢腫茎捻転，心筋梗塞などを含み，多くは突然～急激な激痛で発症する．腹痛を訴える患者に対して，まずは急性腹症を思い浮かべ，これらの疾患の有無を把握することが重要である．

● **腹部臓器以外の疾患**：表1に示すように，腹痛は腹腔内臓器の疾患に加え，胸部疾患，心臓疾患，代謝性疾患，精神疾患，皮膚疾患などでも生じる可能性があり，これらの疾患を想起することを忘れない．

❷ 患者から自覚所見を聴取する

● **腹痛の部位（Location）**：腹痛の部位は，疾患を推測するための重要な情報となる．図1の7部位，あるいは腹部全体のように分けて部位を確認することが実際的である．痛みを感じる部位の腹腔内に存在する臓器に病変のある場合が多いが，消化管・胆道疾患の初期の内臓痛では正中線上に痛みを感じるなど，腹痛部位と臓器が一致しないこともある〔虫垂炎は病状が進むと内臓痛から体性痛に移行して，心窩部（図1ⓐ）→臍周囲（ⓓ）→右下腹部（ⓔ）と移動する〕．また，大動脈解離や尿管結石では，解離の進行や結石の移動に伴い，疼痛部位が下方に移動する．
胸部臓器の疾患でも腹痛を訴えることがあり，心筋梗塞，狭心症，心膜炎などでは心窩部痛，肺炎，胸膜炎などでは同側の季肋部痛が生じる．

● **痛みの程度（Quantity）と性状（Quality）**：腹痛の程度は，漫然とした鈍痛から激

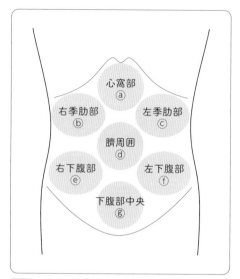

図1 腹痛の部位

痛まで，疾患や重症度，進行度により大きく異なる．急性胃粘膜病変，胃・十二指腸潰瘍などでも激痛を訴える場合もある．臓器の破裂，穿孔，血管閉塞が生じるような疾患では激痛となる．結石症や腸閉塞などでは，臓器平滑筋が攣縮し，キリキリと「差し込むような」「のたうち回るような」激痛が周期的に生じる疝痛発作となる．

- **時間・経過（Timing）と状況（Setting）**：腹痛の発症パターンは，疾患によって，突発性（数秒～数分で最大の痛みに達する），急激～急性（数時間～数日以内に増強），徐々に増強，慢性・反復性，のように大きく異なるため，いつ腹痛が生じたかだけでなく，発症パターンや経過についても詳しく聴取する（**表4**）．突発性の腹痛の場合は，前述の急性腹症を生じる緊急性の高い疾患の可能性を念頭におく．急性膵炎や急性胃粘膜病変などのきっかけとなるため，発症前の飲食の内容・量や薬物の服用の状況も忘れずに聴取する．

- **寛解・増悪因子（Factor）**：腹痛が寛解あるいは増悪する因子や状況も，疾患や病変臓器を推測するうえでヒントとなる（**表4**）．排便，排ガスで軽減する場合は，大腸疾患を疑う．食事や姿勢との関連性も重要な情報であり，十二指腸潰瘍は空腹時，胃潰瘍は食直後，胆道疾患や急性膵炎では食後（特に高脂肪食後）数時間後に腹痛が生じることが多い．女性では月経周期のどの時点で痛みが生じるかを聴取することが望ましい．

- **随伴症状（Associated manifestation）**：発熱，悪心・嘔吐，黄疸，便秘，下痢とその性状（軟便，水様便，脂肪性下痢など），血便（鮮血，粘血便）や黒色便，血尿，女性の不正性器出血などは，腹痛を生じる疾患の代表的な随伴症状であり（**表4**），

表4 代表的疾患の腹痛の特徴（LQQTSFA）

<table>
<tr><th colspan="3">症状の特徴</th><th>疑われる疾患</th></tr>
<tr><td rowspan="9">部位
（Location）</td><td colspan="2">心窩部痛</td><td>胃食道逆流症，胃潰瘍，十二指腸潰瘍，急性膵炎，慢性膵炎，急性胃粘膜病変，心筋梗塞，狭心症，腹部大動脈瘤破裂，胆石症，胆嚢炎，胆管炎，虫垂炎初期，右肺炎，胸膜炎，心筋梗塞，狭心症</td></tr>
<tr><td colspan="2">右季肋部痛</td><td>胆石症，胆嚢炎，胆管炎，十二指腸潰瘍，急性肝炎，肝膿瘍，急性膵炎，右肺炎，右尿管結石</td></tr>
<tr><td colspan="2">左季肋部痛</td><td>胃潰瘍，腎盂腎炎，急性膵炎，腎結石，左肺炎，左尿管結石，脾梗塞</td></tr>
<tr><td colspan="2">臍部痛</td><td>虫垂炎初期，胆石症，急性腸炎，急性膵炎，腸閉塞，上腸間膜動脈閉塞症，大動脈解離，腹部大動脈瘤破裂</td></tr>
<tr><td colspan="2">右下腹部痛</td><td>虫垂炎（中期〜進行期），クローン病，憩室炎，腸炎，右尿管結石，右卵巣嚢腫茎捻転，骨盤内炎症性疾患（卵管炎など），異所性（子宮外）妊娠破裂，子宮内膜症</td></tr>
<tr><td colspan="2">左下腹部痛</td><td>左尿管結石，左卵巣嚢腫茎捻転，潰瘍性大腸炎，憩室炎，慢性便秘，過敏性腸症候群，異所性（子宮外）妊娠破裂，子宮内膜症，骨盤内炎症性疾患（卵管炎など），大腸がん</td></tr>
<tr><td colspan="2">下腹部痛</td><td>腸閉塞，子宮外妊娠破裂，子宮内膜症，精巣捻転，膀胱炎</td></tr>
<tr><td colspan="2">腹部全体の痛み</td><td>腹膜炎，腹部大動脈瘤破裂，食中毒，急性胃腸炎，うつ病，解離性障害，ポルフィリン症，過敏性腸症候群</td></tr>
<tr><td colspan="2">間欠的（疝痛発作）</td><td>胆道結石，尿管結石，腸閉塞</td></tr>
<tr><td rowspan="4">性状
（Quality）
程度
（Quantity）</td><td colspan="2">持続的</td><td>胆嚢炎，膵炎，消化管穿孔，腹膜炎</td></tr>
<tr><td colspan="2">激痛</td><td>腹部大動脈瘤破裂，大動脈解離，消化管穿孔，異所性（子宮外）妊娠破裂，卵巣嚢腫茎捻転，上腸間膜動脈閉塞症，胆道結石，尿管結石，腸閉塞</td></tr>
<tr><td colspan="2">関連痛（放散痛）</td><td>膵炎（左背部）
胆石症，胆嚢炎（右肩，右背部）
尿管結石（患側鼠径部，背部）</td></tr>
<tr><td rowspan="7">時間と経過
（Timing）
状況
（Setting）</td><td rowspan="4">いつから</td><td>突発性</td><td>腹部大動脈瘤破裂，大動脈解離，異所性（子宮外）妊娠破裂，心筋梗塞，消化管穿孔</td></tr>
<tr><td>急激〜急性</td><td>胆石症，尿管結石，腸閉塞，急性膵炎，急性胃腸炎，腹膜炎，急性虫垂炎，憩室炎，骨盤内炎症性疾患</td></tr>
<tr><td>徐々に増強</td><td>各種臓器の悪性腫瘍</td></tr>
<tr><td>反復的（慢性）</td><td>過敏性腸症候群，慢性便秘，胃・十二指腸潰瘍，クローン病，潰瘍性大腸炎，精神疾患</td></tr>
<tr><td rowspan="3">きっかけ</td><td>飲酒（暴飲暴食）後</td><td>膵炎，急性胃炎・急性胃粘膜病変</td></tr>
<tr><td>薬物服用後</td><td>急性胃炎・急性胃粘膜病変（NSAIDs）</td></tr>
<tr><td>心理的ストレス</td><td>胃・十二指腸潰瘍，過敏性腸症候群，精神疾患</td></tr>
</table>

表4 代表的疾患の腹痛の特徴（LQQTSFA）つづき

症状の特徴		疑われる疾患
寛解・増悪因子 （Factor）	空腹時の心窩部痛	十二指腸潰瘍
	食直後の心窩部痛	胃潰瘍
	排便・排ガスで変化	大腸疾患
	高脂肪食摂取後増悪	胆石症，胆嚢炎，膵炎
	前屈位で軽快	膵炎
随伴症状 （Associated manifestation）	発熱	感染性疾患，炎症性疾患（悪性腫瘍でも）
	悪心・嘔吐	消化管疾患，肝・胆・膵疾患，尿管結石，心筋梗塞
	黄疸	胆道・膵疾患，肝炎
	下痢	種々の大腸炎，過敏性腸症候群 脂肪性下痢：膵疾患
	便秘	慢性便秘，腸重積，過敏性腸症候群，大腸がん
	血便	下部消化管出血（大腸がんなど） 粘血便：虚血性大腸炎，潰瘍性大腸炎
	黒色便	上部消化管出血（胃・十二指腸潰瘍）
	不正性器出血	婦人科疾患
	血尿	泌尿器系疾患

これらが認められる場合は，その程度や時間経過なども合わせて聴取する．

● **既往歴**：以前に胃・十二指腸潰瘍や結石などの既往があるか（→再発），腹部の手術歴があるか（→腸閉塞），糖尿病，脳梗塞，心房細動の既往があるか（→上腸間膜動脈閉塞症）など，リスクとなる既往歴を聴取する．

❸ 代表的疾患を見分ける特徴的な情報（LQQTSFA）

代表的疾患の腹痛の特徴を LQQTSFA に従って，**表4** に整理する．疾患を絞り込む「トドメの質問・情報」にもなる各疾患の腹痛の特色を確認してほしい．

❹ 他覚所見を収集する（身体所見，フィジカルアセスメントなど）

激痛時には発汗，顔面蒼白などの自律神経症状や頻呼吸が認められるが，血圧の低下と頻脈も認めたら，大量の出血や重症感染症などによるショックも疑う．感染性疾患，高度な炎症性疾患であれば発熱を認める．必要があれば，腹部の触診による圧痛とその部位の確認を行い，腹膜刺激症状の反跳痛や筋性防御があれば腹膜炎に進展している可能性が高い．腹部の聴診所見として，腸炎では腸雑音の亢進，絞扼性イレウスでは高調

な金属音，麻痺性イレウスでは腸雑音の消失が認められる．

❺ 原因を鑑別・推測する（アルゴリズムの活用）

　腹痛を訴える患者との面談で得られた情報（LQQTSFA など）から，原因疾患を鑑別・推測するためのアルゴリズム例を p.88 に示す．腹痛の部位から大きく上腹部，下腹部，腹部全体に分け，発症の経過（突発性，急性，慢性・亜急性あるいは反復性か）で大きく分けていくことがわかりやすい．しかし，経過は個人差や重症度によりばらつきも少なくなく，ある程度まで推測できたら，アルゴリズムに示した疾患の右に記載した「トドメの質問・情報」を確認し，総合的に判断すべきであり，また，限られた情報で一疾患に絞り込む必要はない．

⚠ 来局者に対する判断と対応

▌緊急性の高い・重症度の高い疾患

　表 2 で「見逃してはいけない緊急性の高い疾患」として挙げたような疾患（急性腹症に含まれる疾患）は，緊急受診して救急対応を要するもので，多くは救急車を呼ぶ必要がある．平滑筋の攣縮により疝痛発作を生じる胆石症，尿路結石に対しては，激烈な痛みを軽減するために鎮痙薬のブチルスコポラミン臭化物（ブスコパン®A 錠）などの服用が有効なこともある．ほかの多くの疾患も，軽症でなければ受診勧奨することが望まれる．

▌頻度の高い疾患

- **急性胃炎，胃・十二指腸潰瘍が疑われる場合**：痛みの程度が軽度の場合には OTC 薬のヒスタミン H_2 遮断薬やいわゆる胃腸薬を勧め，服用して様子をみる．ヒスタミン H_2 遮断薬を 3 日間服用しても改善がみられない場合には受診を勧める．また，ヒスタミン H_2 遮断薬は 2 週間を超えて続けて服用しないことを伝える．痛みが強く生活に支障が生じる場合には，受診を強く勧める．
- **急性腸炎が疑われる場合**：急性の下痢を伴う腹痛で，発熱を認めるときは細菌性もしくはウイルス性の感染性腸炎が疑われる．症状がひどくない場合，整腸剤（OTC 薬）などで様子をみてもよい．感染性腸炎が疑われる場合には，下痢止めは原則使用しないことが重要である．水様便がひどく，口渇があるようであれば，脱水の補正のため，経口補水液（ORS）などの飲用を勧め，1 回少量を頻回飲ませるとよい．

下痢が頻回，悪心・嘔吐が激しいため飲水・飲食ができない，血便を認める，意識障害の兆候がある，などであればすぐに受診を勧める．

- **過敏性腸症候群が疑われる場合**：下痢を伴うタイプでは，軽度であれば下痢止め（ロペラミド塩酸塩，ロートエキス，ブチルスコポラミン臭化物などを含む）のOTC薬で様子をみてもよい．便秘を伴うタイプでも，腸は過敏になっているため，腸を刺激しないことが重要である（OTC薬は，以下の「慢性便秘が疑われる場合」を参照）．便秘の症状が強い，あるいは下痢の頻度が多い場合や，高齢者などで大腸がんの可能性が疑われる場合は，受診勧奨を行う．過去に過敏性腸症候群の診断・治療を受けたことがあり，症状が軽度ならば，OTC薬の過敏性腸症候群の治療薬のトリメブチンマレイン酸塩（セレキノン®S）が利用可能である．

  生活指導としては，規則的な生活，十分な睡眠で疲労の回復を図り，ストレスをためないなどのアドバイスが必要である．食事では腸を刺激しないようにする，冷たい飲料水も控える方がよい．

- **慢性便秘が疑われる場合**：臨床上，自発的な排便が週3日未満しかない場合を便秘としている．他疾患が除外された場合には，機能性の慢性便秘として，OTC薬の推奨や生活指導を行う．機能性慢性便秘症は，排便回数減少型と排便困難型に分けられる（**表5**）[5]．排便回数減少型に対しては，食物繊維の摂取量を増やすように指導をしたうえで，OTC薬の酸化マグネシウムなどの塩類下剤またはプランタゴ・オバタ種皮などの膨張性下剤の併用を勧める[6]．酸化マグネシウムは，腎機能が正常であっても高マグネシウム血症を起こす可能性があるため[7]，長期服用は避ける．それでも症状が十分に改善しない場合は，大腸通過遅延型便秘症である可能性が高く，その場合は医療用のルビプロストンやリナクロチドなどの薬剤が使用できるため[8]医療機関へ受診勧奨を行う．

  食事に関しては，急性胃炎，胃・十二指腸潰瘍，急性腸炎，過敏性腸症候群に共通して，消化のよいものを食べ，高脂肪食や甘いもの，香辛料やカフェイン，炭酸飲料，アルコールなどの刺激物は控えるように指導する．

- **胃食道逆流症が疑われる場合**：OTC薬にヒスタミンH_2遮断薬があり，初期対応として試してみるのもよい．しかし，用量が医療用の半分の量であり，医療用のプロトンポンプ阻害薬（PPI）が極めて有用であるため，十分な効果が認められなければ，受診を勧告する．生活指導としては，食べた後すぐに横にならない，就寝時のファウラー体位（上半身の挙上），肥満の改善，禁煙のほか，就寝前の食事，アルコール，高脂肪食や過食を避ける（タンパク食を減らす）などのアドバイスをする．

- **月経困難症（生理痛）が疑われる場合**：軽度の機能性（原発性）月経困難症であれば，OTC薬のNSAIDsにより，原因となるプロスタグランジン類の生成を抑制すること

表5 便秘の種類

原因分類		症状分類	病態分類	病態，疾患，対応
器質性 （腸管の疾病に よる便秘）	狭窄性	―	―	大腸がん，クローン病，虚血性大腸炎など →受診勧奨
	非狭窄性	排便回数 減少型	―	巨大結腸など →受診勧奨
		排便 困難型	―	直腸がん，直腸重積，巨大直腸，小腸瘤，S 状結腸瘤など →受診勧奨
機能性 （腸管機能の 異常による便秘）		排便回数 減少型	大腸通過 遅延型	医療用ルビプロストン，医療用リナクロチド がある →受診勧奨
			大腸通過 正常型	経口摂取不足 食物繊維の摂取量を増やす 塩類下剤（酸化マグネシウムなど），または膨 張性下剤（プランタゴ・オバタ種皮など）の 併用
		排便 困難型		硬便による排便困難・残便感 便秘型過敏性腸症候群など →受診勧奨

（文献5より作成）

で一時的な鎮痛効果が期待できるため，勧めてもよい．生理痛が予測できる場合は，月経開始の予兆が出現したら痛みが強くなる前に予防的に服用するとよい．痛みがひどい場合やOTC薬で効果が不十分な場合は，子宮内膜症や子宮筋腫なども考慮する必要があり，医療用の低用量ピルなども治療薬として使用できるため受診を勧める．

⊕ 症例への対応

 30歳代　男性

午前9時に，30歳代後半と思われる男性が胃薬を求めて来局した．今朝4時過ぎに，みぞおちのあたりがシクシクして目が覚めた．我慢していたが，痛みは次第に強くなり，締めつけられるような激しい痛みが持続し，背中の左側も痛くなってきた．うずくまっていると少しは楽．吐き気も次第に強まり，先ほど1回吐いたら少し楽になった．熱は先ほど午前8時過ぎに37.2℃だった．昨夜は，中華レストランで会社の上司の送別会があり，久しぶりにかなりの量のアルコールを飲んだ．こ

れから営業で外回りがあるので，痛みを抑える薬が欲しい．持病はないので，特に薬は飲んでいない．

心窩部の痛みが数時間で激痛まで増強し，前日夕食時のアルコール多飲，前屈位で痛みの軽減，悪心・嘔吐や発熱を随伴することなど（**表6**）から，急性膵炎が強く疑われる．救急対応が必要なため緊急の受診を勧め（場合によっては医療機関まで同行あるいは救急車を依頼），家族にも連絡をとるなどの対応をする．

 35歳　男性

8月の午前9時に，下痢止めを求めて来局した．4ヵ月ほど前から，通勤の途中や勤務中に月に数回，急にお腹の左側がキリキリと痛くなり，下痢になるとのことであった．昨日は朝の通勤時，乗車中にお腹が痛くなり，ドアのそばに座り込んで腹部を押さえ我慢をしていたが，次第に差し込む痛みが強くなり，冷汗も出てきた．次の駅で途中下車し，駅のトイレに駆け込んだ．便は泥状便であり，排便後はスッキリしお腹の痛みもおさまった．その後も軟便は続いているという．熱や吐き気はない．持病はなく，特に薬はのんでいない．

生活習慣についてさらに尋ね，以下のような情報を得た（**表6**）．朝に定期的に排便する習慣はなく，朝食後に便意を催すことが多いため，朝食を食べないことが多い．仕事が多忙でストレスも多く，睡眠不足気味である．似たような症状は月に数回あり，慢性的になっている．一昨夜は，飲み会で夜遅くまで飲んで帰宅した．

以上から，飲み過ぎ（水分摂り過ぎ）による下痢や過敏性腸症候群を疑った．過敏性腸症候群では，男性は下痢型が多く，女性は便秘型が多い．水なしで服用可能なOTC薬のトメダインコーワフィルム（ロペラミド塩酸塩）やストッパ下痢止めEX（ロートエキス・タンニン酸ベルベリン）を勧め，様子をみることにした．過敏性腸症候群が適応のセレキノン®S（トリメブチンマレイン酸塩）を考慮してもよい．生活指導としては，腸の刺激となるような冷たい飲料水，アルコールや香辛料などを控える，脂肪分の多い食事は減らす，ストレスが要因となることが多いので，十分な休息と睡眠を取り，軽い運動などでストレスを発散する，などのアドバイスを行った．

表6 症例から得られた情報

	情報	症例1	症例2
症状	L：部位	みぞおち（心窩部）	左下腹部
	Q：症状	シクシク　→　締めつけられるような痛み	キリキリと差し込む痛み
	Q：程度	持続する激痛	座り込むほどの強さ
	T/S：時間と経過／状況	今朝の早朝から，次第に増強 昨夜は中華料理と酒を多量に飲食	通勤中，勤務中に起こる．月に数回起こる（慢性・反復的）
	F：寛解・増悪因子	前屈位で軽減	坐位にてお腹を抑えると少し楽，立位で増悪．排便で軽快
	A：随伴症状	悪心・嘔吐，背部痛，発熱（37.2℃）	冷汗，下痢（泥状便〜軟便）

（木内祐二／高橋　寛）

文　献

1）柴田寿彦訳：マクギーのフィジカル診断学　原著第4版. 診断と治療社，2019.
2）徳田安春編：診断力を超強化！症候からの内科診療. 羊土社，2017.
3）名尾良憲ほか著：主要症候からみた鑑別診断学　第2版. 金芳堂，2012.
4）服部　豊：薬剤師のための症候学　第2版. 慶応義塾大学出版会，2012.
5）日本消化器病学会関連研究会　慢性便秘の診断・治療研究会編：慢性便秘症診療ガイドライン2017. 南江堂，2017.
6）富田寿彦，三輪洋人：：慢性便秘の治療 —膨張性下剤の使い方—. 日本内科学会雑誌，108（1），29-35，2019.
7）酸化マグネシウム製剤製造販売会社：酸化マグネシウム製剤 適正使用に関するお願い —高マグネシウム血症—，2020.
　https://www.pmda.go.jp/files/000235889.pdf
8）味村俊樹：慢性便秘症の診断と治療. 健栄製薬，2018.
　https://www.kenei-pharm.com/cms/wp-content/uploads/2018/04/shoudokukannrenn_05.pdf

7 悪心・嘔吐

●悪心・嘔吐の臨床診断アルゴリズム

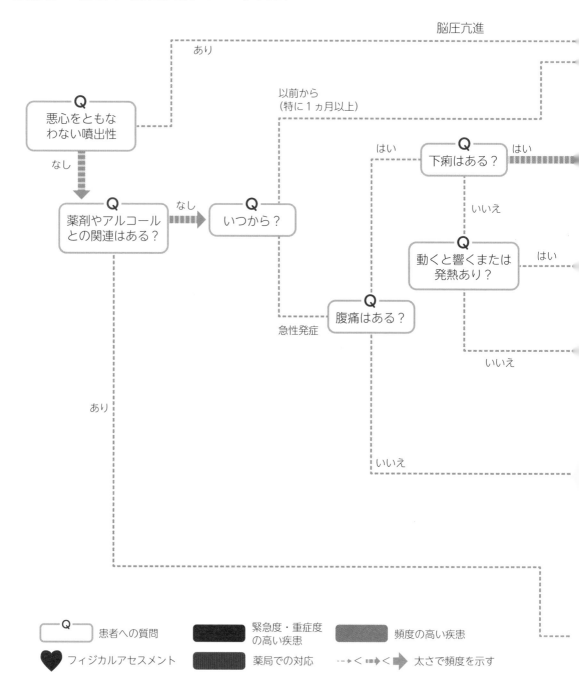

脳圧亢進

あり

Q 悪心をともなわない噴出性

以前から
（特に1ヵ月以上）

はい **Q** 下痢はある？ はい

いいえ

なし **Q** 悪心をともなわない噴出性 → なし → **Q** いつから？

Q 薬剤やアルコールとの関連はある？

Q 動くと響くまたは発熱あり？ はい

急性発症

Q 腹痛はある？

いいえ

あり

いいえ

いいえ

Q 患者への質問

緊急度・重症度の高い疾患

頻度の高い疾患

♥ フィジカルアセスメント

薬局での対応

--▶ < ▪▪▶ < ▶ 太さで頻度を示す

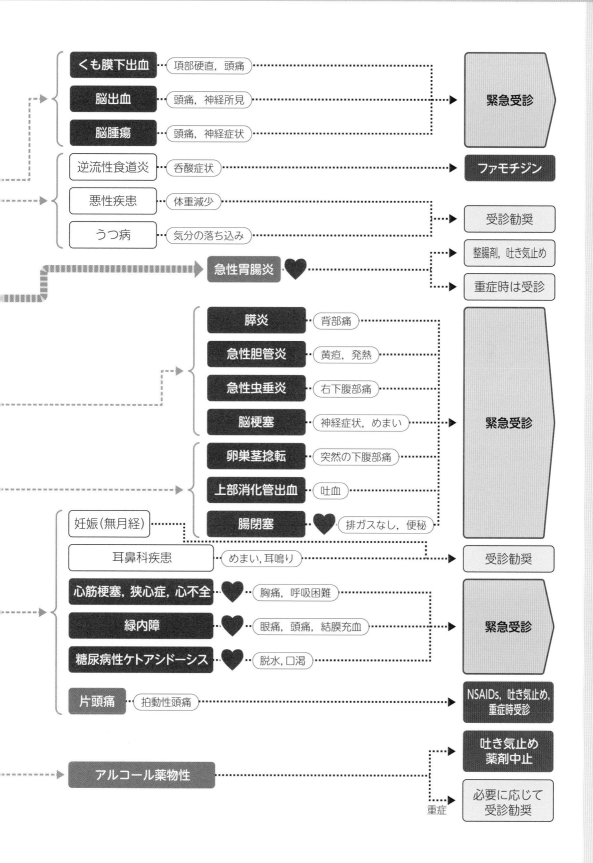

くも膜下出血 ·· 項部硬直，頭痛 ········· 緊急受診

脳出血 ·· 頭痛，神経所見 ·········

脳腫瘍 ·· 頭痛，神経症状 ·········

逆流性食道炎 ·· 呑酸症状 ········· ファモチジン

悪性疾患 ·· 体重減少 ········· 受診勧奨

うつ病 ·· 気分の落ち込み

急性胃腸炎 ♥ ········· 整腸剤，吐き気止め

········· 重症時は受診

膵炎 ·· 背部痛 ·········

急性胆管炎 ·· 黄疸，発熱 ·········

急性虫垂炎 ·· 右下腹部痛 ·········

脳梗塞 ·· 神経症状，めまい ········· 緊急受診

卵巣茎捻転 ·· 突然の下腹部痛 ·········

上部消化管出血 ·· 吐血 ·········

腸閉塞 ♥ ·· 排ガスなし，便秘 ·········

妊娠（無月経） ·········

耳鼻科疾患 ·· めまい，耳鳴り ········· 受診勧奨

心筋梗塞，狭心症，心不全 ♥ ·· 胸痛，呼吸困難 ·········

緑内障 ♥ ·· 眼痛，頭痛，結膜充血 ········· 緊急受診

糖尿病性ケトアシドーシス ♥ ·· 脱水，口渇 ·········

片頭痛 ·· 拍動性頭痛 ········· NSAIDs，吐き気止め，重症時受診

········· 吐き気止め 薬剤中止

アルコール薬物性 ·········

重症 ········· 必要に応じて 受診勧奨

→ 基本的な症候を示す疾患

悪心とは，「むかむかする」「吐きそう」「気持ち悪い」などの言葉で表される，嘔吐したい，嘔吐しそうという感覚であり，嘔吐は実際に胃の内容物が食道，口を介して排出されることである．悪心・嘔吐は多くは一緒に起こるが，悪心のみ，また頭蓋内病変などで例外的に嘔吐のみのこともある．また嘔吐時には発汗，唾液分泌，顔面蒼白，血圧動揺やめまいなどを伴うことが多い．

悪心・嘔吐は多くは消化管疾患で起こるが，それ以外にも**中枢神経系や全身性疾患など幅広い原因で起こる**．悪心・嘔吐自体は特異度の低い症状であるため，それだけでは疾患の絞り込みは難しい．多くは頭痛，めまい，腹痛などの症状を伴うことから，随伴症状の有無，組み合わせを診断の手がかりとする．

悪心・嘔吐の起こるメカニズムは複雑であるが，**図1**に示すように，大きく末梢性として①前庭刺激，②消化管，内臓からの迷走神経刺激，中枢性として③中枢神経からの刺激，④化学受容体引き金帯（CTZ）の直接刺激に分類される．①～④が引き金となり，延髄の嘔吐中枢が刺激されることで起こる．①前庭刺激には，耳鼻科疾患が主であり，前庭神経炎，メニエール病，良性発作性頭位めまい症などが含まれる．②消化管，内臓からの迷走神経刺激では，消化管では虫垂炎や腸閉塞，婦人科疾患では妊娠や卵巣茎捻転など，泌尿器では腎盂腎炎や尿路結石，心疾患では急性心筋梗塞などさまざまな疾患が含まれる．③中枢神経からの刺激には，うつや精神状態などの高位中枢からの刺激，脳腫瘍や脳出血などの脳圧亢進や脳循環障害など，④CTZの直接刺激は，主に薬剤，糖尿病性アシドーシスなどの代謝異常や薬剤によるものである．

代表的な疾患および主な随伴症状を**表1**に挙げた．

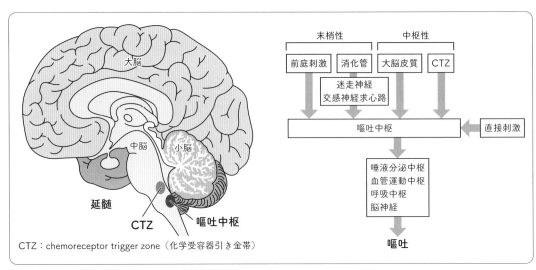

CTZ：chemoreceptor trigger zone（化学受容器引き金帯）

図1 悪心・嘔吐が起きるメカニズム

表1 悪心・嘔吐の代表的な疾患の原因および随伴症状

分類		原因	随伴症状
末梢性			
前庭刺激	耳鼻科疾患	メニエール病	めまい, 耳鳴り
		中耳炎	疼痛, 耳閉感, 耳だれ
		良性発作性頭位めまい症	頭位変換時のめまい
		前庭神経炎	断続的なめまい
	眼科疾患	緑内障	眼痛
内臓からの迷走神経刺激	循環器疾患	虚血性心疾患（心筋梗塞, 狭心症）	胸痛, 冷汗
		心不全	息切れ, 動悸, 呼吸困難, 浮腫, 胸痛
	消化管疾患	腸閉塞	便秘, 腹部膨満, 腹痛
		胃腸炎	下痢, 発熱, 腹痛
		消化性潰瘍	腹痛
		膵炎	上腹部痛, 発熱, 背部痛
		胆嚢炎	右季肋部痛
		胆管炎	右季肋部痛, 発熱, 黄疸
		虫垂炎	右下腹部痛, 発熱
		肝炎	黄疸, 食欲不振, 倦怠感
		逆流性食道炎	呑酸症状, 心窩部痛
		便秘	腹部膨満感
		各臓器の悪性腫瘍	腹痛, 食欲不振, 体重減少など
	婦人科疾患	卵巣茎捻転	下腹部痛
		妊娠	無月経
		月経前症候群	月経前
	泌尿器疾患	尿路結石	背部痛
		腎盂腎炎	発熱, 背部痛
中枢性			
直接刺激	脳圧亢進	脳腫瘍	頭痛
		脳出血	頭痛, 神経学的症状
		くも膜下出血	頭痛, 髄膜刺激徴候
	脳循環障害	片頭痛	拍動性頭痛, 閃輝暗点
		脳梗塞	神経学的症状
	上位中枢刺激疾患	神経症, うつ病, 不安, 恐怖	——
CTZからの刺激	薬剤	さまざまな薬剤	——
	代謝疾患	糖尿病性ケトアシドーシス	多尿, 多飲, 口渇, アセトン臭
		電解質異常	脱力, 多飲多尿
		尿毒症	腎不全, 浮腫
		肝性脳症	肝不全, 羽ばたき振戦, 黄疸

発生頻度の高い疾患

❶ 急性胃腸炎

　ほとんどは冬に起こる嘔吐下痢症である．原因としては，ノロウイルス，ロタウイルスやアデノウイルスなどがある．１～２日の潜伏期を経た後，通常は悪心・嘔吐で発症し，後に下痢が起こる．周囲で流行していたり，家族内での発症が診断の鍵となることも多い．ウイルス性は小腸型が多く，嘔吐，大量の水様便を伴うが，比較的腹痛は軽い．

　黄色ブドウ球菌，サルモネラ菌，カンピロバクター，セレウス菌などの細菌による感染性胃腸炎も悪心を引き起こす．黄色ブドウ球菌やサルモネラ菌は毒素による胃腸炎を引き起こす．こちらは潜伏期が１～６時間と短いのが特徴である（**表2**）．

　また，周囲の状況および食品，潜伏期間である程度原因がわかることがある．特に細菌性食中毒が疑われる際は抗菌薬での加療が必要となることもあるため，受診を促す．発熱，血便，しぶり腹（少量頻回便，残便感），激しい腹痛は大腸型の特徴であり，細菌性腸炎を考える．

❷ 片頭痛

　一次性頭痛の一種であるが，拍動性の頭痛を特徴とし，比較的，悪心・嘔吐を伴うことが多い．典型的な症状は，片側性であり，拍動を伴って4～72時間持続する．光，音，においなどに敏感になるなど，知覚の変化が認められることが多い．1/3の人は前兆を伴う．NSAIDsや吐き気止めを使用することも多いが，トリプタンなどが特に効果的である．

❸ 良性発作性頭位めまい症

　三半規管の耳石の異常を原因として，頭を動かしたときや一定の頭位をとったときに，強いめまいを生じ，悪心・嘔吐を引き起こす．自然とよくなることがほとんどである．耳鳴りや難聴を合併することはない．同時に起こるときはメニエール病などほかの疾患を考える．また，頭痛や構音障害，知覚異常などを伴うこともない．そのような徴候を認める際は，脳梗塞など頭蓋内病変の可能性があるため，緊急受診を勧める．

❹ 薬剤

　頻度の高い薬剤は，抗がん薬などの化学療法，NSAIDs，抗不整脈薬，糖尿病薬（メトホルミンを含む）などである．また，抗菌薬，抗うつ薬，抗認知症薬，抗けいれん薬，鉄剤なども悪心を引き起こす可能性がある．サプリメントや市販薬も原因となる．通常は内服してすぐ悪心が起こることも多いが時間が経過してからの発症もある．

表2　胃腸炎を起こす病原体と潜伏期間

病原体	原因	潜伏期間	特徴	治療法
ノロウイルス	貝類 周囲の流行	1～2日	12～3月がピーク	対症療法
ロタウイルス	周囲の流行	1～3日	2～3月 白色下痢	対症療法
黄色ブドウ球菌	おにぎり，弁当	1～5時間	急激な腹痛，下痢，1日以内に回復	対症療法
腸炎ビブリオ	生魚	10～24時間	激しい上腹部痛，嘔吐につづき下痢	対症療法 抗菌薬
サルモネラ	食肉，鶏卵	6～72時間	制酸剤の使用はリスク高める 熱，下痢などの症状が強い	対症療法 抗菌薬
ボツリヌス	辛子レンコン	12～36時間	――	対症療法 全身管理
カンピロバクター	鶏肉，生乳	2～5日	下痢の前に倦怠感，発熱	抗菌薬

見逃してはいけない緊急性の高い疾患

　発生頻度の高い疾患，緊急性の高い疾患をまとめた（**表3**）.

❶ 消化器疾患

● **腸閉塞**：器質的な閉塞による機械的イレウス，腸の運動能が障害される機能的イレウスに分けられる．腸の通過障害により内容物がたまり，圧力が高まって腹部膨満，腹痛，嘔吐が生じる．排ガスが認められなくなり，腹部は膨隆する．吐物には胆汁が混じり，時間が経過すると糞便臭がすることもある．**嘔吐を繰り返し，便が出ない，ガスが出ない，腹部が張る**といった随伴症状があれば，本症を考える必要がある．

● **腹腔内炎症**

虫垂炎：虫垂の急性炎症であり，急性腹症の中で最も多い疾患である．虫垂は7mmほどの細長い臓器なので，狭窄やうっ血をきたしやすく，そこに細菌感染が加わり発症する．病態が進行すると，虫垂が壊死し，穿孔をきたすことがある．多くは心窩部痛として発症をし，痛みが4～6時間後に右下腹部に移動していく．食欲不振，悪心・嘔吐は約60%に認められる．症状が虫垂に現局していると右下腹部のみに圧痛がある．炎症が腹膜に波及すると腹膜刺激徴候が認められる．初期は急性胃腸炎との鑑別が問題となるが，急性胃腸炎は悪心が先行するのに対して，虫垂炎は腹痛が悪心に先行することが多い．

急性胆囊炎：急性腹症の3～10%を占める．ほとんどは胆囊結石が陥頓することで

表3 発生頻度の高い疾患および緊急性の高い疾患

よくある疾患	見逃してはいけない緊急性の高い疾患
● 嘔吐下痢症 ● 片頭痛 ● 良性発作性頭位めまい症 ● 薬剤性	● 腸閉塞 ● 心疾患 ● 腹腔内炎症 ● 緑内障 ● 糖尿病性ケトアシドーシス

起こる．炎症は胆嚢局所にとどまることが多いが，悪化し胆嚢穿孔や胆嚢周囲膿瘍などをきたし致死的な経過をたどることもある．症状は右季肋部痛，悪心・嘔吐，発熱が主な症状である．Murphy 徴候（右季肋部の圧痛で呼吸が完全に行えない）が特異的な所見であるが，反跳痛や筋性防御が認められる．腫大した胆嚢を触知することもある．

急性膵炎：膵内で病的に活性化された膵酵素により，膵が自己消化をきたす急性炎症である．原因はアルコール性，胆石性が多いが原因がわからない特発性もある．症状は，**上腹部痛に加えて背部痛**があり，悪心・嘔吐を伴うことも多い．また，発症早期から発熱を認める．早期は上腹部のみであるが，炎症の広がりに伴って腹膜刺激徴候を認めるようになる．

❷ 代謝性疾患

● **糖尿病性ケトアシドーシス**：糖尿病の急性合併症の一つで，特にⅠ型糖尿病発症時やインスリン治療中断時などにみられる．Ⅱ型糖尿病でも，感染症や手術後，暴飲暴食や清涼飲料水の多飲後に起こりうる．インスリンが絶対的に欠乏し，糖利用ができなくなり，脂肪分解が亢進する状態である．血糖値が 300 mg〜1,000 mg/dL にもなる高血糖を生じ，脂肪が代謝されることで血中ケトン体が増加する．症状は，多尿，口渇，多飲，全身倦怠感とともに悪心・嘔吐，腹痛などの消化器症状を伴うことがある．悪心・嘔吐のみ認める例もある．身体所見では，脱水に伴って皮膚，口腔粘膜の乾燥，頻脈，血圧低下が認められる．呼気にアセトン臭という独特のにおいが感じ取れることがある．**下痢を伴わない悪心・嘔吐で，特に糖尿病の既往歴，粘膜の乾燥や頻脈や血圧低下などの脱水症状**を伴う場合はかならず本症例を考える必要がある．早急に治療を行わないと意識障害，全身状態の悪化が起こり，命にかかわることがあるため，疑ったら受診を促すことが大切である．

❸ 頭蓋内病変

● **脳出血**：脳実質内の血管の破綻により脳内に出血を生じる．高血圧性脳出血が頻度

としては高い．突然の発症であり，血腫の増大に伴い意識状態の悪化や頭蓋内圧亢進に伴う頭痛，悪心・嘔吐が出現する．障害部位に応じて手足の麻痺やめまい，けいれんなどを伴うことがある．**突然発症の頭痛や麻痺などの神経症状を伴う**悪心・嘔吐には注意する．

- **脳腫瘍**：脳腫瘍も，増大することにより頭蓋内圧亢進症状を呈する．頭痛はほぼ必発であり，部位によって麻痺，呂律障害，また複視などを認めることもある．脳出血や脳梗塞と比較して増大が緩やかであり，慢性的な経過を示すことが多い．

- **くも膜下出血**：脳動脈瘤が破れることにより発症する．突然の激しい痛みで発症し，項部硬直（首が硬くなる）などが典型的な症状である．しかしながら，症状が軽微なときもあり，嘔吐が主訴となることもある．胃腸炎と誤診されることも多いので注意する．

❹ 心疾患

- **心不全**：心臓の構造，機能的異常により，体の各臓器に十分量の血液を送り出すことができない病態である．虚血性心疾患や，高血圧，弁膜症などさまざまな心疾患が原因となる．左心系の障害では，肺うっ血を生じ労作時呼吸困難や起座呼吸を生じる．右心系のうっ血が生じると，臓器にうっ血を引き起こし，腸管，肝臓，膵臓などの機能が障害され，食後の胃もたれや悪心などを自覚する．悪心や食欲不振などを主訴として受診することもある．浮腫，呼吸困難などを伴っており，特に心疾患の既往があるときは本症を疑う．

- **急性心筋梗塞**：心臓の栄養血管である冠動脈が急性閉塞することにより発生する．それによる心筋虚血が遷延すると，心筋細胞は壊死に陥る．半数近くは，発症前に狭心発作などなんらかの症状を呈するといわれている．典型的な症状は，前胸部におきる疼痛で，締めつけられる感じを伴う．30分～1時間持続する．左肩，左顎，左奥歯，心窩部への放散痛を伴うこともある．注意したいのは，高齢者，糖尿病患者では無痛性で発症し，悪心・嘔吐で受診する場合があることである．判断は難しいが，心疾患の既往や冷汗，末梢の冷感などを認める際は考えなくてはならない．

❺ 眼科疾患

- **緑内障**：眼圧が上昇する疾患であり，わが国の視覚障害の20％を占める．視野欠損が起こるが，軽傷の場合はほとんど自覚されない．眼痛を伴うこともあるが，頭痛，悪心・嘔吐で発症することが多い．眼球結膜充血や，角膜混濁，対光反射の減弱などを認めるときは本症を疑い，眼科への緊急受診を勧める必要がある．

その他の疾患

女性の場合は婦人科疾患に注意する.

❶ 卵巣茎捻転

突然の下腹部痛に悪心を伴うことがある.

❷ 妊娠

本人が自覚していないこともあり,積極的な情報収集が必要である.

👤 来局者からの情報収集と疾患推測

❶ 悪心または嘔吐と聞いたら思い浮かべること

悪心は診断が難しい主訴の一つである.全身のさまざまな疾患により起こるため,悪心だけで疾患を絞り込むことが難しい.また,くも膜下出血や心筋梗塞,糖尿病性ケトアシドーシスなどの緊急性を要する疾患が隠れていることが厄介である.随伴症状がはっきりあれば判断がしやすいが,しばしば悪心・嘔吐のみの訴えのことがある.ゆえに,下痢を伴った典型的な急性胃腸炎ではない場合,強い腹痛やめまいなど,少しでもおかしな点があれば受診を勧めることが重要である.また,細菌性胃腸炎を疑うときは重篤になることがあるので受診を勧めることが無難である.

❷ 患者から自覚所見を聴取する

● **嘔吐の程度(Quantity)と性状(Quality)**:嘔吐の原因にかかわらず,頻回の嘔吐は脱水を引き起こすため,嘔吐の回数は重要な情報である.10回以上の嘔吐があると,脱水や電解質異常を引き起こしている可能性がある.吐物の色,匂い,食物残渣,胆汁や血液の混入について聴取する.便臭がある場合は腸閉塞を疑う.また血液が混入しているときは胃・十二指腸潰瘍や胃がん,食道静脈瘤破裂,マロリーワイス症候群などの上部消化管出血を考える.

● **時間,経過(Timing)と状況(Setting)**:いつごろから,どのようにして起きたか,食物との関連(直前に摂取したもの,摂取してからの症状出現時間,服薬との関係,周囲の状況(感染性胃腸炎など)を確認する.1カ月以上続くような悪心・嘔吐は悪性腫瘍や消化性潰瘍,また機能性胃腸症,うつ病などの可能性を考える.食事からの時間もまた重要な情報であり,食後1~2時間と早期に起こる場合は胃,十二指腸の疾患を考える.食中毒を疑う場合は,特に発症までの時間が重要な手がかり

になる（表2）.

● **随伴症状（Associated manifistigation）**：発熱，腹痛，下痢または便秘，頭痛，めまい，胸痛や視力障害などが伴っていないか注意する．疾患が多岐にわたることに注意し，代表的疾患や緊急性を要する疾患を考慮する．特に下痢を伴っていないときは注意する．

その他，以下の情報を聴取する．

● **曝露歴**：薬剤，飲酒.

● **妊娠の可能性**：最終月経を確認する.

● **既往歴**：以前に胆石（胆石発作，胆嚢炎，総胆管結石）や胃・十二指腸潰瘍や手術歴（→腸閉塞）など消化器疾患の既往があるか．糖尿病（→糖尿病性ケトアシドーシス），高血圧，心疾患など，リスクとなる既往歴を確認する．

❸ 代表的疾患を見分ける特徴的な情報（LQQTSFA）

表4として，疾患を見分けるための特徴的な情報をまとめる．

❹ 他覚所見を収集する（身体所見，フィジカルアセスメントなど）

悪心・嘔吐を訴える患者が目の前で嘔吐した場合，可能な限り吐物をチェックする．食物残渣のみなのか，胆汁性嘔吐なのか，血液が混入していないかなどに注意する．悪心・嘔吐を訴える患者がぐったりしている場合，バイタルサインの測定を行うことが望ましい．血圧が低く，頻脈を認める場合は脱水がある．

❺ 原因を鑑別，推測する

悪心・嘔吐をきたす疾患は幅広く，随伴症状の把握が非常に大切である．下痢を伴わない悪心・嘔吐には，頭蓋内疾患や心疾患などの重要な疾患が含まれていることに留意したい．

表4 代表的疾患の悪心・嘔吐の特徴（LQQTSFA）

症状の特徴		疑われる疾患
部位（Location）	——	——
性状（Quality）	血液の混入	上部消化管出血
	糞便臭	腸閉塞
程度（Quantitiy）	頻回（10回以上）	脱水や電解質異常の合併
時間と経過（Timing）	慢性（1ヵ月以上）	悪性腫瘍，消化性潰瘍，機能性胃腸症，うつ病など
状況（Setting）	食後1〜4時間	胃・十二指腸疾患，毒素型食中毒
	食後12〜48時間	感染型食中毒
寛解，増悪因子（Factor）	——	——
随伴症状（Associated manifistation）	頭痛，意識障害，巣症状	脳圧亢進，脳循環障害
	意識障害	内分泌疾患，代謝疾患
	乏尿，全身浮腫	尿毒症
	発熱（悪寒，戦慄）	感染症
	無月経	妊娠
	腹痛，便通異常	消化管疾患
	腹痛，筋性防御	消化管穿孔
	腹痛，下痢	急性腸炎，食中毒
	腹痛，発熱，黄疸	急性胆囊炎，胆管炎，胆管がんなど
	腹痛，便秘	腸閉塞，大腸がん
	めまい，耳鳴り，眼振	耳鼻科疾患
	胸痛，呼吸困難	循環器疾患，呼吸器疾患
	視力障害	眼科疾患
	無月経	妊娠

！ 来局者に対する判断と対応

緊急性の高い・重症度の高い疾患

　腸閉塞，虫垂炎，急性胆囊炎，急性膵炎，糖尿病性ケトアシドーシス，頭蓋内病変（脳出血，脳腫瘍，くも膜下出血），心疾患（心不全，急性心筋梗塞），緑内障は，いずれも緊急性・重症度の高い疾患であり，救急対応を要する．場合によっては，救急車を呼ぶ必要もある．

　いずれもただちに専門医による治療が必要であるため，緊急受診を勧める．

頻度の高い疾患

- **急性胃腸炎が疑われる場合**：急性の悪心・嘔吐であり，腹痛，下痢を伴う場合は，細菌性もしくはウイルス性の感染性胃腸炎が疑われる．症状がひどくない場合は，乳酸菌，ビフィズス菌，納豆菌などを含む整腸剤（OTC薬），吐き気止めで様子をみる．感染性胃腸炎の場合，下痢止めの使用は避けることが大切である．なお，納豆菌を含む整腸剤は，ワルファリンの作用を減弱するとの報告があるため，併用時には注意が必要である．また，嘔吐や下痢は脱水を招くため，こまめな水分補給が必要である．スポーツドリンクや経口補水液を勧めるとよい．症状が強く，頻回の嘔吐や下痢，食事摂取や水分補給が困難な場合，重度の脱水傾向が認められる場合は緊急受診を勧める．

- **片頭痛が疑われる場合**：片側性の拍動性頭痛が特徴的であり，悪心・嘔吐を伴うことが多い．対症療法が治療の中心であり，軽症の場合はロキソプロフェンやイブプロフェンといったNSAIDsやアセトアミノフェンなどの鎮痛薬（OTC薬）で症状緩和が可能である．しかし，疼痛や悪心・嘔吐に対する恐怖心から過量投与となり，薬物乱用頭痛を引き起こすことがあるため，OTC薬販売の際には十分な説明と注意が必要である．OTC薬で症状緩和が見込めない場合，専門医への受診を勧める．

- **良性発作性頭位めまい症が疑われる場合**：対応できるOTC薬はない．生活に支障をきたすほどのめまい，悪心・嘔吐の場合，医療機関へ受診勧奨する．

- **アルコール・薬剤性が疑われる場合**：アルコールによる悪心・嘔吐は，多くの場合，時間経過とともに軽快していく．二日酔いによる悪心・嘔吐の症状緩和には，消化管運動機能調整作用のあるカルニチンや肝機能強化作用のあるウコン，二日酔いに適応がある五苓散，黄連解毒湯などの成分を含むOTC薬が有用である．重度の脱水症状や意識障害が疑われる場合は緊急受診を勧める．悪心・嘔吐は，薬の副作用の可能性もあるため，来局者の常用薬を確認することは重要である．これらを引き起

こす可能性がある薬剤を服用している際には，中止を検討し，処方医の受診を勧める．

その他の疾患

● **婦人科疾患が疑われる場合**：女性の場合は，婦人科疾患も考慮することが必要である．悪心を伴う疾患として，卵巣茎捻転が挙げられ，急性の下腹部痛を伴う．また，妊娠を自覚していない場合もあるため，しっかりと聴取し，必要に応じて妊娠検査薬を勧める．

⊕ 症例への対応

 45歳　男性

10時過ぎに痛み止めと胃腸薬を求めて来局した．今朝，突然，我慢できない吐き気があり，嘔吐してしまった．頭痛やめまいもある．吐き気は頭痛とめまいから来ている気がするため，痛み止めと胃薬が欲しいとのことだった．普段は高血圧の薬を服用している．

表5 症例1から得られた情報

	症状の特徴			症状の特徴
L	――	T/S		今朝，突然に発症
Q/Q	我慢できない吐き気と嘔吐	F		――
		A		頭痛，めまい

　本患者では，突然生じた我慢できないほどの悪心・嘔吐を主訴とし，随伴症状として，頭痛やめまいがあることから（**表5**），頭蓋内病変が疑われる．高血圧の既往もあり，脳出血の可能性があるため，緊急受診を勧める．

症例2 27歳 女性

15時頃，整腸剤と解熱鎮痛薬を求めて来局した．昨晩から悪心・嘔吐の症状があり，今朝からは下痢（水様性）・微熱あり．腹痛もあるがそれほど強くない．一昨日の夜，飲みに行った際に生ガキを食べた．水分補給はできているが，下痢と微熱をなんとかしたいので解熱剤と整腸剤が欲しいとのこと．現在，服用している薬はなく，妊娠もしていない．

表6 症例2から得られた情報

	症状の特徴		症状の特徴
L	――	T/S	昨晩から症状発現，一昨日の夜，生ガキを摂取
Q/Q	複数回の嘔吐，下痢（水様便）	F	――
		A	腹痛

　本患者では一昨日の晩，生ガキを摂取しており，嘔吐・下痢の症状（**表6**）からもノロウイルスによる急性胃腸炎が疑われる．水分補給はできており，OTC薬で対応可能である．ウイルス性の胃腸炎であり，下痢は止めずにすべて出してしまう方がよいことを伝え，整腸剤を勧める．また，嘔吐・下痢により脱水になりやすい状態であるため，経口補水液による水分補給を促し，水分補給もできないほど悪化するようなことがあれば受診するよう勧める．

（市川　雪／熊木良太）

参考文献

・酒見英太監修，上田剛士著：ジェネラリストのための内科診断リファレンス．医学書院，2014.
・矢崎義雄編：内科学 第11版．朝倉書店，2017.
・福井次矢著：内科診断学 第3版．医学書院，2016.

8 下痢・便秘

●下痢の臨床判断アルゴリズム

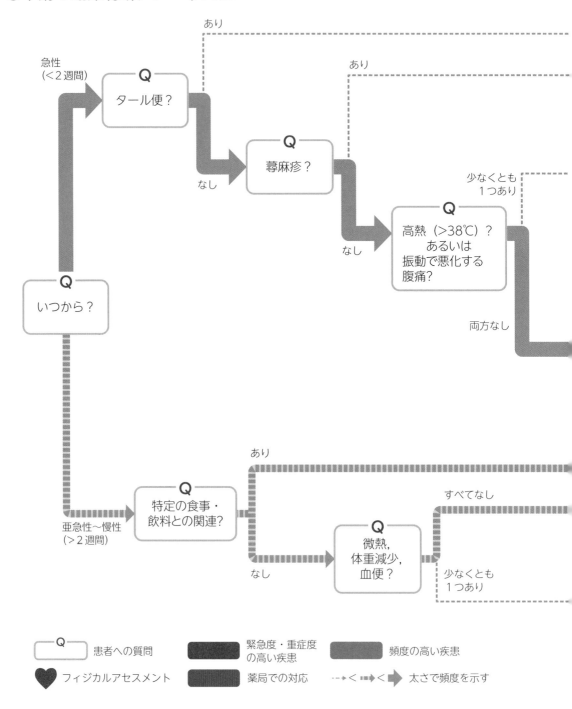

急性
（＜2週間）

Q タール便？
- あり
- なし → **Q** 蕁麻疹？
  - あり
  - なし → **Q** 高熱（>38℃）？あるいは振動で悪化する腹痛？
    - 少なくとも1つあり
    - 両方なし

Q いつから？

亜急性～慢性
（＞2週間）

Q 特定の食事・飲料との関連？
- あり
- なし → **Q** 微熱, 体重減少, 血便？
  - すべてなし
  - 少なくとも1つあり

凡例

- **Q** 患者への質問
- ♥ フィジカルアセスメント
- （濃い色）緊急度・重症度の高い疾患
- （ハッチ）薬局での対応
- （灰色）頻度の高い疾患
- ⇢ < ⇒ < ➡ 太さで頻度を示す

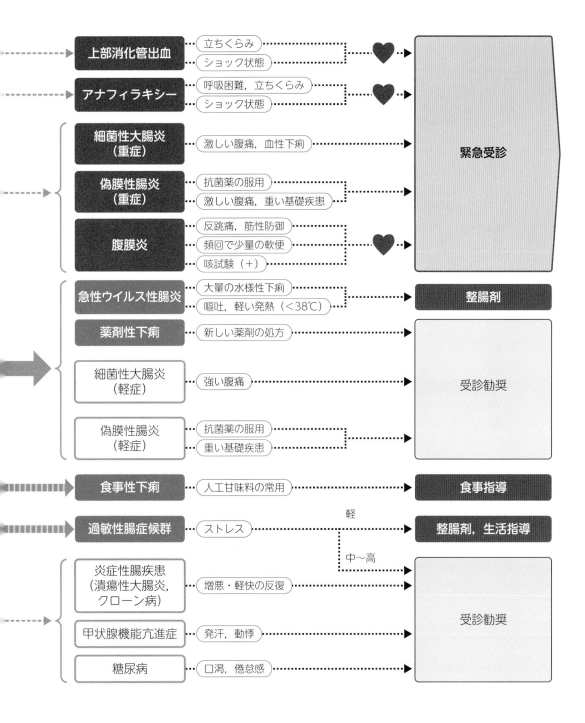

上部消化管出血	立ちくらみ / ショック状態	♥	
アナフィラキシー	呼吸困難，立ちくらみ / ショック状態	♥	緊急受診
細菌性大腸炎（重症）	激しい腹痛，血性下痢		
偽膜性腸炎（重症）	抗菌薬の服用 / 激しい腹痛，重い基礎疾患		
腹膜炎	反跳痛，筋性防御 / 頻回で少量の軟便 / 咳試験（＋）	♥	

急性ウイルス性腸炎	大量の水様性下痢 / 嘔吐，軽い発熱（＜38℃）	整腸剤

薬剤性下痢	新しい薬剤の処方	受診勧奨
細菌性大腸炎（軽症）	強い腹痛	
偽膜性腸炎（軽症）	抗菌薬の服用 / 重い基礎疾患	

食事性下痢	人工甘味料の常用	食事指導

過敏性腸症候群	ストレス	軽 → 整腸剤，生活指導

中～高

炎症性腸疾患（潰瘍性大腸炎，クローン病）	増悪・軽快の反復	受診勧奨
甲状腺機能亢進症	発汗，動悸	
糖尿病	口渇，倦怠感	

●便秘の臨床判断アルゴリズム

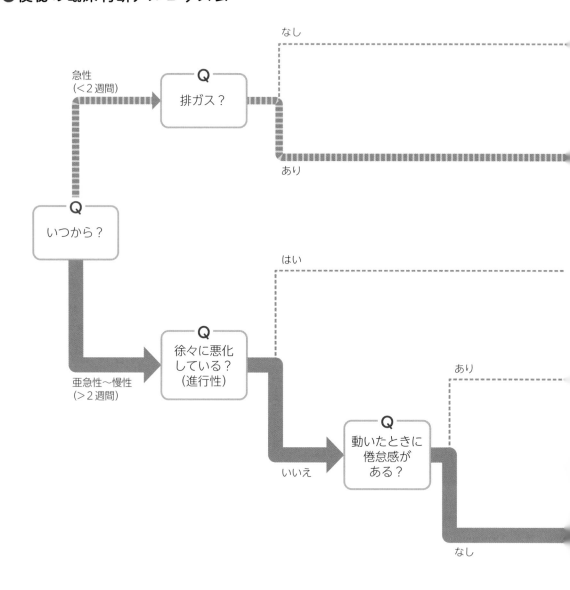

急性
（＜2週間）

Q 排ガス？

なし

あり

Q いつから？

亜急性〜慢性
（＞2週間）

Q 徐々に悪化
している？
（進行性）

はい

いいえ

あり

Q 動いたときに
倦怠感が
ある？

なし

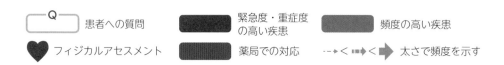

Q 患者への質問	■ 緊急度・重症度の高い疾患	■ 頻度の高い疾患
♥ フィジカルアセスメント	■ 薬局での対応	--▶ < ▪▶ < ➡ 太さで頻度を示す

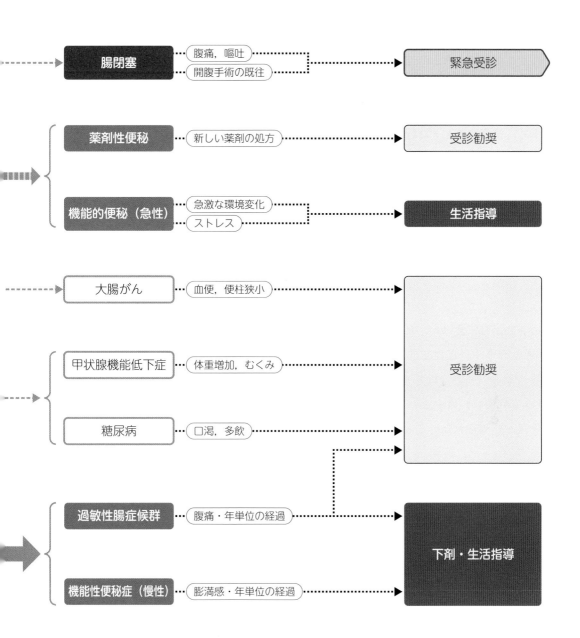

基本的な症候を示す疾患

　健常人は1回につき150g程度の糞便を，1日に1〜2回，週3回程度排出する．糞便中の水分量としては約100mL/日程度である．この状態から逸脱するものが便通異常，すなわち下痢と便秘である．具体的には「糞便中の水分量が200mL/日以上」となって便が固形状を保てなくなったものが下痢であり，「排便が週3回未満」となったものが便秘である．ただし，排便習慣や症状の程度は個人差が大きく，現実としては，これらの定義に当てはまらない下痢や便秘を訴える患者が多い．大多数の患者は，おおまかに「便が水っぽい/軟らかい」あるいは「排便回数が多い」を下痢として訴え（表1），「排便するときに困難を伴う」あるいは「自分の希望する回数より少ない排便回数」を便秘として訴える．

　便通異常は非常にありふれた症状であり，多くの場合はストレス，急性感染症，食生活や薬剤の副作用によって起こる．しかし，腹膜炎や悪性腫瘍などの重症疾患によって起こるものがあるため注意しなければならない．

　下痢は急性と慢性に分けて，便秘は機能的と器質的なものに分けて考えると理解しやすい（表2）．急性下痢とは発症後2週間以内のものであり，慢性下痢は発症後4週間以上持続しているものである．急性下痢の多くはウイルス感染や食事の刺激（冷たいものを飲んだ/食べた）によって起こり，速やかに自然治癒する．慢性下痢は器質的疾患（悪性腫瘍や炎症性腸疾患など）の可能性が高くなるので，原則として病院で検査が必要となる．一方，ほとんどの便秘は排便機能の不調（機能的便秘）であり，身体疾患（器質的便秘）は少ない．しかし，機能的便秘は除外診断であり，各種検査で器質的な異常が認められないことが前提条件となる．

表1 ブリストル便の形状スケール

1型	2型	3型	4型	5型	6型	7型
硬くてコロコロの兎糞状の（排便困難な）便	ソーセージ状であるが硬い便	表面にひび割れのあるソーセージ状の便	表面が柔らかいソーセージ状，あるいは蛇状の便	しわのある柔らかい半分固形の（容易に排便できる）便	ふにゃふにゃの不定形の小片便，泥状の便	水様で，固形物を含まない液体状の便

発生頻度の高い疾患

❶ 急性下痢

● **急性ウイルス性胃腸炎**：<u>ノロウイルス</u>や<u>ロタウイルス</u>が有名．ロタウイルスといえば小児の下痢と考えられているが，成人でも決して少なくない．いずれも経口感染であり，潜伏期は1〜2日程度である．**特徴的な症状は水様性下痢（典型的には「尿のような下痢」）と嘔吐であり，嘔吐が下痢に先行することが多い**．約半数で軽い発熱（<38℃）を認める．ほとんどの場合，数日の経過で急速に治癒する．

● **薬剤性下痢（重症偽膜性腸炎を除く）**：頻度の高い原因薬物として<u>抗菌薬</u>が挙げられる．正常細菌叢の死滅による腸内細菌叢が乱れるために起こるもので，通常は投与後数日から2週間ほど経ってから発症する軽症下痢である．より重症なものに**抗菌薬関連腸炎**があり，**急性出血性腸炎**と**偽膜性腸炎**が含まれる．急性出血性腸炎は腹痛と血性下痢を，偽膜性腸炎は発熱と下痢を起こす．後者の重症例は致死的となりうる（後述）．そのほか，α-グルコシダーゼ阻害薬，プロスタグランジン製剤，非ステロイド性消炎鎮痛薬，制酸剤，ジギタリス，抗がん薬など，下痢の原因となる薬剤

表2 便通異常を生じる代表的な疾患

分類		疾患
下痢	急性 （≦2週間）	感染性：ウイルス性（ノロウイルス，ロタウイルスなど） 　　　　　細菌性（ビブリオ，サルモネラ，病原大腸菌，カンピロバクターなど） 薬剤性：抗菌薬関連腸炎（急性出血性腸炎，偽膜性腸炎）， 　　　　　抗菌薬（腸内細菌叢の変化による）， 　　　　　その他（α-グルコシダーゼ阻害薬，制酸剤など） 炎症性：腹膜炎 アレルギー性：食物アレルギー，アナフィラキシー 心因性：急性のストレス，環境変化など
	慢性 （≧4週間）	感染性：アメーバ赤痢，寄生虫，腸結核 炎症性：炎症性腸疾患（潰瘍性大腸炎，クローン病），慢性膵炎 腫瘍性：大腸腫瘍（がん，悪性リンパ腫） 内分泌性：糖尿病，甲状腺機能亢進症 手術後：胃切除後，胆嚢摘出後，吸収不良症候群など 食事性：カフェイン，人工甘味料（キシリトールなど） その他：過敏性腸症候群
便秘	機能的	過敏性腸症候群，機能性便秘症，薬剤性便秘
	器質的	腫瘍性：大腸がん 内分泌性：糖尿病，甲状腺機能低下症，低カリウム血症，高カルシウム血症など 神経原性：パーキンソン病，脊髄損傷など 機械的閉塞：腸閉塞（腸閉塞は「急性」の便秘を訴える） 筋原性：アミロイドーシス，強皮症など 薬剤性：抗コリン薬など

は多い．下剤の乱用も下痢の原因として少なくない．

❷ 慢性下痢

● **過敏性腸症候群**（IBS）：**慢性的な腹痛と便通異常**を呈する疾患である．さまざまな要因が想定されているが，なかでもストレスの関与が大きい．便通異常のタイプによって，**下痢型**（下痢が主），**便秘型**（便秘が主），**混合型**（下痢と便秘を繰り返す）などに分けられる．生命予後に悪影響はないが，下痢型では生活の質（QOL）が大きく低下する場合がある．器質的疾患による下痢とは異なり，夜間に下痢のために眼が覚めることはない（睡眠中はストレスがない）．**下痢型は男性に多い**．

● **食事性下痢**：**人工甘味料**は高浸透圧性物質であり，水分を腸管内に保持するため，便が軟らかくなる．人工甘味料はさまざまなものに含まれており，摂取し続けると慢性下痢となる．下痢の程度は軽いことが多い．

❸ 機能的便秘

● **過敏性腸症候群**：**便秘型は女性に多い**．典型的には兎糞状のコロコロした固い便を排泄する．残便感（排便後も直腸内に残っている感じ）を伴うことも多い（腸の攣縮，蠕動運動の亢進により，便の輸送が障害される）．腹痛や腹部膨満感もよくみられるが，これらは排便によって軽快するのが特徴である．

● **機能性便秘症**：機能性便秘症は，**排便回数減少型**と**排便困難型**に分けられる．前者は，大腸の緊張と蠕動運動の低下が原因で，腹圧の低下も原因となり，高齢者に多い．後者は，直腸まで便が到達しても，直腸の排便反射が減弱するため便が出ない．習慣性便秘ともいわれ，排便を我慢する人に多く，下剤の乱用によっても生じる．原則として機能性便秘症といえば慢性であるが，広義の機能性便秘症には急性もありうる．旅行，職場移動，新学期など，急な環境変化によるストレスが引き起こす一過性便秘である．

● **薬剤性便秘**：多くの薬剤が便秘の原因となる．抗コリン薬，抗ヒスタミン薬，カルシウム拮抗薬，抗精神病薬，オピオイド，利尿薬などが重要である．

見逃してはいけない緊急性の高い疾患

❶ 急性下痢

- **腹膜炎**：腹部の管腔臓器の炎症や穿孔によって，胃液や糞便のような刺激物質が腹腔内に滲出すると腹腔内に感染と強い炎症を起こす．重症化によりショックや敗血症に至る．腹膜炎の **主症状は腹痛** であるが，これは持続的で振動によって増悪する体性痛である．骨盤内に生じた腹膜炎によって直腸が刺激されるとテネスムス（頻回の便意をもよおすが，排便量は少ない）を起こす．これを患者は下痢として認識する場合もある．

- **上部消化管出血**：上部消化管（食道，胃，十二指腸）からの出血は，口から吐出されれば吐血であるが，肛門から排泄されると **タール便** となる．**これは "海苔のつくだ煮" あるいは "コーヒー" 状の黒くて軟らかい便である．**上部消化管出血は吐血として認識されることが多いが，十二指腸潰瘍による出血は胃に逆流することなく肛門側に流出し，タール便のみとなる．タール便を "色の変わった下痢" と訴える患者もいる（特に高齢者）．動脈性の出血が起これば，ショックから死に至る．

- **細菌性大腸炎（重症例）**：大部分の細菌性大腸炎は自然治癒するか，抗菌薬治療によって速やかに治癒する．しかし，**腸管出血性大腸菌 O157** による大腸炎は，時に溶血性尿毒症症候群や脳症を合併して重症化することがあり，小児や高齢者では死亡例も散見される．経口感染後，約3〜5日の潜伏期を経て，下痢と強い腹痛で発症し，翌日には血性下痢となる．発熱は軽度のことが多い．また，**サルモネラやカンピロバクター** による大腸炎も一般的に予後良好であるが，免疫機能の低下している患者（ステロイド内服中など）や高齢者では敗血症を起こすことがある．ウイルス性腸炎と比較して，細菌性大腸炎は **腹痛が強く，高熱を呈し**（O157以外），**血性下痢を呈しやすい** のが特徴である．

- **偽膜性腸炎（重症例）**：抗菌薬投与による菌交代現象で増殖した *Clostridium difficile* が毒素を産生し，これが大腸に強い炎症を起こしたものである．炎症部に粘液，フィブリン，滲出物からなる「偽膜」が固着し，特徴的な内視鏡所見を呈することから偽膜性大腸炎と呼ばれる．**抗菌薬投与1〜2週間後に発熱，下痢，腹痛で発症** する．軽症例では軽い水様性下痢程度であるが，重症例では腸管穿孔や敗血症を起こして死亡することもある．長期入院の高齢者，重篤な疾患を有する患者，侵襲性の高い手術後の患者に発症すれば重症化しやすい．

- **アナフィラキシー**：何らかの外来性原因物質（アレルゲン）に被曝することによって誘発される，急性かつ全身性のアレルギー反応である．食物や薬物がアレルゲンとして重要である．**皮膚症状（皮膚の痒みや紅潮，顔面浮腫，蕁麻疹など）** だけで

なく，**呼吸器系，循環器系，消化器系にさまざまな症状**を伴う．重症例では血管拡張によるショックや喉頭浮腫による上気道閉塞が起こり，対処が遅れると死に至る．消化器症状として悪心・嘔吐，腹痛，下痢などが認められる．

❷ 器質的便秘

● **腸閉塞（イレウス）**：何らかの原因で小腸〜大腸の内容物の移動が妨げられた状態を腸閉塞（イレウス）という．腸管蠕動運動の低下が原因となることもあるが，通常イレウスといえば機械的閉塞（大きな腫瘍，異常な腸管の屈曲や捻じれなど）によるものを指す．**急性の排便・排ガスの停止**をきたし，これが「急性便秘」に相当するが，より顕著な症状は**腹痛と嘔吐**である．初期の腹痛は内臓痛であり，間欠的な痛みである．腸閉塞が解除されなければ，腸管の虚血や腸管内圧の上昇から穿孔が起こり，重篤な腹膜炎となることがある．腹膜炎となれば体性痛となり，痛みは持続的となる．最も多い原因は過去の開腹手術による腸管の癒着である．腸管の癒着は，そこを起点として急に小腸の異常屈曲や捻転を形成することがある．また，大腸に起こるイレウスは，ほとんどが大腸の進行がんによる．

その他の疾患

❶ 慢性下痢

● **炎症性腸疾患**：増悪と軽快を繰り返しながら慢性に経過する原因不明の腸管の炎症である．**潰瘍性大腸炎とクローン病**が含まれる．いずれも慢性の下痢を呈するが，潰瘍性大腸炎は血性下痢・血便が特徴である．一方，クローン病の下痢は血性のことは少ないが，発熱や体重減少などの全身症状を伴いやすい．

● **甲状腺機能亢進症**：甲状腺ホルモンは全身の代謝を亢進させるので，消化管の蠕動も亢進する．主な症状は動悸，発汗，体重減少などであるが，下痢を伴うこともある．

● **糖尿病**：慢性合併症として末梢神経障害は頻度が高い．自律神経が障害されると排尿障害，起立性低血圧，便通障害（下痢・便秘）を起こす．

❷ 器質的便秘

● **大腸がん**：便秘の原因となる大腸がんは進行がんである．**排便量の減少や便柱狭小などが慢性的に悪化**していく．腹部膨満感や血便を伴う（前述の「腸閉塞」も参照）．

● **甲状腺機能低下症**：主な症状は便秘のほかに，倦怠感，下肢のむくみ，食欲低下などがある．

● **糖尿病**：末梢神経障害による（前述の「糖尿病」を参照のこと）．

来局者からの情報収集と疾患推測

❶ 下痢または便秘と聞いたら思い浮かべること

ほとんどの急性下痢は一過性であり，予後良好である．しかし，頻度は高くないが致死的疾患を見逃してはならない（表3）．

環境変化（旅行や引っ越しなど）によって急に便秘になることはまれではない．このように原因が明らかなケースを除けば，急性の便秘に対しては，**常に腸閉塞を念頭**におかなければならない．

下痢も便秘も，亜急性〜慢性の場合は検査が必要となる．慢性の下痢は何らかの器質的疾患が隠れている可能性が高い．一方，ほとんどの慢性便秘では，原因となる器質的疾患は認められない．過敏性腸症候群は慢性の下痢あるいは便秘の原因として頻度が高いが，その診断には器質的疾患の除外が必須であるため，消化管の精密検査が必須である．

❷ 患者から自覚所見を聴取する

急性下痢における基本情報は**下痢の性状**である．黒色であれば**タール便**，ピンク色であれば**血性下痢**の可能性がある．大量の**水様性下痢**，典型的には「尿のような下痢」であれば，原因は急性ウイルス性胃腸炎だと推定される（小腸は水分吸収の主座であり，また急性に小腸の水分吸収を阻害するものはウイルスであることが多い）．

消化管の急性感染症を疑う場合は，過去数日の**食事内容を聴取**する．海産魚介類や鶏肉などは，細菌性下痢の原因菌として重要である．しかし，現実的には，食事内容から原因疾患が特定できることは多くない．

全身状態の把握も重要である．**高熱を伴う急性下痢は，炎症が消化管から全身に波及しつつあり，全身状態が悪いことを示唆している．**慢性下痢に伴う体重減少や微熱も全身状態不良を意味する．全身状態に問題があると判断されれば受診勧奨が必須である．

表3 便通異常を生じる頻度の高い疾患と見逃してはいけない緊急性の高い疾患の代表例

	よくある疾患	見逃してはいけない緊急性の高い疾患
下痢	急性ウイルス性腸炎，過敏性腸症候群，薬剤性下痢	アナフィラキシー，腹膜炎，上部消化管出血，細菌性大腸炎（腸間出血性大腸菌 O157），重症偽膜性腸炎
便秘	機能性便秘症，過敏性腸症候群，薬剤性便秘	腸閉塞

急性の便秘では**排ガスの有無**を確認する．排ガスもないようであれば腸閉塞の可能性が高くなる．腸閉塞であれば，通常は嘔吐，腹部膨満感，腹痛を伴う．開腹手術の既往があれば，さらに可能性が上昇する．

便秘が慢性であれば，**大腸がんの除外が最も重要**となる．進行性で便柱狭小や血便を伴う場合は大腸がんの疑いが強くなる．一方，労作時の倦怠感を伴う場合は，全身性疾患（糖尿病や甲状腺機能低下症など）に伴う便秘を疑わなければならない．

❸ 代表的疾患を見分ける特徴的な情報（LQQTSFA）

下痢と便秘を呈する疾患の特徴を LQQTSFA に沿ってまとめた（**表4，5**）．既往歴や内服歴も重要であり，**開腹歴**のある患者の便秘と，**免疫の低下している患者**（重症糖尿病，透析中，免疫抑制薬内服）の下痢は重症疾患の可能性が高くなる．

表4 代表的疾患の下痢の特徴（LQQTSFA）

	症状の特徴	疑われる疾患
部位 （Location）	——	——
性状 （Quality）	水様性下痢	急性ウイルス性胃腸炎
	黒色軟便（タール便）	上部消化管出血（特に十二指腸潰瘍）
	血性下痢	細菌性大腸炎，炎症性腸疾患（潰瘍性大腸炎）
	量の少ない軟便	腹膜炎，アナフィラキシー
程度 （Quantity）	大量・頻回	急性ウイルス性腸炎（水様便）
	少量・頻回	腹膜炎，アナフィラキシー
時間と経過 （Timing）	慢性・持続〜増悪性	糖尿病，甲状腺機能亢進症
	慢性・反復性	炎症性腸疾患，過敏性腸症候群
状況 （Setting）	特定の食事・飲料摂取	食事性下痢
	入院中の高齢者	偽膜性腸炎
	薬剤の内服	アナフィラキシー，薬剤性下痢
寛解・増悪因子 （Factor）	就寝後に消失	過敏性腸症候群
随伴症状 （Associated manifestation）	高熱	細菌性大腸炎，偽膜性腸炎（重症）
	蕁麻疹	アナフィラキシー
	体重減少	炎症性腸疾患（クローン病），甲状腺機能亢進症
	強い腹痛	腹膜炎，細菌性大腸炎

❹ 他覚所見を収集する（身体所見，フィジカルアセスメントなど）

　急性下痢の患者が明らかにぐったりしている場合は，バイタルサインの測定を行うことが望ましい．血圧が低めで脈が速い場合は，出血性ショック（消化管出血），アナフィラキシーショック，あるいは高度の脱水状態の可能性がある．急性下痢に腹痛を伴う場合は，腹膜刺激症状を確認する．**患者に咳をしてもらい，腹痛が増悪するようであれば腹膜炎を疑う（咳試験）．**

❺ 原因を鑑別・推測する

　以上の要点をアルゴリズムとしてまとめた（p.120〜123）．急性下痢は安易に急性胃腸炎だと判断せずに，必ず緊急性の高い疾患を除外することが大切である．また，便秘に対しても習慣性便秘と決めつけることなく，特に腸閉塞や大腸がんを見逃さないようにしたい．

表5　代表的疾患の便秘の特徴（LQQTSFA）

症状の特徴		疑われる疾患
部位 （Location）	——	——
性状 （Quality）	兎糞状の排便	過敏性腸症候群
	便柱狭小	大腸がん
程度 （Quantity）	排便・排ガスの完全停止	腸閉塞
時間と経過 （Timing）	慢性・増悪性	大腸がん
	慢性・反復性	過敏性腸症候群
	慢性・持続性	機能性便秘症，薬剤性便秘，甲状腺機能低下症，糖尿病
状況 （Setting）	薬剤の内服	薬剤性便秘
	急激な環境変化・ストレス	機能性便秘症（急性）
寛解・増悪因子 （Factor）	——	——
随伴症状 （Associated manifestation）	血便	大腸がん
	腹痛・嘔吐	腸閉塞
	体重増加	甲状腺機能低下症

⚠ 来局者に対する判断と対応

▌緊急性の高い・重症度の高い疾患

❶ 下痢

　緊急性や重症度の高い急性下痢は強い受診勧奨が必要だが, **表3**で「見逃してはいけない緊急性の高い疾患」として挙げられたアナフィラキシー, 腹膜炎, 上部消化管出血, 細菌性大腸炎（重症）, 重症偽膜性腸炎などは, 緊急受診して救急対応を要する重篤な疾患で, 家族, 医療機関にすぐ連絡し, 場合によっては救急車を呼ぶ必要もある.

❷ 便秘

　腸閉塞は, 緊急性や重症度の高い器質的便秘で, 緊急受診して救急対応を要する重篤な疾患であり, 家族, 医療機関にすぐ連絡し, 場合によっては救急車を呼ぶ必要もある.

▌頻度の高い疾患

❶ 急性下痢

● **急性ウイルス性胃腸炎が疑われる場合**：生菌（ビフィズス菌, ラクトミン, 乳酸菌など）配合の整腸剤を推奨する. ノロウイルス感染などが疑われる重症時には, 受診勧奨する.

● **薬剤性下痢（重症偽膜性腸炎除く）が疑われる場合**：原因と思われる薬物を服用しているときには, 原則として薬剤の中止を指導するとともに受診を勧奨する. また, 下剤の乱用が原因と思われるときには, 正しい服用方法の指導と, 症状によっては, 生菌配合の整腸剤, 消化酵素配合の整腸剤を推奨する.

❷ 慢性下痢

● **過敏性腸症候群が疑われる場合**：腸管運動抑制成分（ロペラミド塩酸塩, ロートエキスなど）, 収れん成分〔タンニン酸アルブミン（注：ロペラミド塩酸塩との併用, 牛乳アレルギー）など〕含有の止瀉薬を推奨するとともに, 生菌（ビフィズス菌, ラクトミン, 乳酸菌など）配合の整腸剤の併用を推奨し, 食生活の改善やストレス解消などの生活指導も合わせて行う. 腸管運動を調整・正常化するトリメブチンマレイン酸塩が過敏性腸症候群の改善を目的としたOTC薬として発売されたので試みてもよい.

● **食事性下痢が疑われる場合**：まず, 原因と思われる物質の摂取を中止するように食

事指導を行う．時に，収れん成分含有の止瀉薬を推奨する．また，生菌（ビフィズス菌，ラクトミン，乳酸菌など）配合の整腸剤，消化酵素配合の整腸剤の併用も推奨する．

❸ 機能的便秘

● **過敏性腸症候群が疑われる場合**：食生活の改善，水分の摂取などの生活指導を行う．症状が改善されないときには，トリメブチンマレイン酸塩や塩類下剤（マグネシウム塩類，硫酸ナトリウムなど）を推奨する．

● **機能性便秘症が疑われる場合**：急性の一過性便秘と考えられるときには，まず，ストレス解消などの生活指導を行う．症状が改善されないときには，塩類下剤（マグネシウム塩類，硫酸ナトリウムなど）を推奨する．また，慢性便秘と考えられるときには，食生活の改善，水分の摂取や運動不足解消などの生活指導を行う．症状が改善されないときには，弛緩性便秘では塩類下剤（マグネシウム塩類，硫酸ナトリウムなど）や膨潤性下剤（カルメロース，プランタゴ・オバタなど）を推奨する．症状によっては，刺激性下剤（ビサコジル，ピコスルファート，ダイオウ，センナなど）を短期間用いる．
直腸性便秘では，排便の習慣をつけるように心がけるよう指導し，塩類下剤のほか，排便を誘発する坐薬や浣腸を用いる．

● **薬剤性便秘が疑われる場合**：原因と思われる薬物を服用しているときには，処方の再検討のために受診を勧奨する．

その他の疾患

❶ 慢性下痢

● **炎症性腸疾患，甲状腺機能亢進症，糖尿病が疑われる場合**：医療機関での精密検査と原疾患の治療が必要なため，強く受診勧奨することが望まれる．

❷ 器質的便秘

● **大腸がん，甲状腺機能低下症，糖尿病が疑われる場合**：医療機関での精密検査と原疾患の治療が必要なため，強く受診勧奨することが望まれる．

⊕ 症例への対応

60歳代　女性

14時過ぎにかぜ薬と下痢止めを求めて来局した.（いつから?）3日前から上腹部がシクシクと痛く,37℃台の熱があったのでかぜ薬をのんでいたが,微熱が持続し,腹痛が右下腹部へ移動し強くなった.昨夜から,4,5回トイレに行きたくなり,その都度量は少ないが軟らかい便が出る.咳をすると,おなかがよじれるように痛む（振動で悪化する腹痛?）.かぜをこじらせたと思うので,強いかぜ薬と,寝不足になるので夜だけでも便が出ないようにする薬が欲しい.

表6 症例1から得られた情報

	症状の特徴			症状の特徴
L	──	T/S	昨夜から増悪
Q	少量・軟便	F	咳で増悪
Q	頻回（一晩に4,5回）	A	3日前から腹痛（右下腹部に移動）,微熱（37℃台）

　この患者は,緊急性の高い急性の下痢が強く疑われる.大量の水様性下痢ではないので,急性ウイルス性胃腸炎は否定的である.発熱と右下腹部痛があり,咳をすると腹痛が増悪することから（表6）,急性虫垂炎で腹膜炎を併発している可能性がある.緊急の医療機関受診を勧める.

2 70歳代　男性

16時過ぎに便秘薬を求めて来局した.（いつから？）3ヵ月ほど前から便は出るが,細く出きった感が得られず,浣腸をしても出ない.特に苦しいわけではなかったが,次第に便秘と腹部膨満感が強くなったような気がする（進行性？）.便の表面に血液がついていることもある.昨夜のテレビで宿便は体に悪いといっていたので,宿便をとる薬が欲しい.健診はここ数年受けたことがない.

表7 症例2から得られた情報

	症状の特徴		症状の特徴
L	――	T/S	3ヵ月前から,次第に増強
Q/Q	便柱狭小,便の表面に血液	F	――
		A	腹部膨満感

　この患者は,高齢,便が細い,次第に増強,表面に血液が付着するなど（**表7**）大腸がんの可能性を除外することができない.早急の受診を勧める.

（佐仲雅樹／大石和美）

参考文献

・佐仲雅樹：薬剤師のトリアージ実践ガイド 第2版.丸善出版,2020.
・金城光代ほか編：ジェネラリストのための内科外来マニュアル 第2版.医学書院,2017.
・日本消化器病学会関連研究会,慢性便秘の診断・治療研究会：慢性便秘症診療ガイドライン.南江堂,2017.

9 動悸・心悸亢進

●動悸・心悸亢進の臨床判断アルゴリズム

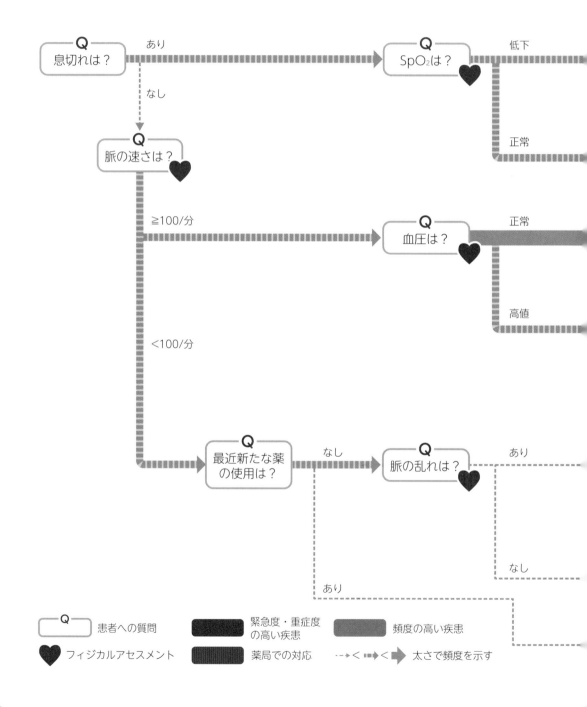

凡例

Q 患者への質問	緊急度・重症度の高い疾患
フィジカルアセスメント	薬局での対応
	頻度の高い疾患
	--‣ < ⇢ < ➡ 太さで頻度を示す

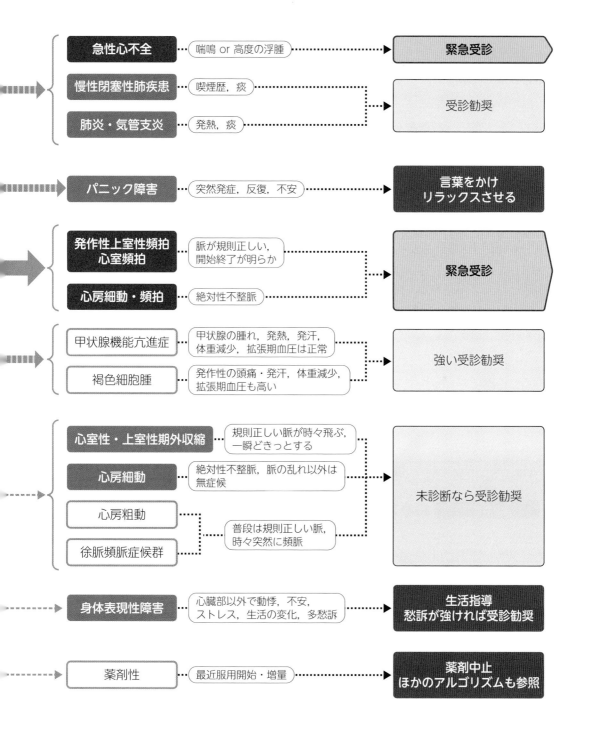

　動悸とは，通常胸部の拍動感を感じる状態を指す．心悸亢進は動悸と区別される場合もあるが，明確な定義もないため，本項では区別せず扱うことにする．動悸は普通，心臓の鼓動が速く感じられる状態と考えられているが，患者の「動悸がする」「心臓がどきどきする」という訴えには，脈拍が速いものと，脈拍は速くないが，強く感じられるものが含まれる．前者は心拍数の増加を伴うが，後者は徐脈や期外収縮のような不整脈，心因性などであることが多い（図1）．

　脈拍の増加や不整脈は，心拍数増加やリズムの異常を伴うが，その引き金が心臓外にあることも多い．心電図などにより心疾患が除外された場合には，むしろ動悸はほかの症状・所見の随伴症状と考え鑑別を行い，脈拍数は重症度を示すバイタルサインであると考えた方がよい場合も多い．

　逆に動悸と切っても切れないのが不整脈であるが，重症不整脈の多くは失神や心停止の状態で発見される．特に致死性不整脈の多くは短時間で意識消失に至るため動悸を含めた胸部症状を訴えない．薬剤性心電図異常の代表格である QT 延長症候群も，有症状患者は多い報告でも 1〜2 割であり，動悸の聴取が脈拍の確認や心電図の所見を代用で

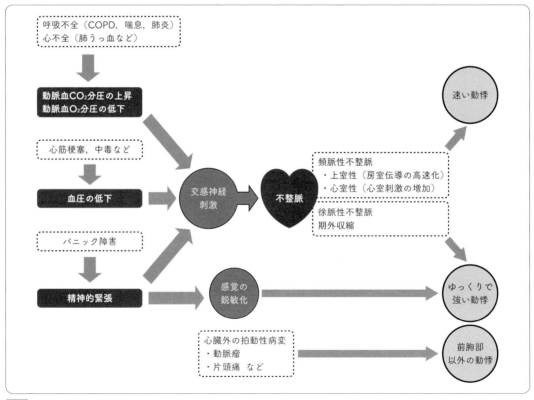

図1 動悸の成り立ち

きるものではないことを理解しておくべきである．

動悸を生じる代表的疾患を**表1，2**に示す．

発生頻度の高い疾患

❶ 期外収縮

- **心室性期外収縮**：「脈が飛ぶ」「脈が欠ける」と表現される．どきっ，と**時々強い脈**を感じ，脈を触れてみると**脈が欠けている**，ということが多い．正常リズムの心拍の中に，1拍正常より早いタイミングで不整脈が現れ（期外収縮），この1拍は弱いため触知しない，その次の1拍はもともとのタイミングで収縮が現れ，この1拍を強く感じる．この不整脈による動悸感は**頻脈でなくとも感じられる**．これ以外に症状がない場合，ほとんどの場合治療は必要ない．
- **上室性期外収縮**：おおむね心室性期外収縮と同様の症状，所見を呈する．厳密には期外収縮により洞結節がリセットされるため，基本調律は期外収縮の前後でずれることになるが，脈の触診で区別するのは困難である．やはりほかに症状がない場合は治療の意義は薄い．

表1　動悸を生じる代表的な疾患

分類		疾患
不整脈	上室性	上室性期外収縮，心房細動，心房粗動，発作性上室性頻拍
	心室性	心室性期外収縮，心室頻拍
	房室リエントリー	WPW症候群，LGL症候群
	徐脈性	房室ブロック，洞不全症候群
心肺機能異常		心不全，慢性閉塞性肺疾患，肺塞栓症
感染症とその他炎症		肺炎，気管支炎，その他の発熱性疾患
内分泌異常		甲状腺機能亢進症，褐色細胞腫
薬剤性		カフェイン，エフェドリン含有薬，降圧薬，血管拡張薬，血糖降下薬など
心因性		パニック障害，身体表現性障害

表2　動悸を生じる頻度の高い疾患と見逃してはいけない緊急性の高い疾患の代表例

よくある疾患	見逃してはいけない緊急性の高い疾患
● 心室性期外収縮 ● 心房細動 ● パニック障害 ● 身体表現性障害	● 心不全 ● 心室頻拍 ● 房室ブロック ● 慢性閉塞性肺疾患

❷ その他の不整脈

- **心房細動**：脈拍に基本調律がなく，**間隔がバラバラ**である．このような脈は絶対性不整脈と呼ばれる．普段は洞調律で，時々心房細動となる発作性心房細動と，普段からの持続性心房細動がある．時に**頻脈**となり動悸感が出現するほか，**左房内血栓に伴う脳梗塞**を発症することがあり，予防的ワルファリン投与の適応となる．治療は脈拍数のコントロール，左房内血栓形成とそれに伴う塞栓症の予防であり，一部症例では除細動も考慮する．
- **発作性上室性頻拍**：突然に開始，突然に終了する動悸発作として患者に表現される発作性の頻拍発作．脈拍数は速いが脈の間隔は通常一定であること，発症と終了が明確で，例えば時計が目の前にあれば何時何分何秒から何時何分何秒といえる程度である．カテーテルアブレーションの適応となる．

❸ 心因性の動悸

- **パニック障害**：何も引き金がないのに，時々動悸，呼吸数の増加，ふるえと不安感などを呈する疾患．典型的には電車の中など，誰の助けも得られない状況で起こる（広場恐怖）．
- **身体表現性障害（過換気症候群など）**：ストレスを受けたときに身体症状を発する疾患．身体表現性障害の典型的な訴えは疼痛，胃腸症状，性器症状，偽神経学的症状であるため，一群の疾患の中で動悸は頻度の多い訴えではないが，本人は症状があるのに精査にて何の所見も得られない一群の患者が存在する．ストレスによる増悪がみられるが，生活指導や薬物療法を強制すると，次に新たな症状が現れることがよくあるため，ある程度本人の疾患理解に介入を合わせていく必要がある．背景に身体疾患がないこと，もしくは症状の程度が現存する疾患で説明できないことの確認が必要である．

見逃してはいけない緊急性の高い疾患

❶ 心不全

- **急性心不全（うっ血性心不全）**：体液量の増加または心臓のポンプ機能不全のため，代償性に脈拍数の増加をきたす．特に左心不全がある場合には肺うっ血による低酸素のため，喘鳴，呼吸困難などの呼吸不全と高度の頻脈をきたす．右心不全を伴うと浮腫を生じる．救急搬送が必要なのは意識障害がある場合と頻呼吸の場合である．労作時呼吸困難を認めるとき，これまでに診断・治療がなされていない場合は早期の受診を促すべきである．

● **慢性心不全**：高血圧，心筋梗塞後，弁膜症，心筋症など，さまざまな疾患の結果として恒久的に心機能が低下した状態．重症度は運動耐用能で NYHA 分類により示される．酸素運搬能に応じて，労作時を中心に頻脈が出現する．通院中の患者が多いが，塩分制限を指導し，急激に増悪する場合，呼吸困難を伴う場合には急性心不全に準じて対応する．

❷ 心室性不整脈

● **心室頻拍**：通常発作性の頻脈発作であり，発作性上室性頻拍と同様に，突然に開始，突然に終了する動悸で，脈の間隔は一定という症状になる．基礎疾患に陳旧性心筋梗塞や心筋症などの心筋障害があり，心筋内部にリエントリー回路が形成されているために起こる．原因が心室にあるため，心停止となるリスクが高いが，初発で発作性上室性頻拍と区別することは困難である．

● **房室ブロック**：「脈はゆっくりだが，時々どっきんどっきんと鼓動を感じる」という動悸の訴えで受診することがあるが，多くは失神発作で発見される．高度房室ブロックではペースメーカーの植え込みが必要となる．

❸ 肺疾患

● **慢性閉塞性肺疾患（COPD）**：呼吸不全に伴う頻脈を認める．喫煙が原因であり，痩せていることが多い．慢性の咳，痰，労作時呼吸困難が徐々に進行する．呼吸器感染症により急性増悪することがある．診断，治療率が低い疾患であり，COPD が疑われ，頻脈を伴う場合は重症の可能性があり，早急な受診を促す．

❹ 動脈瘤

● **腹部大動脈瘤**：腹部の拍動性の腫瘤となる．拍動を自覚することがあり，動悸として訴えられる場合がある．破裂すると死亡リスクが極めて高い．

▌ その他の疾患

❶ その他の不整脈

● **洞不全症候群と徐脈頻脈症候群**：洞房結節からの信号が出ず，徐脈となったり一時的に洞停止となる疾患群．徐脈もしくは失神発作として発見される．発作性頻脈性不整脈を合併すると，その後に徐脈となり意識消失する．このような状況を徐脈頻脈症候群と呼んでいる．必要に応じペースメーカーの植え込みが行われる．

- **心房粗動**：心房内リエントリー回路により，心房が300回/分前後のペースで規則的に興奮している状態．通常は房室結節での遅延により4：1伝導となり，脈拍数は75回前後，整となり，一見正常である．房室結節の興奮性が変化すると，突然2：1伝導となり，脈拍数150前後の頻拍となる．

❷ 貧血

貧血患者では酸素運搬能の低下により，労作時の動悸と呼吸困難，全身倦怠感を呈することがある．若年女性では鉄欠乏性貧血が多いが，貧血は多くの種類があり，また多様な疾患（消化性潰瘍，がん，白血病，腎不全など）に伴って生じる．

❸ 内分泌異常

- **甲状腺機能亢進症**：収縮期高血圧と頻脈となる．バセドウ病，プランマー病など，いくつかの疾患が含まれる．甲状腺の腫脹，発熱，発汗，体重減少が認められる．
- **褐色細胞腫**：副腎皮質のアドレナリン産生腫瘍である．収縮期，拡張期とも高値の高血圧と頻脈，頭痛，発汗，パニック症状，体重減少などが生じる．多くの症状は，腹部圧迫や前屈姿勢などで誘発される．

❹ 低血糖

低血糖時にはしばしば動悸や発汗がみられる．血糖上昇ホルモンの多くが脈拍数増加作用をもつ．糖尿病のほか，胃切除後のダンピング症候群などでもみられる．

❺ 薬剤性

頻脈をきたす薬剤，不整脈をきたす薬剤は多数ある．最近開始された薬剤から順に原因を考えていく．症状や病型は，薬剤性以外のいずれかの疾患に近いものになるため，原因薬を推定するためにはアルゴリズムをたどって推測される病型も参考になる．対応時の脈拍が正常でも，QT延長症候群のように，心電図がないと診断がつきにくい場合もあるため，催不整脈性のある薬剤には注意する．

❻ 感染症

一般に肺炎，気管支炎などの感染症では発熱に伴う頻脈を呈する．一方，感染性心内膜炎では，血圧低下による頻脈のほか，刺激伝導系障害による徐脈がみられることもある．

来局者からの情報収集と疾患推測

❶ 動悸と聞いたら思い浮かべること

　動悸の鑑別は幅広いが，前胸部以外での動悸感のほとんどは心臓由来ではないため（腹部大動脈瘤，片頭痛など），部位ごとに鑑別する．一方，不整脈の鑑別を心電図のない状況で行うのは非常に困難である．一過性の意識消失や，バイタルサインの異常など，致死的な不整脈や呼吸不全，心不全を疑うエピソードがある場合には，早急な受診勧奨が必要となる．

❷ 患者から自覚所見を聴取する

　始めに動悸の部位を確認し，前胸部以外の動悸を区別する．また，訴えが強い場合，意識障害がある場合には，可能な限りバイタルサインを同時にとるようにする．

　前胸部での動悸では最初に心原性を考える．拍動の速さと強さ，リズムが鑑別上重要である．速ければ頻脈性不整脈を，遅ければ徐脈性不整脈を，時々脈が欠けその後に強い拍動を感じるのであれば期外収縮を念頭におく．また，脈のリズムがバラバラである場合には心房細動の可能性が高い．常にそのような状態であるのか（持続性），時々そうなるのか（発作性）も重要な情報である．労作時のみに起こるものでは，運動誘発性不整脈以外に，肺炎・COPD など，血中酸素の低下などが脈拍数を上げている可能性を考える必要がある．軽症の心不全による肺うっ血も同様である．随伴症状では失神やめまい，呼吸困難感，発熱などに注意する．

❸ 代表的疾患を見分ける特徴的な情報（LQQTSFA）

　代表的疾患の動悸の特徴を LQQTSFA に従って，表3 に整理する．疾患を絞り込む「トドメの質問・情報」にもなる各疾患の動悸の特色を確認してほしい．

❹ 他覚所見を収集する（身体所見，フィジカルアセスメントなど）

　脈をとり，不整脈のパターンと脈拍数を確認する．触診上，基本調律＋1拍のずれまたは欠失である期外収縮と，基本調律がない絶対性不整脈は鑑別可能である．また，頻脈または徐脈であることは原因疾患を絞るのに有用である．血圧低下の有無が重症度の判断に役立つとともに，血圧・脈拍がともに上昇または低下する場合には重大な疾患の存在を示唆する．そのほか，意識レベルや浮腫などは原因や重症度の判定に役立つ．頻脈に比べ，徐脈は患者の動悸としての訴えが強くなくとも注意する必要がある．意識消失の経験がある徐脈患者で未診断の場合は積極的に受診勧奨すべきである．

表3 代表的疾患の動悸の特徴（LQQTSFA）

症状の特徴		疑われる疾患
部位 （Location）	前胸部	不整脈全般，二次性（呼吸不全など）
	腹部	腹部大動脈瘤
	側頭部	片頭痛，側頭動脈炎など（p.24，頭痛のアルゴリズムを参照）
性状 （Quality）	頻脈	二次性（呼吸不全を呈する疾患，心不全，過換気症候群など），発作性上室性頻拍，心房粗動，心房細動，心室頻拍
	徐脈	房室ブロック，洞不全症候群
	ドキンとする	上室性期外収縮，心室性期外収縮
程度 （Quantity）	強い	急性心不全，心室頻拍，心房粗動，心房細動，心室頻拍
	弱い	徐脈性不整脈（房室ブロック，洞不全症候群など），上室性期外収縮，心室性期外収縮
時間と経過 （Timing）	突然	発作性上室性頻拍，心室頻拍，パニック障害
	持続	身体表現性障害など
状況 （Setting）	安静時でも	発作性不整脈，徐脈性不整脈
	安静時の方が	期外収縮，身体表現性障害
	きっかけ	薬物使用後（薬剤性），ストレス（パニック障害，身体表現性障害）
寛解・増悪因子 （Factor）	労作	貧血，呼吸不全を呈する疾患
随伴症状 （Associated manifestation）	息切れ	慢性閉塞性肺疾患，肺炎，貧血，過換気症候群
	失神・めまい，倦怠感	徐脈性不整脈（房室ブロック，洞不全症候群など）
	発熱	肺炎

❺ 原因を鑑別・推測する

　動悸を訴える患者との面談で得られた情報（LQQTSFA など）から，原因疾患を鑑別・推測するためのアルゴリズム例を p.136 に示す．動悸の鑑別にはある程度フィジカルアセスメントが必要となるが，不能の場合には，代替可能な質問で代用する（例：SpO₂ 低下→呼吸困難感，脈の速さを患者に報告してもらう，など）．ある程度まで推測できたら，アルゴリズム例中に記載した「トドメの質問・情報」を確認し，総合的に判断すべきであり，また，限られた情報で一疾患に絞り込む必要はない．

⚠ 来局者に対する判断と対応

▌緊急性の高い・重症度の高い疾患

　薬局には動悸・息切れの対症薬として，いわゆる「気つけ薬」として昔から利用されてきた救心®や六神丸などの OTC 薬が多く存在する．それらは，牛黄，麝香，蟾酥などの生薬を成分とした民間薬であるが，高齢者などは，これを多用している場合がよくみられる．これらの民間薬はあくまで「頓服」で症状をとることが目的であり，服用を長期間継続している場合は，重篤な疾患の異常を知らせるサインである可能性が高いこと，心臓や肺などの原因疾患を治療するものではないことをよく説明すべきである．

- **不整脈や虚血性心疾患，心不全など**：心原性の動悸や息切れは，その症状が軽い状態でも必ず受診勧奨することが必要である．心臓の疾患は OTC 薬で対応すべき疾患ではなく，むしろ症状が軽い状態で薬剤師による受診勧奨ができれば，非常に有益な指導となりえる．

- **慢性呼吸器疾患や肺塞栓症など**：呼吸器疾患に起因すると考えられる動悸や息切れも原則として薬剤師が対応すべき疾患ではなく受診勧奨が必要である．循環器や呼吸器の疾患に起因する動悸・息切れは，「胸の痛み」や「呼吸の苦しさ」を訴えることが多い．少し休養しても症状が改善しない場合は，ただ受診勧奨するだけでなく，直接医療機関に連絡をとるなど，患者を放置しないことが重要である．「酸素飽和度」や「血圧」の測定が可能であれば，その緊急性が特定しやすい．

- **甲状腺機能亢進や貧血による動悸・息切れ**：突然発現することはほとんどなく，予兆が続いて徐々に重篤になり繰り返していることが多いので，問診で「治療歴」「服用薬」などとともに「最近の状態」をよく聞きとり，原因に思い当たれば，やはり受診勧奨をすることが必要である．甲状腺機能亢進は通常の健康診断などで見つかることが少なく，「頻脈」や「多汗」「全身倦怠」「体重減少」などがみられるようなら，すぐに受診して検査を勧める．貧血によると思われる場合も単に鉄分補給剤を勧めることに留めず，受診して原因疾患がないか確認するよう指導する必要がある．

　動悸・息切れは，特に重篤な疾患がなくても，過労や急な激しい運動，睡眠不足，過度の喫煙や飲酒，コーヒーや栄養ドリンクの飲み過ぎなど生活上の要因で循環器や呼吸器に負担をかけて現れることが多い．また，肥満や更年期障害など体質の変化に起因することもある．特に加齢による身体機能の低下や体力の低下に伴い，一層起こりやすくなる症状でもある．これらの要因で起こる動悸・息切れはまずは十分な休養と規則正しい生活，バランスのよい食事を摂ることを指導することが大切である．

　OTC薬の中には，前出の民間薬以外にも動悸や息切れの効能をもつものがあるが，これらはビタミンEやユビデカレノン（コエンザイムQ10）などのビタミンや補酵素を主成分とするもので，積極的に原因疾患を治療するものではない．しかしながら，例えばコエンザイムQ10は心機能改善効果に肯定的な根拠があるとの評価も提示されており，生活改善が容易にできない場合などは，これらのビタミン剤やサプリメントの補助的な服用を勧めて，QOLの改善とともに，動悸や息切れの原因となる生活習慣の改善を意識させることも薬剤師の指導の中で活かしていくとよい．

● **過度のストレスや緊張，急激な温度変化などによる自律神経の乱れ，あるいは不安神経症など精神的な原因で動悸・息切れが起こっている場合**：生活に支障があるほど症状がひどい場合は当然受診勧奨を行うが，患者が何か薬局での対応を求める場合は，ビタミン剤やサプリメント（ビタミンE，ビタミンB_1，ビタミンB_{12}，コエンザイムQ10）などの服用を試してもよい．

● **特に原因疾患が見当たらない動悸・息切れが長く続く場合**：漢方薬による対応も視野に入れてよい．動悸・息切れを含む症候群に用いられる漢方薬は，冷え症や，めまい，頭重感を伴うような場合は，苓桂朮甘湯，当帰芍薬散，真武湯など，不安や気鬱傾向がある場合は柴胡加竜骨牡蠣湯など，加齢による体力低下に伴う場合は八味地黄丸などが用いられる．

● **喘息や花粉症などのアレルギー体質の場合**：その服用薬の副作用によって動悸が発現する場合もあるが，症状が適切にコントロールされていないために咳や鼻水などで呼吸が十分にできず発生している場合もある．「現在治療中の疾患」「服用薬」などを詳細に問診し，喘息の治療を受けている患者やアレルギー体質，特に小児についてはよく状態を確認して対応すること．

その他

● **薬剤性の場合**：服用している医薬品の副作用によって動悸・息切れが現れる例は多い．喘息治療に用いられる「β刺激薬」「抗コリン薬」は頻脈とともに動悸がひどくなることが多くみられる．抗血栓薬で連用するシロスタゾールなども頻脈と動悸の副作用がみられる．高血圧の治療薬である「β遮断薬」や「カルシウム拮抗薬」などでも動悸が副作用としてみられる．甘草あるいはグリチルリチンを含有する医薬品により生じる偽アルドステロン症においても自覚症状として全身倦怠や口渇などとともに動悸があげられる．薬局で最も多く対応する必要があると思われるのは，糖尿病治療薬による「低血糖症状」であろう．脱力感，息切れ，冷や汗など低血糖症状のシグナルとしての動悸も見落としてはいけない．

医療用医薬品だけでなく，OTC薬の中にも動悸の副作用のみられるものがある．カフェインを多く含む眠気防止薬，ジフェンヒドラミンを主成分とする睡眠改善薬，テオフィリンやジプロフィリンを含む咳止め，ニコチンを含む禁煙補助薬などは注意を要する．

医薬品の副作用による動悸は，その原因薬物が特定できればそれを減量あるいは中止する必要があることは言うまでもない．薬剤師は患者の薬物療法全般に責任をもつ専門家として，服薬指導や健康相談時に「患者の治療の状況」や「使用薬」などをしっかり把握し，その症状と使用薬全般の情報に常に目を配る必要がある．また，低血糖時の対応など，副作用と思われる症状が出現したときの対処法についても予め患者に十分伝えておくことが肝要である．

⊕ 症例への対応

例として，症例1，2を示す（**表4**）．

 50歳代　男性

仕事中に急に動悸がひどく息切れがして調子が悪くなってきたと来局した．高血圧と脂質異常症の治療薬を服用している．今朝は薬をのみ忘れたが，特に異常を感じていなかった．最近仕事が忙しく疲れが溜まっての不調ではと薬局に相談に来た．薬局でしばらく休憩していたが，呼吸がだんだん苦しくなり，頻脈，胸の痛みや冷や汗がひどくなり，乾いた感じの咳も出るようになって立っていられないくらいになってきた．

休んでいても呼吸困難や頻脈がおさまらずむしろひどくなる状況では，急性の心不全の疑いもあり，店頭でも緊急の対応が必要になる．まずはベルトなどを緩めて息をしやすい姿勢をとってもらい，継続的に話しかけるようにする．酸素飽和度や血圧が測定できれば，さらに緊急度が判断しやすい．会話も途切れてくるようなら救急車を呼ぶなどの救急対応を行う．少し調子が戻っても勤務先あるいは家族への連絡を行い，具体的に医療機関への受診を強く勧めて放置しないことが必要である．

症例のような場合，一過性に改善する場合もあるが，心不全の背景に高血圧による急性増悪のほか，急性心筋梗塞，気管支喘息，大動脈瘤の切迫破裂，急性大動脈解離など，致命的な状態の関与も疑われる．

症例2 **60歳代　女性**

薬局へよく買い物に来る方で，近くのクリニックからの糖尿病の処方箋も調剤している．この1週間くらい疲れがひどく，時々だが脈が速くなるような動悸・息切れが激しくて気になる．元気が出るような栄養剤で糖尿病でも服用できるものを求めて来局した．食事には気をつけているが，特に最近少ないというわけでもなく，急に仕事が忙しくなったり運動量が増えたというわけでもない様子．調剤の薬歴を確認したところ，10日前に糖尿病の薬が増量になっていたことが判明した．

表4　症例から得られた情報

	情報	症例1	症例2
症状	L：部位	胸部	胸部
	Q：性状	頻脈	脈が速い
	Q：程度	立っていられない	軽度だが生活に支障あり
	T：時間と経過	急性，だんだん症状がひどくなっている	持続的（1週間くらい）
	S：状況	高血圧，脂質異常症治療中	糖尿病治療中
	F：寛解・増悪因子	仕事が忙しくなってきた	糖尿病薬の増量
	A：随半症状	息切れ，胸痛，冷や汗，空咳	（繰り返す）倦怠感，息切れ

　糖尿病治療薬による低血糖が疑われる．相談者には調子の悪いときに糖分，できればブドウ糖を摂るように勧め，それで調子がすぐによくなってくるようなら糖尿病治療薬の副作用である可能性が高いことを説明する．糖分を摂って調子が戻ったかどうかを必ず薬剤師に連絡するようお願いし，相談者からの報告を踏まえ，薬剤師は適切な服薬指導を行うとともに，糖尿病の担当医にもその内容を伝えて連携を図る必要がある．店頭に簡単なOTC薬を求めてきた場合も常に薬物療法全般への気配りが必要である（p.136のアルゴリズムでは薬剤性となる）．

（尾山　治／鈴木　匡）

参考文献

・山田京志：動悸．日本内科学会誌，99（8）：1946-1948，2010.
・五島雄一郎はか編集：心電図のABC（改訂2版）．日本医師会，1999.
・堀　美智子監修：OTC薬ハンドブック2013．じほう，2013.
・寺本民生監修：医師・薬剤師のための医薬品副作用ハンドブック．日本臨牀社，2013.
・谿　忠人：漢方薬の薬能と薬理．南山堂，1992.

10 咳・痰・呼吸困難

●咳・痰・呼吸困難の臨床判断アルゴリズム

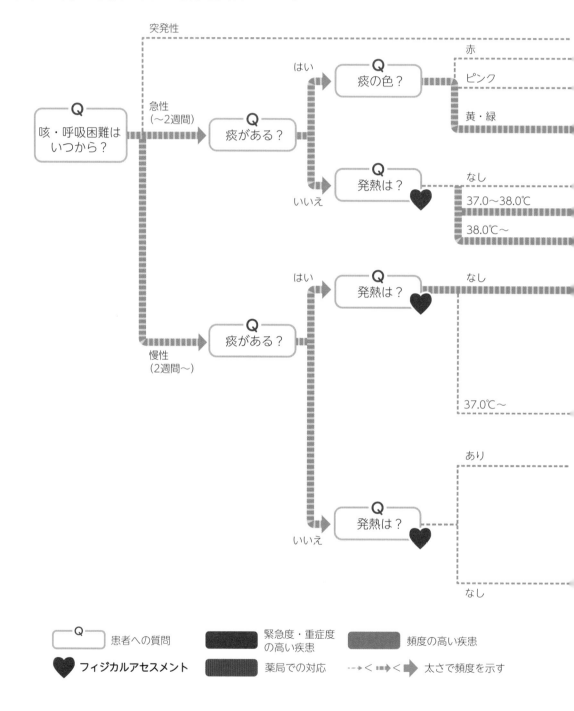

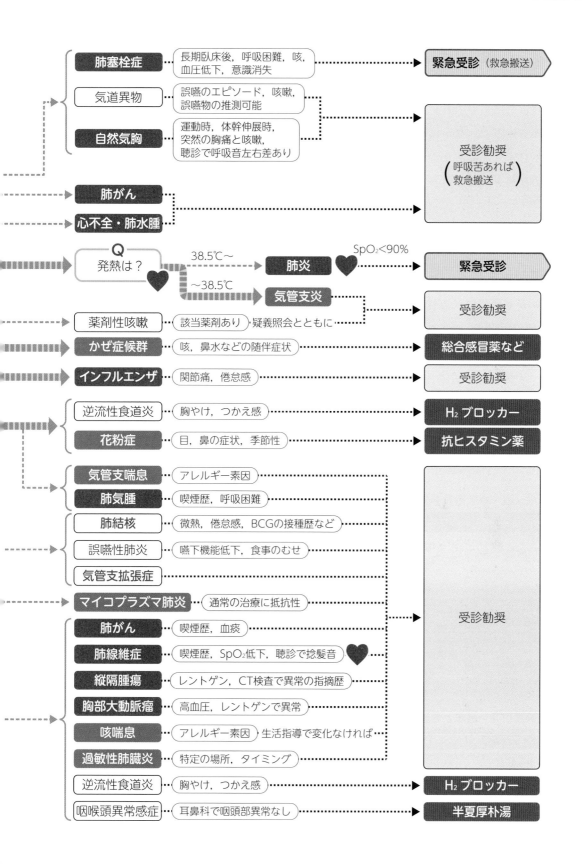

肺塞栓症	長期臥床後，呼吸困難，咳，血圧低下，意識消失	→ 緊急受診（救急搬送）
気道異物	誤嚥のエピソード，咳嗽，誤嚥物の推測可能	
自然気胸	運動時，体幹伸展時，突然の胸痛と咳嗽，聴診で呼吸音左右差あり	受診勧奨（呼吸苦あれば救急搬送）
肺がん		
心不全・肺水腫		

Q 発熱は？　38.5℃〜 → 肺炎　SpO₂<90% → 緊急受診
〜38.5℃ → 気管支炎 → 受診勧奨

薬剤性咳嗽	該当薬剤あり 疑義照会とともに	
かぜ症候群	咳，鼻水などの随伴症状	→ 総合感冒薬など
インフルエンザ	関節痛，倦怠感	→ 受診勧奨
逆流性食道炎	胸やけ，つかえ感	→ H₂ ブロッカー
花粉症	目，鼻の症状，季節性	→ 抗ヒスタミン薬

気管支喘息	アレルギー素因	
肺気腫	喫煙歴，呼吸困難	
肺結核	微熱，倦怠感，BCGの接種歴など	
誤嚥性肺炎	嚥下機能低下，食事のむせ	
気管支拡張症		受診勧奨
マイコプラズマ肺炎	通常の治療に抵抗性	
肺がん	喫煙歴，血痰	
肺線維症	喫煙歴，SpO₂低下，聴診で捻髪音	
縦隔腫瘍	レントゲン，CT検査で異常の指摘歴	
胸部大動脈瘤	高血圧，レントゲンで異常	
咳喘息	アレルギー素因 生活指導で変化なければ	
過敏性肺臓炎	特定の場所，タイミング	
逆流性食道炎	胸やけ，つかえ感	→ H₂ ブロッカー
咽喉頭異常感症	耳鼻科で咽頭部異常なし	→ 半夏厚朴湯

➡️ 基本的な症候を示す疾患

　咳や痰，軽度の呼吸困難感は日常生活で経験するありふれた症状であり，その多くは，日常生活でのストレスの解消や休養，適切なセルフメディケーションなどで対応可能である一方で，なかには重篤な疾病が混在している場合がある（**表1**，**2**）．

　日常生活でありふれた症状であるだけに患者数も多く，薬局店頭においては，これらの疾病を念頭におきながら，適切な対応を行う必要がある．

発生頻度の高い疾患

❶ 感染性疾患

● **かぜ症候群（急性咽頭炎，急性上気道炎）**：かぜ症候群は，成人では主にアデノウイルスやライノウイルスの感染によって起こる咽頭を含む上気道炎の総称である．鼻腔，咽頭，気道粘膜に炎症が起こると，発赤，熱感，腫脹，疼痛が惹起されるとともに，毛細血管の透過性が亢進して，鼻水や痰などの分泌物を生じる．悪寒に続く微熱が生じ，咳，くしゃみなどの症状を認める．

● **急性気管支炎**：上気道の炎症が下気道（気管より末梢）に及んだ場合の総称である．原因はかぜ症候群と同様のウイルスによるが，時間経過が長引き，二次的に黄色ブ

表1　咳・痰・呼吸困難を生じる代表的な疾患

原因による分類	疾患
感染	かぜ症候群，急性気管支炎，インフルエンザ，細菌性肺炎，肺結核，胸膜炎，喉頭炎，副鼻腔炎
アレルギー	気管支喘息，咳喘息，花粉症，アトピー性咳嗽，過敏性肺臓炎
器質的変化	肺がん，縦隔腫瘍，慢性気管支炎，肺気腫，間質性肺炎，肺線維症，気管支拡張症，気胸，肺水腫，肺塞栓症，心不全，心臓弁膜症，胸部大動脈瘤
その他	誤嚥性肺炎，逆流性食道炎，気道異物，咽喉頭異常感症，薬剤性咳嗽，心因性咳嗽，パニック障害

慢性気管支炎と肺気腫は合わせて，慢性閉塞性肺疾患と総称される

表2　頻度の高い疾患と見逃してはいけない緊急性の高い疾患の代表例

頻度の高い疾患		見逃してはいけない緊急性の高い疾患	
● かぜ症候群	● 誤嚥性肺炎	● 肺がん	● 肺水腫
● 急性気管支炎	● 過敏性肺臓炎	● 肺結核	● 肺塞栓症
● インフルエンザ	● 逆流性食道炎	● 気胸	● 気道異物
● 気管支喘息	● 薬剤性咳嗽	● 慢性閉塞性肺疾患の増悪	● 心不全
● 咳喘息	● 咽喉頭異常感症		
● 花粉症			

ドウ球菌や緑膿菌などによる細菌感染を併発し，黄色や緑色の粘稠性の高い痰を生じることも多い．気道感染の程度によっては，高熱および呼吸状態の増悪を認めることがある．

- **インフルエンザ**：インフルエンザウイルスによる呼吸器感染症で晩秋から冬にかけて季節性の流行をみる．症状は呼吸器症状に先行して，**突然の高熱（38℃以上）や関節痛**がみられ，その後，徐々に咳や痰などの症状がみられる．小児や高齢者では重症化することがあり注意が必要である．
- **マイコプラズマ肺炎**：時に全国的な流行をみる呼吸器感染症の一つである．肺炎マイコプラズマという細菌によって起こる呼吸器感染症であり，小児や若年者に多い．感染当初，発熱や倦怠感を生じるが，それらが消退した後も痰を伴わない**乾性咳嗽が長期間にわたって続く**ことが多い．
- **肺結核**：古くは不治の病とも考えられたが，ストレプトマイシンの開発以後，治療成績は改善した．栄養状態も劇的に変化した現在では，あまり国民的な関心をよばなくなっているが，いまだに年間2万人以上が発症する代表的な呼吸器感染症の一つである．**2週間以上長引く咳に加えて，微熱や全身倦怠感**を伴う場合には，鑑別診断の一つとして念頭におく必要がある．
- **百日咳**：初期はかぜ症状に似るが，その後，咳が長期にわたって長引く．百日咳菌によって引き起こされる．咳が発作性連続性に起こり呼吸困難を訴えることもある．

❷ アレルギー性疾患

- **気管支喘息**：主にハウスダストやほこり，急激な気温に対するアレルギー性反応により，**気道粘膜に慢性炎症**を生じる疾患である．気道粘膜の浮腫や平滑筋収縮により気道が狭窄し**喘鳴，痰，呼吸困難感**を生ずる．良性疾患だが，重積発作の場合には死に至る場合もあり，ライフスタイルの見直しやきちんとした服薬が重要である．
- **咳喘息**：気管支喘息に似るが，喘鳴はみられないものの，慢性的な咳症状が8週間以上にわたり続く．アレルギー素因をもつ人にみられることが多い．
- **花粉症**：スギやヒノキ，ブタクサなどの花粉によるアレルギー反応で，アレルギー性結膜炎，鼻炎などを生じることが多く，くしゃみや鼻水に加えて咳をきたすことも多い．今や5人に1人が罹患しているとの報告もあり，日常で頻繁に遭遇する疾患の一つである．
- **過敏性肺臓炎**：カビなどの真菌や動物の毛や皮膚の落屑など有機物で抗原性があるものを吸引することによって感作されるアレルギー性の肺炎である．古い家屋，鳥かごの近くや職場など，原因となる抗原がある特定の場所で誘発されることで気がつくことが多い．

見逃してはいけない緊急性の高い疾患

❶ 腫瘍性疾患

● **肺がん**：肺がんは末梢部位にできたときには腫瘍そのものの症状はほとんど生じないが，**気管分岐部や主気管支などの中枢部にできた場合には，咳を認める**ことが多い．悪性疾患は早期発見・早期治療が原則であり，喫煙や受動喫煙の有無にかかわらず，血痰を生じた場合には，肺がんを念頭においた精査を行った方がよい．

● **縦隔腫瘍**：上を甲状腺，左右を肺，下は横隔膜，前面は胸骨，後面は心臓で囲まれた部位を縦隔と呼び，そこにできた腫瘍を縦隔腫瘍と総称する．**甲状腺腫，胸腺腫，奇形腫，リンパ腫**などさまざまな疾患があるが，徐々に進行し，気道を圧迫・閉塞したときの症状として咳がみられることがある．悪性腫瘍である場合も多く，迅速な受診勧奨が望ましい．

❷ 呼吸器の器質的疾患

● **肺気腫（慢性閉塞性肺疾患）**：喫煙などにより肺胞構造が破壊され，吸入した空気がトラップされ吐き出されずに胸腔内に風船のような塊となって溜まってしまうことにより，十分な呼気，吸気が行えず労作時のみならず安静時にも**呼吸困難感**を生じるようになる．気道粘膜の炎症を合併し，**咳や痰などの症状を併発**することも多い．症状の進行は不可逆性であるため早めの受診が望ましい．なお，従来の慢性気管支炎（痰・咳が2年以上連続し，毎年3ヵ月以上継続する）と肺気腫を合わせて，慢性閉塞性肺疾患（COPD）と総称するようになった．

● **肺線維症**：肺の間質組織（肺胞と血管以外の支持組織）に炎症が起こることにより（間質性肺炎），肺胞でのガス交換が障害されるとともに，その炎症の慢性化によって間質の線維化をきたした状態である．**呼吸困難感とともに，痰を伴わない慢性咳嗽**を伴うことが多い．肺気腫同様，症状の進行は不可逆性であり早めの受診が望ましい．

● **気胸**：肺の表面で，肺胞の一部が囊胞化したブラが破れることにより，肺から胸腔内に空気が漏れ出す疾患である．若年者では比較的背が高くやせた体型の患者が多いが，中年から高齢者では喫煙による肺胞の囊胞化によってみられることも多い．空気が漏れたときには，突然の胸痛と痰を伴わない咳，呼吸困難を認めることが多い．多くは，安静により軽快するが，空気の漏れが多量で縦隔を圧迫し呼吸・循環が変動する緊張性気胸に至る場合もある．

また，比較的まれであるが，女性の場合には，異所性子宮粘膜症によって，月経周期と一致した気胸がみられることもある．

●気管支拡張症：繊毛異常を伴う先天性疾患や幼小児期の繰り返す呼吸器感染症の影響により，気管支が拡張して**慢性の呼吸器感染を伴う**疾患である．**膿性の痰を大量に生じる**とともに，**咳**や呼吸困難を伴う感染が重篤化することもあり，早めの受診が望ましい．

❸ 心臓・大血管の器質的疾患

●肺塞栓症：下肢の静脈内などにできた血栓が，血流にのって心臓へ運ばれ肺動脈に詰まることで起こる疾患である．**突然の呼吸困難，咳，血痰**を生ずる．手術後や病気による長期臥床状態のほか，ロングフライト症候群など，長時間同じ姿勢をとっていた場合に血栓ができやすい．肺塞栓症は心肺停止に至る場合も多く，注意が必要である．

●心不全・肺水腫：心筋収縮力の低下や心臓弁膜症，腎機能低下に伴う循環血液量の増加により心臓のポンプ作用が損なわれた状態である．肺水腫を伴うこともあり，**呼吸困難**とともに**ピンク色の泡沫状の痰**やそれを喀出するための咳がある場合もある．心不全の増悪は致死性不整脈の要因ともなるため，早めの対処が必要である．

●胸部大動脈瘤：横隔膜よりも上部にある大動脈の一部が，主には動脈硬化により動脈の壁が脆弱化し瘤状に拡張する疾患である．動脈瘤により気管や食道が圧迫されると咳を生じるほか，上行大動脈瘤では，大動脈弁の閉鎖不全を伴い，呼吸困難を生じることがある．動脈瘤の破裂や急性解離は突然死の原因となりうる．

その他の原因による疾患

●誤嚥性肺炎：**高齢者**で嚥下機能や咳嗽反射の低下が原因となって，食物や唾液が気道内に誤って吸引されることによって引き起こされる．咳嗽反射が低下している場合には，咳などの症状もみられない不顕性誤嚥を認めることもある．高齢者においては，病状の急変や場合によっては，生命にかかわる合併症になりうるものであり，口腔ケアや薬剤性の嚥下機能低下などに注意が必要である．

●逆流性食道炎：胃食道接合部の筋肉が緩むことや，食後すぐに横になるなどの体位の影響で，胃酸が逆流することが刺激となって，慢性咳嗽の原因となる．**痰**を伴わない**乾性咳嗽**とともに，**胸やけや心窩部のつかえ**感などを伴うことが多い．

●薬剤性咳嗽：アンギオテンシン変換酵素（angiotensin converting enzyme：ACE）阻害薬を代表とした薬剤の副作用として認められる**咳**である．通常，**痰は伴わない**．サブスタンスPの過剰生成が咳嗽反射を誘発して起こる．

- **気道異物**：高齢者では義歯，子どもではおもちゃやボタン，ピーナッツなどを誤嚥してしまうことがある．これらの気道異物は咳の原因となる．症状は誤嚥した後に**急に出現し，通常は痰を伴わない乾性咳嗽**である．解剖学上，右の主気管支に異物がみられることが多い．
- **咽喉頭異常感症**：喉に明確な異和感を感じ，それを除去するために意識的，無意識的に咳込むものである．**慢性の咳嗽**を認め，内科，耳鼻科などの精査でも特に異常がなく診断・治療に難渋している例も散見される．

来局者からの情報収集と疾患推測

❶ 咳と聞いたら思い浮かべること

頻度的に多いのは，圧倒的にかぜ症候群に伴う咳である．インフルエンザも含めて，地域での流行の有無，家族の感染の有無は確認しておくべきであろう．また，アレルギー性の場合には，季節や発症場所なども踏まえたアレルゲンへの曝露の有無や状況を問診しておく必要がある．さらに，長引く咳の場合には，結核やマイコプラズマなどの感染症も念頭におくとよい．

❷ 患者から自覚所見を聴取する

アルゴリズムにあるように，自覚所見としては，発症の時期や経過を聴き取る．特に咳や呼吸困難はあるか，いつからか，痰はあるか，その性状，発熱の有無と程度などを確認しておく．**2週間以上長引く咳や，一般的な総合感冒薬や鎮咳薬で症状の軽快がみられないもの，膿性の痰を喀出するもの，38℃を超える熱が続くものは医療機関の受診**を勧めた方がよい．また，**突然の呼吸困難や循環動態の変動を伴うものは，救急搬送を含めて，早急に医師の診察**を受けられるように指示する．表3には咳の発症時期と，痰の有無による分類を示した．疾病によっては，発症時期が急性期・慢性期ともにみられるもの，乾性・湿性のいずれもみられるものがあり，重複して記載されている．基本的には感染やアレルギーなどで気道粘膜に炎症が起こる場合には，痰がみられることが多い．

❸ 代表的疾患を見分ける特徴的な情報（LQQTSFA）

咳を伴う代表的疾患の特徴を LQQTSFA に従って，表 4 に整理する．疾患を絞り込む「トドメの情報・質問」にもなる症状の特徴について確認していただきたい．

❹ 他覚所見を収集する（身体所見，フィジカルアセスメントなど）

- **体温**：上昇を認める場合には何らかの感染性疾患を考える．特に 38℃ を超えるような場合には，インフルエンザや肺炎などの重篤な感染症を考慮する．
- **脈拍**：感染を伴う場合には頻脈をきたすことが多い．また，循環器系疾患を合併するような場合には，頻脈や徐脈，不整脈を伴うことがある．
- **SpO₂**：痰の貯留や肺塞栓などがあり肺でのガス交換が妨げられる場合には，SpO_2 は低下する．同時に口唇チアノーゼなどの症状がみられることもある．
- **血圧**：胸部大動脈瘤は基礎疾患として高血圧を示す場合が多い．
- **聴診**：感染や肺水腫の場合には，痰が貯留していることを示す湿性ラ音を聴取する．肺線維症の場合には捻髪音という特徴的な音を両側の下肺野を中心に聴取することが多い．また，自然気胸の場合には，呼吸音の減弱を片側性に認める．
- **四肢末梢の冷感**：呼吸・循環器系が重篤な状態となったときには，自動的に交感神経の緊張が起こる．脈拍数の増加とともに四肢末梢の動脈が収縮し冷感をきたす．全身状態を推測するためには，ぜひチェックしておきたい．

表3 咳の種類と分類

	突然	急性咳嗽（〜2週間）	慢性咳嗽（2週間〜）	
乾性咳嗽（痰なし）	肺塞栓症 自然気胸 気道異物	かぜ症候群 インフルエンザ 薬剤性咳嗽 胸膜炎	咳喘息 過敏性肺臓炎 マイコプラズマ肺炎 肺がん 逆流性食道炎	咽喉頭異常感症 間質性肺炎 肺線維症 縦隔腫瘍 胸部大動脈瘤
湿性咳嗽（痰あり）	――	かぜ症候群 インフルエンザ 急性気管支炎 誤嚥性肺炎 花粉症 肺水腫 心不全	気管支喘息 花粉症 慢性閉塞性肺疾患（肺気腫，慢性気管支炎） 気管支拡張症 肺がん 肺結核 逆流性食道炎 心不全	

表4 代表的疾患の咳・痰・呼吸困難の特徴（LQQTSFA）

症状の特徴		疑われる疾患
部位 （Location）	喉元から	かぜ症候群，マイコプラズマ肺炎，自然気胸，咽喉頭異常感症
	胸の奥から	肺炎，気管支炎，気管支喘息，気管支拡張症
性状（Quality） 程度（Quantity）	痰がからまない	表3　乾性咳嗽の項目参照
	痰がからむ	表3　湿性咳嗽の項目参照
	非常に強い （連続性発作性）	気道異物，百日咳
時間と経過 （Timing）	突然	肺塞栓症，気道異物，自然気胸
	急性（〜2週間）	表3　急性咳嗽の項目参照
	慢性（2週間〜）	表3　慢性咳嗽の項目参照
状況 （Setting）	家庭・地域・職場 での流行	かぜ症候群，急性上気道炎，インフルエンザ， マイコプラズマ肺炎，百日咳
	アレルギー素因あり	気管支喘息，過敏性肺臓炎，咳喘息，アトピー性咳嗽
	長期臥床・着席の後	肺塞栓症
	運動時，咳嗽時	自然気胸
	食事の後	誤嚥性肺炎，逆流性食道炎
	喫煙歴	肺がん，慢性閉塞性肺疾患，自然気胸，間質性肺炎
寛解・増悪因子 （Factor）	屋外で増悪	花粉症，気管支喘息，咳喘息
	特定の場所で増悪	気管支喘息，過敏性肺臓炎
	臥位で増悪， 坐位で軽減	心不全，気管支喘息 逆流性食道
	感染症合併で増悪	気管支喘息　気管支拡張症　慢性閉塞性肺疾患
	月経周期と一致	月経随伴性気胸（自然気胸）
	薬剤の服用	薬剤性咳嗽
	ストレス	咽喉頭異常感症，パニック障害
随伴症状 （Associated manifestation）	発熱	かぜ症候群，急性上気道炎，インノルエンザ，肺炎，肺結核
	関節痛・全身倦怠感	インフルエンザ
	血痰	肺がん，気管支拡張症，肺結核
	膿性痰	肺炎，気管支拡張症，慢性閉塞性肺疾患
	胸やけ・つかえ感	逆流性食道炎
	顔面，四肢の浮腫	心不全，肺水腫
	高血圧	胸部大動脈瘤

❺ 原因を鑑別・推測する

　咳・痰・呼吸困難を訴える患者との面談で得られた情報（LQQTSFA など）から，原因疾患を鑑別・推測するためのアルゴリズム例を p.150 に示す．咳・吸呼困難の発症のタイミング（急性か慢性か）および，痰の有無（乾性か湿性か）で大きく分けていくと判断しやすい．しかし，経過や痰の有無は症例によって定型的でないものもあり，限られた情報で一つの疾患に絞り込むのではなく，ある程度まで推測した後には，「トドメの質問・情報」を確認し，総合的に判断すべきである．

　また，重症感染症や悪性疾患，外科的処置が必要なものなど医療機関への紹介が必要な症例のほかに，呼吸・循環が不安定な患者の中には，救急搬送や緊急受診が必要な場合があるので，全身状態の把握についてある程度のアセスメント能力を身につけておくことが重要である．

❗ 来局者に対する判断と対応

緊急性の高い・重症度の高い疾患

　肺塞栓や呼吸苦のある気道異物・自然気胸・心不全・肺水腫などは救急対応を要する重篤な疾患で，場合によっては救急車を呼ぶ必要もある．

　気管支喘息の重積発作，慢性閉塞性肺疾患の増悪，誤嚥性肺炎などは，いずれもただちに専門医による治療が必要であるため緊急受診を勧める．

頻度の高い疾患

● **かぜ症候群／インフルエンザ／気管支炎／肺炎が疑われる場合**：鼻水がなく，咳・痰を伴うかぜ症候群が疑われる場合，鎮咳成分（リン酸ジヒドロコデイン，デキストロメトルファン，リン酸ジメモルファンなどの中枢性鎮咳薬やメチルエフェドリンなどの β_2 受容体刺激薬など）と去痰成分（ブロムヘキシンやL-カルボシステイン，アンブロキソールなど）を配合する鎮咳去痰薬の OTC 薬を推奨する．さらに，鼻水を伴う場合は抗ヒスタミン薬（ジフェンヒドラミンなど）の入った鎮咳去痰薬の OTC 薬の適応が考えられるが，抗ヒスタミン薬による眠気の出現に注意する．咳，鼻水，痰に加え微熱を伴う場合には総合感冒薬の OTC 薬を推奨する．

患者が眠気をきたさないかぜ薬を希望する場合は，漢方薬のかぜ薬（葛根湯，小青竜湯，桂枝湯など）が推奨される．

かぜ症状に加えて熱が38℃以上あり，関節痛や倦怠感がある場合はインフルエンザが疑われるので受診を勧める．

咳に加えて黄色や緑色の粘稠性の高い痰を伴う場合，細菌感染による急性気管支炎が疑われるので受診を勧める．痰を伴わない咳が鎮咳去痰薬服用後1週間以上続く場合はマイコプラズマ肺炎や，肺がん，肺線維症（間質性肺炎）や百日咳が疑われる場合もあるので受診を勧める．

● **花粉症／アレルギーが疑われる場合**：スギやヒノキ，ブタクサなどの花粉アレルギーをもち，咳に加えくしゃみ・鼻水の症状を訴える場合は，第一世代の抗ヒスタミン薬（ジフェンヒドラミンなど）の成分を含有するOTC薬が勧められる．

咳やくしゃみ，鼻水に加え鼻づまりがみられる場合，第一世代より眠気が少なく，鼻づまりにも効果があり，作用時間の長い第二世代の抗ヒスタミン薬（ケトチフェン，メキタジン，アゼラスチンなど）の成分を含有するOTC薬が勧められる．

これら抗ヒスタミン薬には眠気の副作用が出現しやすいが，眠気が起こると好ましくない場合には，要指導医薬品の抗アレルギー薬（フェキソフェナジンなど）の成分を含有するOTC薬が勧められる．ただし，要指導医薬品を1週間使用しても症状が続く場合には改めてアレルギーの検査や病状の確認が必要であり，受診勧奨を行う．そのほかに，漢方薬の小青竜湯や葛根湯加川芎辛夷のOTC薬も勧められる．これら漢方薬は眠気の副作用を来さない．

また，鼻づまりが改善されない場合は，血管収縮成分（プソイドエフェドリンなど）を含むOTC薬が推奨されるが，交感神経興奮作用があるため，循環器疾患や心臓，血圧に異常のある場合には使用を控える．

● **逆流性食道炎が疑われる場合**：咳・痰に加え，胸やけやつかえ感を訴え逆流性食道炎が疑われる場合には，H₂受容体拮抗薬（シメチジン，ファモチジンなど）の成分を含有するOTC薬が勧められる．ただし，3日以上症状が長引く場合には，OTC薬として販売されていないPPIの内服や胃カメラなどの精密検査が必要であるため受診を勧奨する．

● **気管支喘息／咳喘息が疑われる場合**：咳・痰・呼吸困難に加え，喘鳴を生じ気管支喘息が疑われる場合は，気管支拡張薬や吸入ステロイド薬などの治療が必要となるので受診勧奨を行う．気管支喘息に似ているが喘鳴の症状のみられないものに咳喘息がある．アレルギー素因をもっており，OTC薬の鎮咳去痰薬服用後も症状の改善がみられない場合は，咳喘息が疑われるため受診勧奨を行う．

- **薬剤性咳嗽（ACE阻害薬を代表とした薬剤の副作用）が疑われる場合**：痰を伴わない空咳があり，ACE阻害薬などの服用歴がある場合，処方医への疑義照会あるいは，お薬手帳を持参したうえで受診を勧奨する．

- **間質性肺炎が疑われる場合**：空咳や息切れ，発熱，だるさを生じている場合，間質性肺炎も疑われるためOTC薬の販売は控え受診を勧奨する．薬剤による副作用が疑われる場合には，書面などで医師にもその旨を伝える．

- **咽喉頭異常感症が疑われる場合**：慢性の咳嗽ではあるが，内科・耳鼻科などの精密検査でも特に異常がみられない咳の場合，咽喉頭異常感症が疑われる．その場合には，半夏厚朴湯（はんげこうぼくとう）などの漢方薬が有効な場合もあり，OTC薬の漢方薬の販売も考慮できる．ただし，服用後も改善がみられない場合には，心療内科などの受診を勧奨する．

⊕ 症例への対応

 25歳　男性

朝9時に咳止めを求めて来局した．昨日から喉元から出る痰が絡まない咳やくしゃみ，水様性の鼻水が出る．咳は軽度だが数回連続する．呼吸困難や喘鳴はない．職業はトラックの運転手で，昨夜から睡眠を削って仕事をしていたら症状が出現し，徐々に増強して仕事の妨げになっているとのこと．本日も薬を買ったらすぐにのんで仕事に戻るとのことだった．現在，特に通院している疾患はなく，アレルギー・副作用歴なし．同意のもとに薬局でバイタルサインを測定したところ，体温37.2℃，血圧122／68mmHg，脈拍62回/分・整であった．

表5　症例1から得られた情報

	症状の特徴		症状の特徴
L	喉元からの咳	T/S	昨夜から出現し，増強
Q	痰が絡まない咳	F	なし
Q	咳は数回連続，仕事の妨げ 呼吸困難はない	A	微熱（37.0℃） 睡眠不足

症状の聴取によると，急性に発症した痰の絡まない咳と微熱からかぜ症候群が考えられる（表5）．トラックの運転手で眠気を起こさない薬を希望された．また，便秘症のため抗コリン薬配合の鎮咳去痰薬のOTC薬は適さないと考えられたため，漢方薬（小青竜湯）を勧めた．

　また十分な睡眠と休息をとるように生活指導も併せて行い，2〜3日服用しても症状の改善がみられない場合，もしくは38℃以上の熱が生じた場合は医療機関の受診を推奨した．

症例2　63歳　男性

　朝10時にかぜ薬を求め来局した．1週間前に発熱（37℃台），痰のない咳，喉の痛み，鼻水などが生じ，OTC薬のかぜ薬を服用していた．昨夜から全身倦怠感や胸の奥から痰の絡む湿性の咳が出現して朝まで続き，あまり眠れなかった．かぜ薬がなくなったため来局したとのこと．38.7℃の熱があり，痰は粘度が高く黄色がかった色をしている．呼吸は浅くて速く，息苦しさを感じる．患者の同意のもとに薬局でSpO$_2$を測定したところ88％であった．高血圧症でロサルタンカリウム50 mgを服用中，血圧140／88 mmHg，脈拍72回／分・整．1日30本の喫煙．

表6　症例2から得られた情報

	症状の特徴		症状の特徴
L	胸の奥からの咳	T/S	1週間前からかぜ，昨夜から咳・痰が続く
Q	湿性の咳，粘度が高く黄色がかった痰，浅く速い呼吸	F	総合感冒薬で改善なし
Q	咳で眠れない 息苦しい（SpO$_2$ 88％）	A	高熱（38.7℃），全身倦怠感

　急性の症状で，胸の奥から出る湿性の咳・呼吸困難があり，粘性の高い黄色がかった痰や高熱を伴うことから，細菌性の肺炎が強く疑われる．OTC薬での対処が困難なため緊急の対応が必要と判断し，薬局にて紹介状（表6）を作成し，緊急受診を勧めた．

（狭間研至／篠原久仁子）

参考文献

・木内祐二：薬剤師による症候からの臨床判断の考え方．日本薬剤師会雑誌，66（1）：11-15，2014．
・篠原久仁子：薬剤師による症候からの臨床判断の考え方．日本薬剤師会雑誌，66（7）：17-21，2014．
・狭間研至：ベッドサイドですぐ役立つフィジカルアセスメント　呼吸．Clinical Pharmacist，4（6）：80-83，2012．
・Addison B, et al：薬剤師による症候からの薬学判断．望月眞弓ほか監訳，p.51-79，じほう，2013．

11 腰痛

●腰痛の臨床判断アルゴリズム

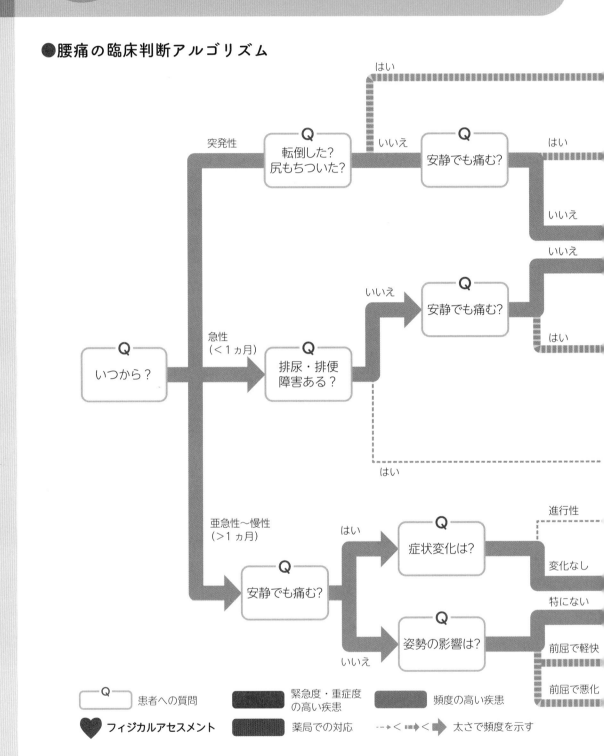

Q 患者への質問	緊急度・重症度の高い疾患	頻度の高い疾患
♥ フィジカルアセスメント	薬局での対応	--▶ < ▪▶ < ▶ 太さで頻度を示す

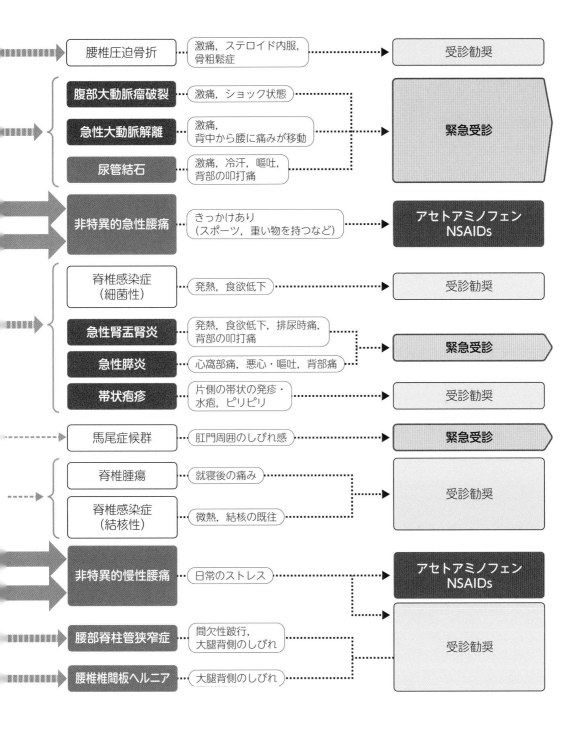

| 腰椎圧迫骨折 | 激痛, ステロイド内服, 骨粗鬆症 | 受診勧奨 |

腹部大動脈瘤破裂	激痛, ショック状態	
急性大動脈解離	激痛, 背中から腰に痛みが移動	緊急受診
尿管結石	激痛, 冷汗, 嘔吐, 背部の叩打痛	

| 非特異的急性腰痛 | きっかけあり (スポーツ, 重い物を持つなど) | アセトアミノフェン NSAIDs |

脊椎感染症 (細菌性)	発熱, 食欲低下	受診勧奨
急性腎盂腎炎	発熱, 食欲低下, 排尿時痛, 背部の叩打痛	緊急受診
急性膵炎	心窩部痛, 悪心・嘔吐, 背部痛	
帯状疱疹	片側の帯状の発疹・水疱, ピリピリ	受診勧奨

| 馬尾症候群 | 肛門周囲のしびれ感 | 緊急受診 |

| 脊椎腫瘍 | 就寝後の痛み | 受診勧奨 |
| 脊椎感染症 (結核性) | 微熱, 結核の既往 | |

| 非特異的慢性腰痛 | 日常のストレス | アセトアミノフェン NSAIDs |

| 腰部脊柱管狭窄症 | 間欠性跛行, 大腿背側のしびれ | 受診勧奨 |
| 腰椎椎間板ヘルニア | 大腿背側のしびれ | |

→ 基本的な症候を示す疾患

腰痛とは腰部（触知可能な最下端の肋骨と臀溝の間の領域）の痛みである．そのほとんどは脊椎や神経に起因する整形外科的疾患（95％）であり，一部に血管や内臓由来のものがある（表1，2）．

発生頻度の高い疾患

❶ 脊椎由来の疾患

- **非特異的腰痛**：各種画像検査で原因を特定するのが難しい腰痛である．**急性（＜1ヵ月）と慢性（＞3ヵ月）**がある．急性のものは俗に"**ギックリ腰**"や"腰椎の捻挫"と呼ばれ，20〜50歳代に多いとされる．洗面時に前屈みになったり，重い物を持ち上げたりなどの動作によって発症する．**痛みは体動によって増悪し，安静によって軽減あるいは消失する**．動き始めに特に痛みが強いが，動き出すと少し楽になる．下肢のしびれや疼痛といった坐骨神経圧迫症状はない．大部分の患者は1〜2週間で，約9割の患者が6週間以内に自然治癒する．慢性の非特異的腰痛は心理社会的因子

表1　腰痛を生じる代表的な疾患

由来部位	疾患
脊椎由来	非特異的腰痛，腰椎椎間板ヘルニア，腰部脊柱管狭窄症 脊椎すべり症，代謝性疾患（骨粗鬆症など） 脊椎腫瘍（原発性または転移性） 脊椎感染症（化膿性脊椎炎など），脊椎外傷（椎体圧迫骨折など） 腰椎椎間板症，脊柱靭帯骨化症，脊柱変形　など
神経由来	脊髄腫瘍，馬尾腫瘍，帯状疱疹　など
内臓由来	腎尿路系疾患（尿管結石，腎盂腎炎など） 婦人科系疾患（子宮内膜症など） その他（腹腔内病変など）
血管由来	腹部大動脈瘤，急性大動脈解離　など
心因性	うつ病，解離性障害（ヒステリー）　など

（文献1より作成）

表2　腰痛を生じる頻度の高い疾患と見逃してはいけない緊急性の高い疾患の代表例

よくある疾患	見逃してはいけない緊急性の高い疾患
● 非特異的腰痛 ● 腰椎椎間板ヘルニア ● 腰部脊柱管狭窄症	● 腹部大動脈瘤，急性大動脈解離 ● 急性腎盂腎炎 ● 馬尾症候群

（職場環境，精神的ストレスなど）と強い関連がある．うつ病との合併が少なくない．急性のものと異なり，慢性では身体を動かすことによって気分転換を図ると楽になる．

● **腰椎椎間板ヘルニア**：30～40 代の青壮年者に多い．腰痛だけでなく，脱出した椎間板による**坐骨神経圧迫症状**（下肢，特に臀部から大腿の背側の痛みやしびれ，下肢の筋力低下）が重要である．**咳，くしゃみ，前屈姿勢（前屈みの体勢）で痛みが増悪**する．下肢の痛みはつま先へと放散する（痛みが「走る」）．

● **腰部脊柱管狭窄症**：椎間板ヘルニアと比して高齢者に多く，50～60 歳代で発症する．狭窄した脊柱管によって坐骨神経が圧迫され，神経症状（痛みやしびれ）と間欠性跛行（下肢の痛みのため，休憩しないと長い距離を歩けない）が認められる．**前屈（前屈みの体勢）によって症状が改善する**．

❷ 内臓由来の疾患

● **尿管結石**：腎臓で形成された結石が尿管に落下し，尿管を閉塞することで痛みが起こる．典型的には**突然発症する激痛**で，しばしば冷汗や嘔吐などの自律神経症状を伴う．背部に叩打痛があり，結石が尿管を移動するにつれて，**痛みも腰～側腹部～下腹部に移動**する．尿管から膀胱に排泄されると急速に痛みは軽快する．肉眼的に血尿を伴うこともある．若年～中年に多く，高齢者には少ない．

見逃してはいけない緊急性の高い疾患

❶ 血管由来の疾患

● **腹部大動脈瘤**：高齢者に多いが，原則として無症状である．**動脈瘤が破裂した場合，あるいは切迫破裂の状態になって初めて腹痛や腰痛**が発生する．大多数の患者において，突然痛みが出現する．**出血性ショックから死にも至る**本疾患は，急性の非特異的腰痛や尿管結石（いずれも高齢者には少ない）と誤診されることがある．

● **急性大動脈解離**：**突然の激しい背部～腰痛**で発症する．心タンポナーデや心筋梗塞を合併して死に至ることがある．動脈壁の亀裂・解離は大動脈に沿って進行するため，「引き裂かれるような激痛が，**背中から腰に移動する**」という訴えが典型的であるが，非典型例もある．70 歳以上の高齢者に多い．

❷ 内臓由来の疾患

● **急性腎盂腎炎**：膀胱における細菌感染が上行性に腎臓に達して発症する．女性に多く，通常は**高熱を伴う**．悪心・嘔吐や排尿時痛を伴うこともある．**腰痛は片側だけ**のことが多く，背部に叩打痛がある．本疾患は比較的「ありふれた」ものであるが，敗

血症に移行しやすいという点で見逃してはならない疾患である.

- **急性膵炎**[1]：主な原因はアルコール（30％）と胆石（24％）であるが, 不明（17％）も多い. 本疾患は軽症（死亡率0.8％）のことが多いが, **重症になれば死亡率は8％にものぼる**. 頻度が高い初発症状として心窩部痛（約90％）, 悪心・嘔吐（約20％）, 背部痛（約10％）があるが, そのほかに発熱, 食欲不振, 副膨満感などもみられる（2～5％）. 心窩部痛は間欠的で軽いことも多いが, 典型的には持続的な激痛で, **これは背臥位で増悪し前屈位で軽減する.**

❸ 脊椎由来の疾患

- **馬尾症候群**：巨大な椎間板ヘルニアや脊椎腫瘍によって**馬尾神経が圧迫されると, 排尿・排便障害**が起こる. まれであり, また生命にかかわるものではないが, 一旦発症したら**早急（数時間～数日）に治療**しないと排尿・排便障害が**不可逆的**となる. 尿意の消失, 尿が出にくい, 尿失禁, 便失禁, 肛門周囲のしびれ感などが急性に発症する.

その他の疾患

❶ 脊椎由来の疾患

- **脊椎感染症**：脊柱骨（椎体）の中で最も感染に侵されやすいのは腰椎である. 細菌性のものを**化膿性脊椎炎**, 結核性のものを**脊椎カリエス**という. 前者は急性～亜急性に進行し, **発熱**を伴うことが多く, 安静時にも痛みがとれない. 後者はより緩徐に進行するもので, 腰痛は軽度で, 発熱も微熱のことが多い. いずれも診断と治療が遅れると, **非可逆的な骨破壊や脊柱変形**につながる.
- **腰椎圧迫骨折**：**骨粗鬆症患者**, すなわち**高齢の女性**や**ステロイド薬を内服**している患者に多い. **ほんの些細な動作や軽い尻もちの後に, 急に背中～腰に激痛**が起こる. 痛みは体動で増悪するが, 急性の非特異的腰痛とは異なり安静にしていても強い痛みが持続する.

❷ 神経由来の疾患

- **脊椎腫瘍**：**原発性腫瘍**と**転移性腫瘍**（肺がん, 乳がん, 前立腺がんなどからの骨転移）があるが, 後者の方が多い. 腫瘍による神経圧迫によって腰痛や下肢の麻痺が起こる. 安静にしても痛みがとれない. **夜間の痛み**も特徴的である（睡眠を妨げる）.
- **帯状疱疹**：初感染後に神経根に潜伏した水痘帯状疱疹ウイルスが, 免疫機能の低下に伴って再活性化して起こる. 片側の脊髄末梢神経に沿って, 腰部の皮膚に発疹・

水疱を形成する．**典型的な皮疹が生じる数日前からピリピリする皮膚表面の痛み**が出現するため，病初期には見逃されやすい．

来局者からの情報収集と疾患推測

❶ 腰痛と聞いたら思い浮かべること

ほとんどは生命予後や機能予後に影響のない非特異的腰痛であるが，まれに致死的な大動脈疾患が潜んでいる．**重篤な疾患の頻度は加齢に伴って増加するので，高齢者の急性発症（多くは突発性）に対しては，安易に非特異的腰痛と決めつけるのではなく慎重に判断しなければならない**．

❷ 患者から自覚所見を聴取する

受診勧奨すべき重要疾患を示唆する**レッドフラッグサイン**（危険信号）を表3 [2~4] に提示する．**最も重要な質問は「安静にすれば軽快するか？」「足のしびれや脱力はあるか？」「体を動かすと痛みが強くなるか？」である**．安静時にも改善しない腰痛は内臓疾患や，脊椎や神経（整形外科的）の炎症や腫瘍などが疑われる．さらに内臓疾患の痛みは体動とは無関係であるが，整形外科的な炎症や腫瘍による痛みは体を動かすと増悪する．安静で軽快し体動で悪化する腰痛は，脊椎や神経の機械的な異常（非特異的腰痛

表3 受診勧奨すべき腰痛のレッドフラッグサイン（危険信号）

レッドフラッグサイン	鑑別すべき重症疾患
55 歳以上	悪性腫瘍，圧迫骨折，大動脈瘤，急性大動脈解離
4 週間以上持続する	悪性腫瘍，炎症（感染症）
骨粗鬆症　ステロイド・免疫抑制薬内服	圧迫骨折
発熱	悪性腫瘍，炎症（感染症）
体重減少	悪性腫瘍，炎症（感染症）
安静時痛	悪性腫瘍，炎症（感染症），大動脈瘤，急性大動脈解離
下肢のしびれ / 脱力	坐骨神経痛（腰椎椎間板ヘルニア / 脊柱管狭窄症 / 馬尾症候群）
尿失禁 / 便失禁	馬尾症候群
胸部痛	心筋梗塞
がんの既往 / HIV 感染の既往	骨転移，結核性脊椎炎

20歳未満：部活（スポーツ）による腰痛が多い
55歳以上：腰部脊柱管狭窄症が多い

（文献 2 ～ 4 より作成）

や椎間板ヘルニアなど）の可能性が高く，さらに足のしびれや脱力を伴う場合は神経の異常を疑う（ヘルニアによる坐骨神経圧迫など）．がんや HIV の既往，胸部痛の有無も確認するとよい．がんの既往がある場合には骨転移痛，HIV 感染の既往では結核性脊椎炎，胸部痛では心筋梗塞で腰痛を起こすことがある．

❸ 代表的疾患を見分ける特徴的な情報（LQQTSFA）

腰痛を呈する疾患の特徴を LQQTSFA に沿ってまとめた（**表4**）．痛みの「性状」や

表4 代表的疾患の腰痛の特徴（LQQTSFA）

症状の特徴		疑われる疾患
部位 （Location）	背中も痛む	急性大動脈解離
	臀部から大腿も痛む	坐骨神経痛 （腰椎椎間板ヘルニア，腰部脊柱管狭窄症，脊椎・脊髄腫瘍）
性状 （Quality）	皮膚表面がピリピリ	帯状疱疹
程度 （Quantity）	激痛	急性大動脈解離，腹部大動脈瘤破裂，尿管結石
時間と経過 （Timing）	突発性	急性大動脈解離，腹部大動脈瘤破裂，非特異的急性腰痛
	急性	急性腎盂腎炎，尿管結石，馬尾症候群，腰椎圧迫骨折，帯状疱疹
	亜急性〜慢性	脊椎感染症，脊椎・脊髄腫瘍，腰椎椎間板ヘルニア，腰部脊柱管狭窄症，筋筋膜性腰痛，非特異的慢性腰痛
状況 （Setting）	尻もちや転倒	腰椎圧迫骨折
	前屈み（洗顔時など）	非特異的急性腰痛
寛解・増悪因子 （Factor）	安静で軽快	非特異的急性腰痛，腰椎椎間板ヘルニア，腰部脊柱管狭窄症
	後屈みの姿勢で軽快 前屈みの姿勢で軽快 夜間の痛み	腰椎椎間板ヘルニア 腰部脊柱管狭窄症 脊椎腫瘍
随伴症状 （Associated manifestation）	悪心・嘔吐	急性大動脈解離，尿管結石，急性腎盂腎炎
	下肢のしびれ / 脱力	坐骨神経痛 （腰椎椎間板ヘルニア，腰部脊柱管狭窄症，脊椎・脊髄腫瘍）
	発熱	脊椎感染症，脊椎・脊髄腫瘍，急性腎盂腎炎
	体重減少	脊椎感染症，脊椎・脊髄腫瘍
	尿失禁 / 便失禁	馬尾症候群
	間欠性跛行	腰部脊柱管狭窄症

「程度」は主観的なので情報価値は高くない．一方で，「時間と経過」と「寛解・増悪因子」は客観的情報として重要である．

❹ 他覚所見を収集する（身体所見，フィジカルアセスメントなど）

尿管結石や急性腎盂腎炎では，**片側腰背部の叩打痛**が認められることが多い．脊椎由来の疾患を疑う場合，**姿勢**の影響が参考になる．

❺ 原因を鑑別・推測する

上記のように，**最も重要な問診情報は「安静時に痛むかどうか」である．安静時にも痛む場合は，内臓疾患や脊椎の破壊（外傷，炎症，腫瘍）が疑われるため，原則として受診勧奨が必要となる**．特に突発性であれば，なおさらである．「突発性」かつ「安静時にも痛む」疾患には，致死的な腹部大動脈瘤破裂や急性大動脈解離と，生命に影響のない尿管結石が含まれる．これらを鑑別するには検査が必要となる．また尿管結石の痛みはOTC薬では対応できないほどの激痛である．したがって，「突発性」かつ「安静時にも痛む」であれば，緊急受診が適切である．

非特異的慢性腰痛は**ストレスの関与**が高いため，内臓疾患や脊椎破壊でなくても安静時の痛みを訴えることが少なくない．また，本疾患に対するOTC薬の効果は限定的である．痛みが軽度なケースを除けば，非特異的慢性腰痛は原則として受診勧奨が望ましい．腰痛についてのアルゴリズムの一例をp.164に示した．

❗ 来局者に対する判断と対応

内臓疾患による腰痛は緊急度が高いものが含まれている．**内臓疾患の痛みは「安静にしても痛みが改善しない」のが特徴である．逆に緊急を要さない非特異的急性腰痛症（ギックリ腰）は安静にすることで痛みはほぼ消失し，動いたり特定の姿勢をとることで痛みが悪化する**．その中間（すぐでなくてよいが，早いうちに病院に行くべき）が脊椎の腫瘍・炎症と神経の圧迫である．前者は骨転移や化膿性脊椎炎などで，「安静にすれば多少軽くなるが，痛みが消えるわけではない」．後者は重症の椎間板ヘルニアなどで，「前屈によって**臀部から大腿背側**に痛みが走る（坐骨神経痛）」．

安静と体動による痛みの変化により，緊急を要する（内臓疾患など），要さない（ギックリ腰），その中間を見極めることが大切である．なお，慢性の非特異的腰痛はストレスの関与が高く，症状が強いものは難治性なので，専門医の治療が必要となる．

緊急性の高い・重症度の高い疾患

- **腹部大動脈瘤破裂 / 急性大動脈解離**：これらの疾患に対しては**手術療法**しか治療法がなく，有効な薬物療法はない．発症数は年間 2 〜 10 人 /10 万人程度[5]とまれだが，病院到着前の 24 時間以内では 93％が死亡する**致死的疾患**であり，**緊急の受診**が必要となる[6]．急性大動脈解離の場合，患者は「痛みが背中から腰へ移動した」と訴えることが多い[5]．通常は激しい痛みやショック状態になるため薬局に来局することはないが，非典型例もある．一見して重症にみえた場合は，**患者の同意を得て，緊急対応が可能な近隣の病院へ連絡するか，救急車を呼ぶ**などの対応を行う．

- **急性腎盂腎炎**：38℃以上の高熱を伴うことがある．起炎菌の大半が大腸菌であり，経口ニューキノロン系・セフェム系抗菌薬の投与が必要となる[7]．対応できる OTC 薬がなく，放置すると敗血症に進展しエンドトキシンショックや**腎不全**などを併発して**死に至る**可能性もあるため，**緊急性が高い**．患者に事情を説明し，すぐに受診を勧める．

- **急性膵炎**：膵臓は腹腔の背中側にあるため，腹痛以外に腰痛や背部痛を認める[5]．重症（急性壊死性膵炎）では種々の臓器不全を合併し死に至ることがあるため，早期に重症度判定を行う必要がある．そのため，患者の同意を得て，緊急対応が可能な近隣の病院へ連絡するか，救急車を呼ぶなどの対応を行う．急性膵炎の成因はアルコール性が最多で，次いで胆石性，特発性が多い[8]ため，既往を確認するとよい．

- **馬尾症候群**：排尿・排便障害を伴う場合には急を要する．いったん発症すると数時間から数日の間に急速に進行し，永久的な排尿・排便障害を残すことがあり[4]，**手術による圧迫軽減**が必要となるため[9]，**強い受診勧奨**を行う．

頻度の高い疾患

- **非特異的腰痛**：ベッドでの安静は必ずしも有効ではないので，薬物による疼痛治療を優先する[2]．腰痛診療ガイドラインでは，急性腰痛では NSAIDs や**アセトアミノフェン**が第一選択薬であり[4]，第二選択薬として筋弛緩薬が推奨されている[2]．また，慢性腰痛ではワクシニアウイルス接種家兎炎症皮膚抽出液やセロトニン・ノルアドレナリン再取込み阻害薬（SNRI），弱オピオイド，NSAIDs やアセトアミノフェンが推奨されている[2]．医療用ならボルタレン®錠（ジクロフェナクナトリウム）などが処方されるが，OTC 薬ならアセトアミノフェンとしてラックル®速溶錠などがある[10]．また，急性腰痛の場合は，短期間の局所の温熱療法が有効とされている[2]ので，フェルビナクなどの成分と温感成分（トウガラシエキスやノニル酸ワニリルアミドなど）

が配合されている NSAIDs 温湿布が有効である．一方，慢性腰痛では，温熱治療の効果に関するエビデンスが認められず，運動療法が有効であり[2]，気分転換にもなるので，週1～3回程度のウォーキングなどの軽い運動を勧める（第一選択）[2]．また再発予防にもなる[2]．

- **腰椎椎間板ヘルニア**：保存療法として頻用され，一定の効果があるとされる NSAIDs 内服だが，腰椎椎間板ヘルニアに対する NSAIDs 単独による治療効果について十分に示した研究はない[2]．軽度のものは保存療法で軽快するため不安を煽らないよう説明すればよいが[11]，**下肢のしびれ**や疼痛などがある場合は馬尾神経や神経根が圧迫されている可能性があり，手術を要する場合もあるので受診を勧める[12]．

- **腰部脊柱管狭窄症**：通常，対症療法として NSAIDs（ロキソプロフェンなど）が用いられているが，腰部脊柱管狭窄症診療ガイドラインでは保存療法・薬物療法でのエビデンスは認められないとされる[13]．狭窄した脊柱管により坐骨神経が圧迫されて痛みが生じるが，加齢による変化は当然であるため，症状がなければ無治療とする[13]．しかし，**歩行障害**（間欠性跛行）が進行し，日常生活に支障が出てくる場合には手術も選択肢となるため，その場合は受診を勧める．

- **尿管結石**：2005 年の調査では 134 人/10 万人の罹患があり，男性の7人に1人が生涯で罹患する[14]．結石の成分の8割を占めるシュウ酸カルシウムは薬剤で溶かすことができない．尿路結石は激痛を伴うため対症療法として医療用なら NSAIDs（ロキソプロフェンなど）や鎮痙薬（抗コリン薬：ブチルスコポラミンなど）を用いるが，結石が自然排出されない場合もあり，石の位置や大きさなどに応じた対処方法があるので，**迅速な受診**が求められる[15]．

⊕ 症例への対応

75歳　女性

腰痛を訴え来局．重苦しい痛みで，じっとしていると痛みはないが，立っているとつらく，座ると楽になる．歩くと痛みが増強し，長くは歩けない．臀部や下肢の後ろも痛み下肢がしびれるときもあるという．日常，足先が冷たく感じることが多い．身体を後方に反り返ると痛みがひどくなり，前屈みの姿勢になると少し楽になるという．腰の痛みは，1ヵ月前から続いている．お薬手帳から骨粗鬆症にてビスホスホネート製剤を服用していることを確認した．

表5 症例1から得られた情報

	症状の特徴			症状の特徴
L	腰〜臀部，下肢の後ろの痛み	T/S	1ヵ月前から
Q	腰が重苦しい．	F	座ると楽．後方に反ると痛む 安静，前屈みで楽になる 歩くと痛みが増強し，長く歩けない
Q	じっとしていると痛みはないが， 立っているとつらい	A	下肢の後ろに痛み，しびれ，足先が 冷たく感じる

　1ヵ月前から痛む慢性の腰痛であり，短期間で治癒する非特異的急性腰痛（ギックリ腰）の可能性は低い．安静にしていると痛みは軽快し，立位で出現するため内臓疾患ではなさそうである（**表5**）．坐骨神経圧迫を疑わせる症状（下肢の後ろの痛みやしびれ）があり，長くは歩けない（間欠性跛行），後方に反り返ると増強する，など腰部脊柱管狭窄症を疑わせるため，近いうちに受診するよう勧める．

　症状が軽い場合には，痛み止めでも対応が可能なため，ロキソプロフェンナトリウム（ロキソニン®S）などのOTC薬（鎮痛薬）や，血流改善を目的に温湿布を勧めてもよい．どちらの場合にも無理な姿勢を長時間とらないように指導をする．

症例 2　50歳　男性

夜中から明け方に，突然ズキズキと左の背中に強い痛みを感じ，同時に吐き気もした．熱は平熱．痛みは少し軽減し，下側に下がってきて，左腰が痛くなってきた．腰は，ズキズキというよりも押されているような感じである．重苦しい部分を拳で軽く叩くと痛みがある．

表6 症例2から得られた情報

	症状の特徴			症状の特徴
L	左側の背中の痛みで発症 下方に移動し現在は左腰部	T/S	夜中から明け方に発症
Q	ズキズキする	F	（−）叩打により痛みあり
Q	強い痛み 現在は少し軽減	A	吐き気あり，熱はなし

　安静時にも持続的な痛みを伴う場合には尿管結石，脊椎感染症や急性腎盂腎炎などの感染症，重篤度が高い大動脈疾患などの内臓由来の疾患の可能性があるため，注意を要する．この事例では，夜間の安静時に突然，ズキズキと強い左背部の痛みがあり，随伴

症状として，嘔気を伴っている（**表6**）．また，患部を叩くことで痛みが増強している．痛みの部位が腰部に移動し，熱もないため，尿管結石を疑う．OTC薬には，ブチルスコポラミン臭化物（ブスコパン®A錠）やチキジウム臭化物（ストパン）があるので，鎮痙薬を勧めてもよい．しかし，尿管結石は「軽症疾患」だが，痛みが激しく，特に痛みの部位が移動する場合，急性大動脈解離などの大動脈疾患との鑑別（特に60歳以上）が必要となるため，すぐに医療機関へ受診するよう勧める．

（佐仲雅樹／高橋　寛）

引用文献

1）日本消化器病学会監修：消化器病診療 第2版．医学書院，2020．
2）日本整形外科学会，日本腰痛学会監修：腰痛診療ガイドライン2019．南江堂，2019．
3）山中克郎編集：外来を愉しむ　攻める問診．文光堂，2012．
4）山下敏彦ほか：プロフェッショナル腰痛診療．中外医学社，2018．
5）佐仲雅樹：薬剤師のトリアージ実践ガイド 第2版．丸善出版，2020．
6）日本循環器学会編（班長：高本眞一）：大動脈瘤・大動脈解離診療ガイドライン（2011年改訂版）
　　http://www.j-circ.or.jp/guideline/pdf/JCS2011_takamoto_h.pdf
7）日本感染症学会・日本化学療法学会編：JAID/JSC感染症治療ガイド2019．ライフサイエンス出版，2019．
8）木下芳一：消化器内科 薬のルール65！　プライマリ・ケアの必須知識．中山書店，2011．
9）メルクマニュアル医学百科家庭版　http://merckmanuals.jp
10）日本臓器製薬：ラックル®速溶錠剤
　　https://www.nippon-zoki.co.jp/products/ippan/lackle-sp/about/index.html
11）今日の治療指針2020．医学書院，．
12）日本整形外科学会，日本脊椎脊髄病学会監修：腰椎椎間板ヘルニア診療ガイドライン（改訂第2版）．南江堂，2011．
13）日本整形外科学会，日本脊椎脊髄病学会監修：腰部脊柱管狭窄症診療ガイドライン．南江堂，2011．
14）日本泌尿器科学会，日本泌尿器内視鏡学会，日本尿路結石症学会編：尿路結石症診療ガイドライン（第2版）．金原出版，2013．
15）川上俊文：図解　腰痛教室　第5版．医学書院，2011．

参考文献

・日本整形外科学会，日本脊椎脊髄病学会監修：腰椎椎間板ヘルニア診療ガイドライン2021（改訂第3版）．南山堂，2021．
・日本整形外科学会，日本脊椎脊髄病学会監修：腰部脊柱管狭窄症診療ガイドライン2021（改訂第2版）．南山堂，2021．

●関節痛の臨床判断アルゴリズム

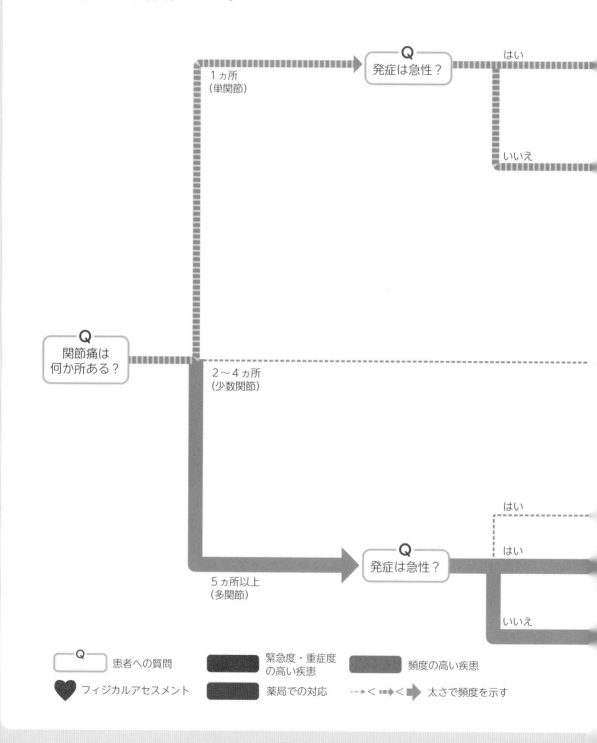

1ヵ所
(単関節)

Q
発症は急性？

はい

いいえ

Q
関節痛は
何か所ある？

2〜4ヵ所
(少数関節)

はい

はい

5ヵ所以上
(多関節)

Q
発症は急性？

いいえ

Q 患者への質問　　緊急度・重症度の高い疾患　　頻度の高い疾患

♥ フィジカルアセスメント　　薬局での対応　　--→ < ••▶ < ▶ 太さで頻度を示す

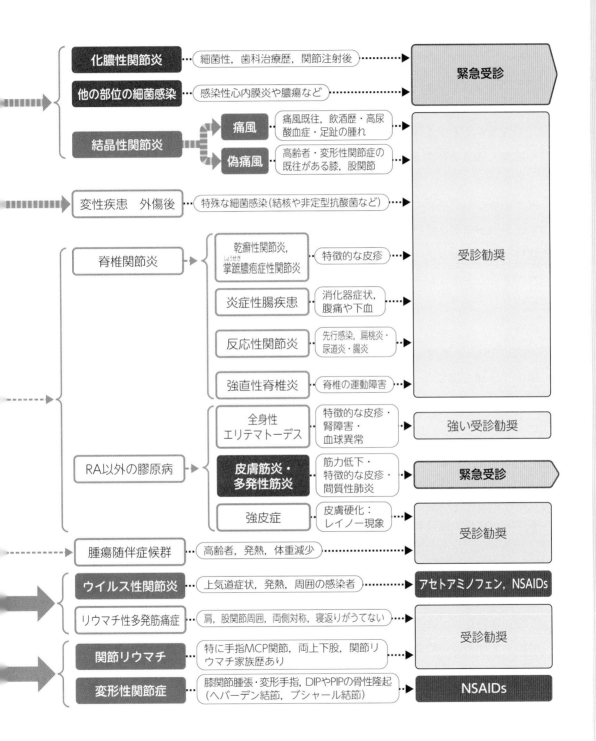

| 化膿性関節炎 | …細菌性, 歯科治療歴, 関節注射後… | ▶ | 緊急受診 |
| 他の部位の細菌感染 | …感染性心内膜炎や膿瘍など… | ▶ | |

| 結晶性関節炎 | 痛風 | …痛風既往, 飲酒歴・高尿酸血症・足趾の腫れ… | ▶ | 受診勧奨 |
| | 偽痛風 | 高齢者・変形性関節症の既往がある膝, 股関節 | ▶ | |

| 変性疾患　外傷後 | …特殊な細菌感染(結核や非定型抗酸菌など)… | ▶ |

脊椎関節炎	乾癬性関節炎, 掌蹠膿疱症性関節炎	特徴的な皮疹	▶
	炎症性腸疾患	消化器症状, 腹痛や下血	▶
	反応性関節炎	先行感染, 扁桃炎・尿道炎・腸炎	▶
	強直性脊椎炎	脊椎の運動障害	▶

RA以外の膠原病	全身性エリテマトーデス	特徴的な皮疹・腎障害・血球異常	▶	強い受診勧奨
	皮膚筋炎・多発性筋炎	筋力低下・特徴的な皮疹・間質性肺炎	▶	緊急受診
	強皮症	皮膚硬化: レイノー現象	▶	受診勧奨

| 腫瘍随伴症候群 | 高齢者, 発熱, 体重減少 | ▶ |

| ウイルス性関節炎 | 上気道症状, 発熱, 周囲の感染者 | ▶ | アセトアミノフェン, NSAIDs |

| リウマチ性多発筋痛症 | 肩, 股関節周囲, 両側対称, 寝返りがうてない | ▶ | 受診勧奨 |

| 関節リウマチ | 特に手指MCP関節, 両上下股, 関節リウマチ家族歴あり | ▶ |

| 変形性関節症 | 膝関節腫張・変形手指, DIPやPIPの骨性隆起(ヘバーデン結節, ブシャール結節) | ▶ | NSAIDs |

　関節痛を生じる可能性のある疾患は非常に多岐にわたる．その理由の一つに，関節を構成する関節滑膜の組織学的特徴が挙げられる．生体内には実に多くの"生体膜"が存在する．関節滑膜以外にも，胸膜や心膜，腹膜，くも膜，結膜やブドウ膜など，挙げればキリがないほどいたるところに存在すると言っても過言ではない．

　生体膜は，2つの領域を隔てる隔壁としての機能（例：脳血液関門）だけでなく，摩擦を最小限に抑える潤滑性を重視（例：関節滑膜）するもの，特定の物質のみを選択的にやり取りするよう作られた膜（例：腎臓糸球体基底膜）など，部位に応じてさまざまな機能・構造を有する．生体膜は主に密に並んだ上皮細胞とその配列を裏づける基底膜より構成されるが，関節滑膜は基底膜を欠く膜である．それゆえ，"隔たり"としての膜の機能は限定的で，血液中を循環する物質を容易に透過する特性をもつ．炎症性サイトカインが全身を駆け巡るともれなく関節内にも侵入し，関節の炎症や疼痛を招く．炎症性サイトカインは，関節リウマチなどの膠原病疾患のみならず，感染症や悪性腫瘍の存在下でも産生されるため，ウイルス感染や細菌感染，時に悪性腫瘍に伴う腫瘍随伴症候群としても認められることがある．関節痛の原因が多岐にわたることを念頭に，鑑別疾患を広くもって臨むべき症候の一つと言える．

　LQQTSFA を使用した問診法に沿った問診では特に，Timing：発症様式と Location：部位（or 痛む関節の個数），そして Factor：寛解増悪因子，Associated manifestation：他の症状，を重視し鑑別疾患を想起していく．

発生頻度の高い疾患

　発生頻度の高い疾患，緊急性の高い疾患について簡単に述べる．疾患各論を読む前に，来局者からの情報収集と疾患推測（p.180）を一読されたい．

❶ 関節リウマチ（rheumatoid arthritis：RA）

　関節リウマチは 200 人に 1 人の有病率をもつ common な疾患である．病態は緩徐に進行（獲得免疫が主役）する多発破壊性関節炎で，手関節や手指 MCP（中手指節間）関節などの小さい関節に好発する．免疫学的にはリウマチ因子や抗 CCP 抗体が検出されることが多い．好発年齢は 30～40 代の女性であるが，近年，高齢発症の関節リウマチが増加していることにも注意する．高齢発症の場合，典型例とは真逆の臨床像，すなわち，急性発症，肩や膝などの大関節優位なおかつ少数関節，リウマチ因子や抗 CCP 抗体が陰性を呈することも多く，慎重な診断を要する．発症初期の数ヵ月で不可逆性の

関節破壊が進行するため，早期診断と治療介入を要する．

❷ 変形性関節症（osteoarthritis：OA）

　関節リウマチが手指 MCP 関節，PIP（近位指節間）関節に多いのに対し，OA では手指 DIP（遠位指節間）関節から発症するケースが多い．関節部の骨硬化性変化と骨棘形成，軟骨のすり減りが生じ，手指にみられる骨棘性の腫脹をヘバーデン結節，ブシャール結節と呼ぶ．関節リウマチで DIP 関節が侵されることはまれだが，DIP 関節が侵されやすい疾患の鑑別として乾癬に伴う関節炎，乾癬性関節炎を挙げる．変性疾患である OA は緩徐進行，自然免疫の関与の大きい乾癬性関節炎では急性発症を繰り返すことで骨関節変形が完成し，慢性的な関節痛へ移行するケースが多い．OA では上記手指以外にも，拇指の CM（手根中手骨間）関節，膝関節，股関節，脊椎関節などが侵されやすいことや，炎症性変化は乏しい（名称も変形性関節症といわれる由縁）ため，関節部の熱感や発熱，倦怠感などの全身症状は伴わないことも診断の一助となる．

❸ 偽痛風

　関節内の軟骨にピロリン酸カルシウム結晶が沈着，貪食細胞が認識し貪食することで炎症が惹起される．ピロリン酸は本来関節軟骨の石灰化を防ぐために存在するが，カルシウム過剰やピロリン酸過剰により，ピロリン酸カルシウムとして結晶化し，異物となる．結晶に対する貪食細胞の自然免疫が主体となる炎症であるため急性発症し，熱をもった強い関節腫脹と疼痛を訴える．全身の発熱を伴うこともしばしばある．結晶がある程度貪食されれば消退する "一過性（数日～2週間程度）" の臨床経過をたどる．高齢者，膝関節に多い．NSAIDs が一定の効果を示すのも，後述する化膿性関節炎との鑑別上重要である．

❹ ウイルス性関節炎

　インフルエンザウイルス罹患時に全身の関節痛「節々の痛み」を自覚することが多いのは周知のとおりである．ウイルス感染では主に，炎症性サイトカインが体中を駆け巡ることにより関節炎を惹起するため関節内にウイルスが存在しないことが多い．関節炎を生じる代表的なウイルスはヒトパルボウイルス B19，B 型肝炎，C 型肝炎である．特にヒトパルボウイルス B19 は小児のリンゴ病の原因ウイルスで，小さな子どもと接する機会の多い母親，職種（保育士など）でしばしばみられる．成人で発症した場合，リンゴ病のような顔面紅斑は必発ではなく，むしろ，関節リウマチと同部位の関節炎（手関節や手指関節），手足のむくみ，レース状といわれる上下肢の紅斑で発症することが多く，時に関節リウマチの診断を受けているケースもある．同じ感染症に伴う関節炎で

も，後述する化膿性関節炎（＝細菌性）との違いは，ウイルス性関節炎が通常多関節に
みられるのに対し，細菌性では単関節に集約して出てくる点である．一般的にウイルス
は能動的な移動手段をもたない（風まかせな）ため，拡散し，多臓器，広範囲に広がる
傾向にある．一方，細菌は能動的な移動能力（鞭毛など）を有し，走化性などにより，
増殖するのに最も適した環境に集簇する傾向がある．関節炎だけではなく，例えばウイ
ルス性胃腸炎（例：ノロウイルスやロタウイルス）が胃〜小腸〜大腸に拡がるのに対し，
細菌性腸炎（例：カンピロバクターやサルモネラ）では病変は回盲部に集中してみられ
る，なども同じ理由である．これが一細菌一臓器といわれる由縁である．この法則をも
とに，溶連菌感染（＝細菌感染）に伴う扁桃炎を感冒（＝ウイルス感染）から拾い上げ
るための Centor 診断基準を見直すことをお勧めしたい．

　最後に地域差があるものの，とくに九州以南では HTLV-1 ウイルスによる慢性関節炎
も重要となる．

見逃してはいけない緊急性の高い疾患

❶ 細菌性関節炎（化膿性関節炎）

　別の部位からの感染が血流を介し関節内へ波及するケースや，関節内注射，外傷によ
る傷から病原菌が関節内に侵入し関節炎を発症する．起因菌としては黄色ブドウ球菌
（最多），レンサ球菌，肺炎球菌などが代表的である．急性発症する関節の腫脹と熱感，
強い疼痛とともに，多くのケースで発熱や倦怠感などの全身症状を伴う．未治療での改
善は難しく，放置すれば，敗血症から生命予後にかかわる病態のために，早期の発見，
緊急の関節内の膿のドレナージ，抗菌薬治療を必要とする．全身症状を伴う急性（自然
免疫が主役）の単関節炎（細菌感染ゆえ）である場合，化膿性関節炎を想起し判断を急
ぐ．経過や所見だけでは前述した偽痛風との鑑別は難しく，これまで同様の痛みがあっ
たかどうかの病歴を確認する（偽痛風は繰り返す）．関節穿刺，X 線撮像（ピロリン酸
カルシウムは X 線で写る）などの検査，NSAIDs への反応の確認などを要する．

👤 来局者からの情報収集と疾患推測

❶ 関節痛と聞いたら思い浮かべること

　関節痛の鑑別は多岐にわたる．全体の頻度からは変形性関節症や肩関節周囲炎（四十
肩や五十肩といわれるもの）が多いが，まずは緊急性の高い疾患，すなわち化膿性関節
炎の可能性を考え，診断，除外していくことが重要となる．化膿性関節炎は敗血症へ移
行しやすく（あるいはすでに敗血症としての一病態），生命の危機にもつながる感染症

なだけに，早急な受診勧奨を必要とする．多発関節痛をみた際には罹患頻度からも関節リウマチの可能性を考える．関節リウマチは数ヵ月の間に不可逆性の関節変形をきたすことも多く，ADL の低下につながること，また，抗リウマチ薬の多くが遅効性で効果発現や効果判定まで一定の時間を要してしまうことから，可能な限り早期に診断し，治療介入するため，受診勧奨が望ましい．

❷ 患者から自覚症状を聴取する

　関節痛の患者では，まずは発症様式と痛みの部位や痛い関節の数を的確に問診することで，病態が推測できることが多い（関節炎を主体とする関節リウマチや，その他の膠原病疾患はさまざまな表現型が存在するため，実際の診断はより複雑な思考を要する点に注意）．多くの膠原病疾患が関節痛以外の臓器障害を合併し，多彩な臨床像を呈する．本項では各疾患ごとの詳しい解説は省略するが，下記に LQQTSFA に代表的な随伴症状を列挙した．

①発症様式から考える（Timing：発症様式）

　発症様式は「いつから？」よりも「痛みがピークになるまでの時間」を特に重視して聴取する．関節痛に限らず，**表1** に示す発症様式は多くの病態・疾患に当てはまる．

②関節の個数から考える〔Location：部位（or 痛む関節の個数)〕

● **単関節**：細菌感染に伴う化膿性関節炎，結晶性関節炎（痛風，偽痛風）を第一に疑う．頻度の高いものとして肩関節周囲炎を，頻度は少ないが長い経過のものでは関節内腫瘍（色素性絨毛結節性滑膜炎など）なども鑑別に挙がる．突然発症では関節内の血腫や滑液包破裂を考える．

表1 痛みの発症様式ごとの関節痛疾患

発症様式	病態	関節痛の場合の鑑別
突然（突然ピークの痛み）	何かが破れた，避けた，詰まった，捻じれたかのいずれか	関節内出血 滑液包破裂（ベーカー嚢胞破裂など）
急性（数時間から数日）	自然免疫を主体とする炎症性疾患	ウイルス性関節炎 細菌性関節炎 結晶性関節炎（痛風・偽痛風） 自己炎症性疾患（家族性地中海熱など） 脊椎関節炎 リウマチ性多発筋痛症 腫瘍随伴症候群
緩徐進行性 （数週から数年）	獲得免疫を主体とする炎症性疾患 腫瘍性疾患 変性疾患	関節リウマチ 脊椎関節炎 変形性関節症 関節内腫瘍（色素性絨毛結節性滑膜炎など）

- **少数関節（2〜4個）**：少数関節炎の代表疾患に脊椎関節炎が挙がる．脊椎関節炎では末梢関節よりも脊椎や仙腸関節，胸鎖関節といった軸関節が侵されるケースが多い．また，末梢関節部の痛みであっても関節リウマチのような滑膜炎ではなく，痛みの正体が腱付着部炎症であることも多い．脊椎病変では安静後に増悪する痛み（炎症性腰痛）や歩行時の臀部痛（仙腸関節炎）などの病歴を聴取する．
- **安静後に増悪する痛み**：関節リウマチでも朝のこわばりは有名である．関節内の滑液は安静時に産生されるため，炎症下では安静時（主に夜間の睡眠）に炎症性浸出液を含む多量の関節液が関節内にたまるために生じる．反対に運動による腰痛の増悪は非炎症性の器質的疾患，すなわち変形性関節症や脊柱管狭窄症などを考える．

  少数関節の場合，関節リウマチのように多関節に炎症がみられる疾患の初期の段階であることも多い．また，全身性エリテマトーデスや皮膚筋炎，成人スティル病などの膠原病疾患でも高率に少数関節炎を合併する．各疾患に特徴的な発熱，皮疹や筋力低下，筋痛なども同時に聴取していく．
- **多関節（5個以上）**：炎症性疾患では関節リウマチ，ウイルス性関節炎の頻度が高い．非炎症性疾患としては，手指 PIP 関節，DIP 関節，膝などに多発する変形性関節症が最も頻度の高い疾患である．

❸ 代表的疾患を見分ける特徴的な情報

関節痛における LQQTSFA を表 2 に示す．

表2 代表的疾患の関節痛の特徴（LQQTSFA）

症状の特徴		疑われる疾患
部位 （Location）	単関節	化膿性関節炎，結晶性関節炎（痛風・偽痛風），関節内出血，外傷（腱断裂や骨折，半月損傷など），肩関節周囲炎
	少数関節	脊椎関節炎，多くの膠原病疾患〔全身性エリテマトーデス（SLE），炎症性筋炎，成人スティル病〕，変形性関節症，関節リウマチの初期
	多関節	関節リウマチ，ウイルス性関節炎（ヒトパルボウイルス B19，B 型肝炎，C 型肝炎）
性状・程度 （Quality/ Quantity）	非常に強い疼痛	特に局所の熱感や発赤を伴う場合，急性炎症性疾患のことが多い（化膿性関節炎，結晶性関節炎，成人スティル病など）
時間と経過 （Timing）	突然	関節内出血，外傷，関節包破裂
	急性	自然免疫を主体とする炎症性疾患（化膿性関節炎，ウイルス性関節炎，結晶性関節炎，成人スティル病）
	亜急性	自然免疫・獲得免疫が混在する病態（SLE，脊椎関節炎）

表2 代表的疾患の関節痛の特徴（LQQTSFA）つづき

症状の特徴		疑われる疾患
時間と経過 **（Timing）**	緩徐進行性	獲得免疫を主体とする炎症性疾患（関節リウマチ） 変性疾患（変形性関節症，肩関節周囲炎） 腫瘍（色素性絨毛結節性関節炎）
	一過性・ 再発性	過去にも同様の痛みを繰り返し，自然消退する場合，結晶性関節炎，自己炎症性疾患，脊椎関節炎など自然免疫主体の炎症性疾患を疑う
寛解・ **増悪因子*** **（Factor）**	安静後 （朝のこわばり or 炎症性腰痛）	関節リウマチ，脊椎関節炎など，関節の慢性炎症をきたすもの
	運動後	上記以外の疾患，ほぼすべて
随伴症状 **（Associated** **manifestation）**	発熱	化膿性関節炎，ウイルス性関節炎など感染症を背景にもつもの
	皮疹	SLE，炎症性筋炎，成人スティル病，家族性地中海熱など膠原病疾患 / 自己炎症性疾患で生じやすい 脊椎関節炎：特に乾癬性関節炎と掌蹠膿疱症性関節炎
	咽頭痛	ウイルス性関節炎，成人スティル病，ベーチェット病
	頭痛	リウマチ性多発筋痛症＋側頭（巨細胞性）動脈炎（合併しやすい）
	視力障害・ 霧眼	脊椎関節炎，ベーチェット病，サルコイドーシス，リウマチ性多発 筋痛症＋側頭（巨細胞性）動脈炎
	咳嗽	間質性肺病変を合併する疾患（関節リウマチ，SLE，炎症性筋炎，サ ルコイドーシス）
	消化器症状	炎症性腸疾患，ベーチェット病，家族性地中海熱，SLE

＊：運動器の痛みはほぼ全例が運動で増悪する．こわばり（動きづらさ）に関しては，運動後に増悪するか，安静後に増悪するかを聴取する

❹ 他覚所見を収集する

　基本的なバイタルサインをチェックする．全身性炎症性疾患を示唆する発熱や頻脈は特に重要となる．さらに血圧低下が加われば，化膿性関節炎から敗血症をきたしている可能性が高くなる．膠原病では間質性肺炎を合併することも多く，軽度の息切れや呼吸数増加も見逃せない所見である．また，顔面の皮疹などは容易に観察可能であり，注意して観察することを推奨する．

❺ 原因を推測する

　LQQTSFA をもとに鑑別のアルゴリズム（p.176）を示す．

❗ 来局者に対する判断と対応

緊急性の高い・重症度の高い疾患

　関節痛というと緊急性が高い疾患があるイメージはあまりないかもしれないが，急性心筋梗塞，化膿性関節炎，感染性心内膜炎などの関節痛と関連性が低いと思われがちな疾患の症状の一つでもあるため，疼痛部位の関節のみにとらわれず全身所見からアセスメントを展開していく必要がある．

　また来局者自身が，筋肉痛や肩こりと思いこみOTC薬を購入する場合もあるため，既往歴，現病歴，服薬歴，生活歴，外傷の有無を確認し，必要であれば強い受診勧奨や緊急対応を行わなければならない．

- **急性心筋梗塞**：動作に関係のない持続する左肩痛，顎関節や頸部，上肢に放散痛を認める．激しい痛みを伴う胸痛の出現があるが，主訴が肩関節痛や背部痛であることもあるため，肩関節の可動域を確認し，可動域制限がない場合は，現病歴，既往歴，薬歴，生活歴を確認，バイタルサインを測定し徐脈や血圧低下，頻呼吸，SpO$_2$低下がみられた場合は，受診勧奨を行う．

- **化膿性関節炎**：小児では股関節に好発し，成人では膝関節に発症することが多い．原因は関節の細菌感染で，発熱や全身倦怠感などの症状を訴える．乳幼児の場合は下痢などもみられ，オムツ交換時に啼泣や股関節の動きの悪さなどが起こる．治療は，感染部位の確認と排膿，抗菌薬の投与が必要となるため，速やかに受診するように勧める．消炎鎮痛薬などで経過観察をしていると，まれに症状の悪化による永久的な関節障害が残ったり，重篤な敗血症ショックを引き起こすこともあるため，注意を要する．

- **感染性心内膜炎**：発熱やはっきりしない関節痛の訴えがある．ほかに食欲不振，体重減少，全身倦怠感，筋緊張性頭痛（両側のこめかみや後頭部に重い感じがする）がみられる．来局時に，発熱，全身倦怠感，関節痛，頭痛の症状があれば，感冒様症状とも受けとられやすくOTC（総合感冒）薬を勧め，経過観察としてしまうこともありうる．問診で，最近，歯科治療やカテーテル治療をしていないか確認することが特に重要となる．

頻度の高い疾患

❶ 高齢者の変形性関節症による疼痛

　関節軟骨の変性により疼痛，炎症を起こす変形性関節症（OA）は，すべての関節に

発症する．18〜79歳での発症率は，男37.4％，女37.3％で加齢に伴い増加し，高齢者の要介護，要支援となる要因の上位を占めている．OAの症状は，関節周囲の痛みとこわばりであり，可動や荷重で疼痛が増強し，安静時は軽減する．朝のこわばりやゲル現象（安静時や不動後のこわばり）などの症状は関節リウマチに似ているが，関節リウマチより症状の持続時間が短い．

OAの軟骨では，グルコサミノグリカン（GAG）含有量の低下やコラーゲン配列の不規則化が生じる．来局時に高齢者にサプリメントの併用を確認すると，多くの高齢者が関節に関するサプリメントを服用しており，なかには「サプリメントを飲んでいるから，運動をしなくてもよい」と自己判断している場合もある．

軟骨成分のグルコサミンやコンドロイチンのサプリメント療法は，関節裂隙狭小化進行抑制効果があると報告されているが，相反する報告もある．

OAの治療は，保存療法が第一選択，薬物療法はNSAIDs（非ステロイド性抗炎症薬）の内服を基本とし，ヒアルロン酸やステロイドの関節内注射を併用していくが，食事療法や運動による体重減少など生活習慣の指導を最優先としなければならない．そのため来局時に関節に必要以上の荷重をかけないような日常生活の工夫を一緒に考えたり，減量のための食事指導を実施するなど，薬局での服薬指導は，大きな役割をもっている．

❷ スポーツ外傷（Osgood-Schlatter病）

10〜14歳のスポーツ選手に多く，男児に好発する．Osgood-Schlatter病は，膝の脛骨粗面に生じる骨端症であり，骨の成長期（骨端線閉鎖前）にスポーツ外傷として発症する．

主訴は，膝の前下部の運動時痛，圧痛，腫脹などであり，正座などの際に床に接することで痛みが生じる．初期から進行期までにスポーツを休止させ，安静療法を開始すると90.1％が短期間でスポーツに復帰できるとの報告がある．重症化すると3〜6ヵ月程度の運動の休止をせざるを得ない状況になることもある．

サッカーでの発症頻度は比較的高く，Jリーグ下部組織に所属する男子選手の8.1％を占める．この時期の関節痛は，「成長痛」のため問題ないと認識されがちで，そのままスポーツを継続することによって，最終的にはドロップアウトする結果を招くことになる．

小児の関節痛は，スポーツ外傷であることも多いため，OTC（湿布）薬を希望で来局した場合は，児が何のスポーツをしているかも聴取することが望ましい．

湿布を貼付しスポーツを続けることを容認したり，経過観察するのではなく，早めに専門医への受診を勧める．

その他の疾患

● **結晶誘発性関節炎**：関節腔内に析出した結晶によって引き起こされる急性関節炎の総称であり，急性の単関節炎を呈する．

偽痛風：ピロリン酸カルシウム（CPPD）結晶が関節腔内に析出

痛風：尿酸塩結晶が関節腔内に析出

共に急激な腫脹と疼痛が出現する．また高齢であればOAと併発する場合もある．そのためOAの急性増悪かと思い，処方されたNSAIDs薬を服用し経過をみようとする患者もいる．来局者がOA治療中であっても，新たな関節痛の症状を訴えた場合は，痛みを我慢せず受診を勧奨する．

● **偽痛風**：高齢者に好発する．女性にやや多く男女比は1：2.3である．大関節（膝・肩・手関節），特に膝に激痛・腫脹・発赤・熱感などの局所症状を呈し発熱することがあり20日程度症状が続く．関節炎の既往がなく，膝関節が発赤を伴い急に腫脹した場合には，偽痛風を疑う．レントゲン検査，血液検査，関節液検査などを行い，確定診断は関節液偏光顕微鏡検査でCPPD結晶を確認する．治療は，安静，ナプロキセン，ジクロフェナクなどのNSAIDs薬，ステロイド薬の投与など対症療法が中心となる．

● **痛風**：高尿酸血症（血清尿酸値 > 7.0 mg/dL）の成人男性に好発する．下肢関節（第一中足趾節関節）関節に激痛・発赤・腫脹がみられる．確定診断はアメリカリウマチ学会の『痛風関節炎の診断基準』をもとに行う．痛風は，偽痛風，化膿性関節炎，反応性関節炎などの同症状を呈する急性単関節炎との鑑別が重要となる．治療は，痛風発作の予防薬，NSAIDs薬の服用，尿産生成抑制薬や尿酸排泄促進薬を使用する．プロベネシドは溶血性貧血が起こりやすいため，来局時は血液検査の有無や結果〔網赤血球の増加，ビリルビン高値（間接ビリルビン優位），LDH高値，ハプトグロビン〕を確認していくことが必要である．またアスピリン製剤（サリチル酸系）とは拮抗するため併存症と内服薬の確認を行う．

● **慢性関節炎**

関節リウマチ：寛解と再燃を繰り返しながら，慢性かつ進行性に経過する原因不明の多発性関節炎である．30〜50歳代の女性に好発し，関節症状として左右対称性の手指・手・足趾・肘・膝関節の腫脹を認める．来局者は，朝のこわばりを関節リウマチではないかと心配して相談に来ることがある．起床直後の関節のぎこちなさ，DIP関節の過伸展，PIP関節の屈曲などを認める場合は，緊急ではないが近日中の受診を勧奨する（図1）．治療は，十分な休養，安静，生活環境の改善を行い，炎症の鎮静化，疼痛の除去，関節破壊の抑制を目的に薬物療法を行う．

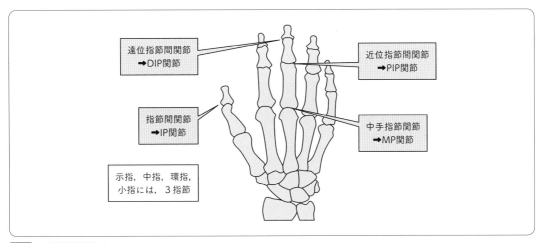

図1 手関節部位名

症例への対応

 80歳代　女性

変形性膝関節症と骨粗鬆症で内服治療をしているAさん．今日は，1ヵ月に1回の定期受診日．Aさんの普段の移動手段は，シルバーカーである．今日も自分でゆっくりとシルバーカーを押しながら来局．いつもの薬を調剤中に待合室の方から調剤室にむかって話始めた．

「今朝からずっと右の太腿の付け根が痛いんだ．昨日の夜まで雨が降っていて，今朝は玄関先を出てぬかるんだ道に足をとられバランスをくずして，シルバーカーごと転んだんだよ．どう転んだか，あまり覚えていないんだけど，先生に転んだ話もしないで帰って来ちゃった．でもなんとなくジワーと痛いんだよね．じっとしてればよいけど，歩き始めに痛みを感じるね．今日，先生から膝の湿布が出ていると思うけど，太腿に貼ってもいいよね」と相談を受けた．右太腿を見たところ，腫長や発赤は認められなかった．

表3 症例1から得られた情報

	症状の特徴		症状の特徴
L	右大腿の付け根	T/S	今朝
Q/Q	ジワーっとする痛み 腫脹や発赤はなし	F	持続した疼痛あり
		A	歩き始めに痛みを感じる

Aさんは，骨粗鬆症の治療中でビスホスホネート剤を服用している状態である．そのため易骨折状態であり骨折のリスクは高いと考えられる．

　転倒してから何となく痛いという訴え，しみるような疼痛で体性痛を考える．疼痛には持続性があり，歩行開始時に特に疼痛の訴えがある（表3）．

　高齢者の骨折で大腿骨頸部骨折は第3位であり，原因は転倒が最も多い．ほかにも大腿部転子部骨折もあるが，手術方法は全く異なる．股関節を骨折した高齢者の中には，Aさんのように股関節に疼痛を訴えず，転倒した際に大腿部を打撲したと思い込み経過観察をする方もいるため，十分に話を聴取し，すぐに受診勧奨する．

　また，骨粗鬆症患者の骨折のリスクは高いため，普段より適度な運動をするよう説明を行うことが大切である．

　薬局内にロコモーショントレーニングのパンフレットを設置してみたり，食事の中でカルシウムやリンを摂取しやすい食品を紹介するなどの栄養指導も重要となる．

症例 2　12歳　男児

骨粗鬆症で受診している祖母の処方箋を一度薬局に預け，夕方薬を取りに来たBさん．一緒に小学6年生のBさんのお子さん（Cくん）も連れて来た．お買い物の帰りに薬を取りに来るのがいつものパターンで，Cくんも一緒にお買い物について来ていた．Cくんは最近，陸上を始めたようだが，1週間ほど前の練習の後から「足が痛い」と右足関節周囲の痛みを訴えるようになった．薬剤師が確認したところ，「ズキンと痛いこともあるけど，少し気になるくらいの痛み」「我慢できないわけじゃなく，いつもではない」とのことだった．右足関節には腫れや内出血はみられなかった．Bさんは「捻挫かな？」と思い，自宅にあった湿布を貼って様子をみていたが，長く痛みが続くようなので「骨折かも？」と心配になり受診した方がいいか相談された．

表4 症例2から得られた情報

	症状の特徴		症状の特徴
L	右足関節周囲	T/S	1週間ほど前 陸上の練習終了後から
Q/Q	ズキッと痛いこともあるけど，少し気になるくらいの痛み 我慢できないわけじゃない いつもではない	F	歩くと痛い 動かないと痛くはない
		A	腫れはない，内出血なし

　関節痛の問診は，既往歴，家族歴，関節痛の部位と経過，持続時間，関節可動域の制限の有無，左右差，発赤，熱感，腫脹の有無を確認する．節々の痛みを訴えてきても，必ずしも関節痛ではなく，筋肉や腱に起因する疼痛の場合もある．

　① 筋：筋肉の把握痛，運動痛を伴う．

　② 腱：伸展，屈曲時痛を伴う．

　③ 関節：特定の方向で関節に伸展，屈曲痛を伴う．

　ランニングでは跳躍動作の繰り返しを行っており，着地時には体重の8〜10倍の衝撃力が地面から足底にかかっている．そのため疲労骨折，過労性脛骨痛，慢性型下腿コンパートメント症候群，アキレス腱付着部障害，足底腱膜炎などの足部障害を起こしやすい．足関節周辺の骨折の場合は，関節部に強い疼痛と腫脹がみられるとともに歩行障害をきたすことが多い．

　まずは，Cくんの上記①〜③を確認し，LQQTSFAを確認，腫脹を認めず，足関節の屈曲伸展時に特に痛みを感じるという情報を得た（表4）．そのため腱（アキレス腱付着部）の炎症の可能性を説明し，OTC（消炎鎮痛湿布）薬の使用を勧め様子を見るよう説明した．

　緊急性は低いため，すぐの受診は勧めなかったが，疼痛が消失するまでは陸上の練習をストレッチなどに変え，念のために骨折を否定する目的で確認のX線を撮るように受診を勧奨した．

（髙橋　良／関　明美）

参考文献

・医療情報科学研究所編集：病気がみえる vol.11 運動器・整形外科．メディックメディア，2017．
・松村理司編：診察エッセンシャルズ．日経メディカル開発，2004．
・平野 篤：サッカーにおける Osgood-Schlatter 病．臨床スポーツ医学．文光堂，2012．
・東山一郎ほか：陸上長距離における足部障害．学校スポーツにおける外傷・障害診療ガイド．文光堂，2012．
・宮坂信之：関節炎の鑑別診断．日本内科学会雑誌，99（10）：2389-2391，2010．
・鈴木康夫：変形性関節症．日本内科学会雑誌，99（10）：2497-2502，2010．
・小松原良雄：関節痛の疫学．日本内科学会雑誌，83（11）：1876-1880，1994．
・矢口敦夫：痛風の鑑別診断．治療，88（11）：2687-2691，2006．

13 めまい

● めまいの臨床判断アルゴリズム

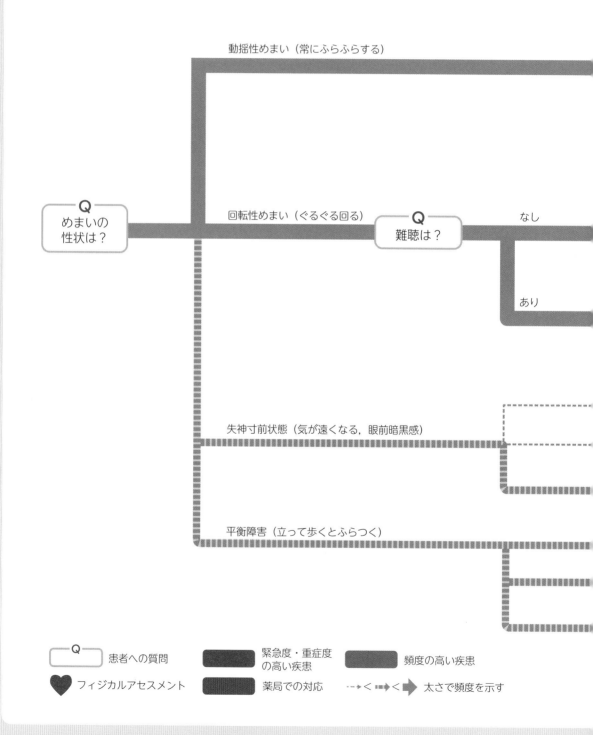

動揺性めまい（常にふらふらする）

回転性めまい（ぐるぐる回る）

Q めまいの性状は？

Q 難聴は？

なし

あり

失神寸前状態（気が遠くなる，眼前暗黒感）

平衡障害（立って歩くとふらつく）

Q 患者への質問 　緊急度・重症度の高い疾患 　頻度の高い疾患

♥ フィジカルアセスメント 　薬局での対応 　--▶ < ▪▶ < ➡ 太さで頻度を示す

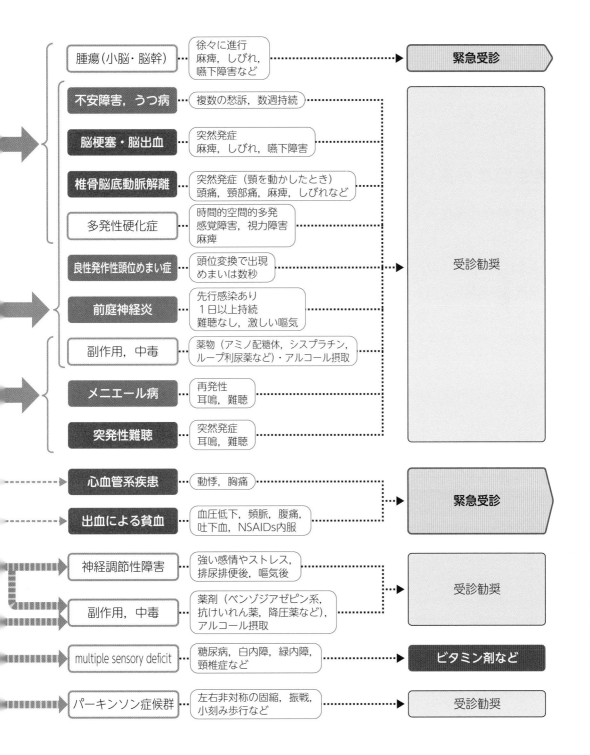

| 腫瘍（小脳・脳幹） | ···· | 徐々に進行
麻痺，しびれ，
嚥下障害など | ·······▶ | 緊急受診 |

不安障害，うつ病	─	複数の愁訴，数週持続
脳梗塞・脳出血	─	突然発症 麻痺，しびれ，嚥下障害
椎骨脳底動脈解離	─	突然発症（頸を動かしたとき） 頭痛，頸部痛，麻痺，しびれなど
多発性硬化症	─	時間的空間的多発 感覚障害，視力障害 麻痺
良性発作性頭位めまい症	─	頭位変換で出現 めまいは数秒
前庭神経炎	····	先行感染あり 1日以上持続 難聴なし，激しい嘔気
副作用，中毒	─	薬物（アミノ配糖体，シスプラチン， ループ利尿薬など）・アルコール摂取
メニエール病	─	再発性 耳鳴，難聴
突発性難聴	─	突然発症 耳鳴，難聴

受診勧奨

| **心血管系疾患** | ─ | 動悸，胸痛 | ·······▶ | 緊急受診 |
| **出血による貧血** | ─ | 血圧低下，頻脈，腹痛，
吐下血，NSAIDs内服 |

| 神経調節性障害 | ─ | 強い感情やストレス，
排尿排便後，嘔気後 | ·······▶ | 受診勧奨 |
| 副作用，中毒 | ─ | 薬剤（ベンゾジアゼピン系，
抗けいれん薬，降圧薬など），
アルコール摂取 |

| multiple sensory deficit | ─ | 糖尿病，白内障，緑内障，
頸椎症など | ·······▶ | ビタミン剤など |

| パーキンソン症候群 | ─ | 左右非対称の固縮，振戦，
小刻み歩行など | ·······▶ | 受診勧奨 |

→ 基本的な症候を示す疾患

めまいは，①回転性めまい（vertigo），②動揺性めまい（dizziness），③失神寸前状態（presyncope），④平衡障害に分けられる（**表1**）．しかし，すべてのめまいをどれか一つのカテゴリーに分類することは難しく，2種類以上の要素を有することもある．カテゴリー分類は診断の助けになるが，大切なことは緊急性の高いめまいを見極めることである（**表2**）．

発生頻度の高い疾患

❶ 良性発作性頭位めまい症（BPPV）

中高年で多く，特定の頭位で誘発される．その特徴は，①**持続時間は30秒以内（どんなに長くても1分）**，②**潜時（頭位変換からめまいまで1～数秒間隔がある）**，③**慣れ現象（誘発頭位を繰り返すことで発作が起こりにくくなる）**の3点である．症状は**再発することが多い**．懸垂頭位での回旋性眼振または方向交代性水平性眼振がみられる．蝸牛症状（耳鳴・難聴）は認めない．

表1 めまいの分類と代表的な疾患

分類	症状	疾患
回転性めまい（vertigo）	景色がぐるぐる回る	● 中枢性：脳梗塞，脳出血，椎骨脳底動脈解離/循環不全など ● 末梢性：突発性難聴，メニエール病，良性発作性頭位めまい症，前庭神経炎など ● その他：多発性硬化症，片頭痛，心因性，薬物（アミノ配糖体，バンコマイシン，シスプラチン，ループ利尿薬など），アルコールなど
動揺性めまい（dizziness）	立位臥位に関係なく常にふらふらする	不安障害，心因性など 中枢性（上記疾患，小脳・脳幹腫瘍）
失神寸前状態（presyncope）	気絶しそう 気が遠くなる感じ	● 心血管系疾患（不整脈，大動脈弁狭窄症など） ● 出血による貧血（消化管出血，子宮外妊娠など） ● 神経調節性障害（血管迷走神経性失神など）
平衡障害	座っていると大丈夫 立ち上がるとふらつく 歩くと片側に偏る	パーキンソン症候群，小脳疾患，末梢神経障害（糖尿病），薬物（ベンゾジアゼピン系，抗てんかん薬，降圧薬など），正常圧水頭症，後索障害（ビタミン B_{12} 欠乏症など），multiple sensory deficit

表2 めまいを生じる頻度の高い疾患と見逃してはいけない緊急性の高い疾患の代表例

よくある疾患	見逃してはいけない緊急性の高い疾患
● 良性発作性頭位めまい症 ● 前庭神経炎 ● メニエール病 ● 心因性	● 脳血管障害（脳梗塞，脳出血，くも膜下出血，椎骨脳底動脈解離） ● 突発性難聴 ● 出血による貧血（消化管出血，子宮外妊娠，卵巣出血） ● 不整脈，弁膜症，大動脈解離

❷ 前庭神経炎

　30〜60歳に好発し，性差はほとんどない．ウイルス感染（上気道感染）が先行することが多い．**頭位の変換とは関係なく生じる**．回転性めまいは1〜数日で治まるが，ふらつきは数週間持続する．**蝸牛症状（耳鳴，難聴）は認めない**．悪心・嘔吐は激しい．小脳梗塞との鑑別が必要で，小脳梗塞では立位保持，独歩が困難な症例が多い．

❸ メニエール病

　患者本人がめまい＝メニエール病と思っていることが多いが，**頻度はそれほど高くない**（20人／人口10万人）．30代後半〜40代に好発する．反復するのが特徴（したがって，**初回発作では診断ができない**）で，蝸牛症状（耳鳴，難聴）を伴うめまい発作を繰り返す．持続時間は1〜2時間程度である．発作時に悪心・嘔吐を伴う．

　米国耳鼻咽喉科・頭頸部外科学会の診断基準では，① 20分以上続く自発的な回転性めまいが2回，②オージオメーターにより診断された感音性難聴，③耳鳴と耳閉塞感のいずれか，または両方，上記3点が揃うと，確定診断とされている．

❹ 心因性

　日内変動がなく，1〜2週間持続する回転性めまい感やふらつき感は心因性の可能性が高い．めまい以外にも複数の症状を訴えることが多い．ベースにうつ病，不安障害，認知症を認めることがある．

見逃してはいけない緊急性の高い疾患

❶ 脳血管障害

　<u>突然発症するめまいで，悪心・嘔吐，頭痛，頸部痛，麻痺などを合併することが多い</u>．小脳・脳幹など，椎骨脳底動脈領域の出血や梗塞で生じやすい．高血圧，糖尿病，脂質異常症，肥満，喫煙，加齢など動脈硬化のリスクファクターや心房細動があることも多い．軽度でも持続するめまい・眼振，安静にしても持続するめまい・眼振は小脳の病変を疑う．

❷ 椎骨脳底動脈解離

　比較的若年者に生じる（平均48歳）．通常の脳梗塞よりも若く，性別で発症率に差はない．誘因は，ゴルフなどの運動，美容院での洗髪，カイロプラクティック，天井をみる作業などで，<u>急に頸部を後屈させる動きをした場合に起こる</u>．解離時に頸部痛，頭痛を生じる．解離後に動脈内腔が狭窄し，脳幹の虚血が生じる．これらの行為から発症まで数十分～1日程度である．

❸ 突発性難聴

　50～60代が多い．めまいが<u>突然発症すると同時に，片側性の耳鳴・難聴が生じる</u>．時間の単位で進行し，日の単位で持続する．早期の治療が大切である．めまいは初期のみで自然に回復するが，難聴，耳鳴は残存する．

❹ 出血による貧血（消化管出血，子宮外妊娠，卵巣出血）

　腹痛，意識消失，吐下血，消化管潰瘍の既往，NSAIDs内服，不正出血などあれば，出血による貧血を疑う．<u>血圧低下，頻脈などがあれば，救急要請を勧める必要がある</u>．

❺ 心血管系疾患（不整脈，大動脈弁狭窄症，肺塞栓，急性大動脈解離など）

　意識消失，動悸などがあれば，心血管系疾患による可能性がある．特に低血圧時は注意する．

その他の疾患・原因

❶ 糖尿病，低血糖

糖尿病の既往があり，内服中（特に SU 薬），インスリン自己注射中であれば，低血糖を一度は疑う必要がある．また，糖尿病の進行により，末梢神経障害が出現すると，足底の感覚が鈍くなり平衡障害が生じることがある．

❷ 薬剤・アルコール

上記のほか，アミノ配糖体，バンコマイシン，シスプラチン，ループ利尿薬などは内耳の前庭を障害し，回転性のめまいと難聴を生じる．ベンゾジアゼピン系薬，抗けいれん薬（フェニトイン，カルバマゼピン），降圧薬，筋弛緩薬などはふらつきの原因になることがある．アルコールは回転性めまいとふらつきのいずれも生じる．

❸ 多発性硬化症

女性に多く，好発年齢は 18～45 歳である．多発性硬化症の特徴は，異なる部位と時間に生じる中枢神経病変である（時間的空間的多発）．症状は暖かい環境で増悪（入浴中や運動中）し，初期には帯状の感覚障害，四肢の麻痺筋力低下，片側の視力障害など訴える．受診時にめまいを訴える患者は 5 % 程度といわれているが，経過中には全患者の 30～50 % でみられる．

❹ パーキンソン症候群

ほとんどが高齢者で，典型的には，夜間にトイレへ行く際，平衡障害を訴えることが多い．古典的三徴は，固縮，無動，振戦である．症状は左右非対称で，失調はまれである．

❺ 片頭痛

典型的な片頭痛は片側の拍動性の頭痛であり，光過敏，音過敏，悪心・嘔吐を伴う．発症年齢は 10～30 代がほとんどである．片頭痛に回転性めまいを伴うことがあり，頭痛に先行するか，同時に生じることが多い．

❻ multiple sensory deficit（複数の感覚障害）

典型的な患者は，複数の疾患をもつ高齢者である．いくつかの原因が関与しており，感覚障害（糖尿病性神経障害，脊髄障害，視力障害など）のほか，起立性低血圧やベンゾジアゼピンなどの薬剤，整形外科疾患（歩行障害の原因になり得るもの）が不安定な

歩行を引き起こし，転倒につながることもある．

治療は原因薬剤の中止，原疾患（糖尿病など）の治療である．

👤 来局者からの情報収集と疾患推測

❶ めまいの訴えで思い浮かべること

めまいの約40%は末梢性めまいであり，緊急性のある中枢性疾患（**表3**）や循環血液量の低下，不整脈は約10%程度である．中枢性めまいであっても症状が軽微で，徒歩で来院・来局する可能性があることを念頭におく必要がある．

❷ 患者から自覚所見を聴取する

可能ならば，初めに挙げた4つのカテゴリー（①回転性めまい，②動揺性めまい，③失神寸前状態，④平衡障害）に分類する．症状が強い場合や明らかな回転性めまいであれば，末梢性（内耳，前庭神経の障害）や中枢性であることが多く，出血による貧血，心血管系疾患や代謝性疾患などは考えにくい．患者からの聴取で，回転性めまいもしくは失神寸前状態ではない場合は，疾患を絞りにくい．

患者からの聴取で，突然発症か，頭痛・頸部痛を伴うか，意識障害，麻痺や感覚障害，構音障害を伴えば，中枢性のめまいを疑う（**表3**）．また，体がどちらか一方に傾く場合も，中枢性のめまいを疑う所見である．

そのほか，**表4**の問診（S4モデル）で2つ以上該当すれば，心因性めまいの可能性が高くなる．2つ以上該当すれば，さらに詳しい精神的評価が必要である．4つすべてが該当したら，うつ病や不安障害がある確率が30%以上である．

❸ 代表的疾患を見分ける特徴的な情報（LQQTSFA）

代表的なめまいの特徴をLQQTSFAに従って，**表5**にまとめた．血糖降下薬，降圧薬，ベンゾジアゼピン系薬など精神科の処方薬もめまいの原因になることがあり，服薬歴も重要である．

表3 中枢性めまいを疑う病歴

- 突然発症
- 頭痛，後頭部痛・頸部痛
- 筋力低下，片側上下肢のしびれ，構音障害，嚥下障害，複視
- 顔や口の周りのしびれ（過換気との違いに注意）
- 小脳失調（ふらついて立てない，歩けない），片側だけに倒れそうになる
- 脳血管障害の危険因子（糖尿病，高血圧症，脂質異常症，喫煙，高齢，肥満，心房細動など）

表4　4つの臨床目安（S4モデル）

症状カウント （Symptom count）	これまでの症状を教えて下さい	症状が6つ以上であれば陽性
ストレス（Stress）	過去1週間，ストレスが続きましたか	——
重症度（Severity）	症状の程度を10（耐えられない）〜0（全くなし）までで表して下さい	6以上なら陽性
自己判断した健康状態 （Self-related health）	全般的にみて，あなたの健康状態はきわめて良好，とても良好，良好，普通，不良のどれに該当しますか	回答が「普通」「不良」なら陽性

表5　代表的疾患のめまいの特徴（LQQTSFA）

症状の特徴		疑われる疾患
部位 （Location）	頭部ふらつき	うつ病，不安障害，身体表現性障害
	足のふらつき	パーキンソン病，小脳疾患（出血，梗塞，腫瘍，変性），末梢神経障害（糖尿病），後索障害（ビタミンB₁₂欠乏症，梅毒），薬物中毒，薬剤の副作用
性状 （Quality） 程度 （Quantity）	回転性めまい	末梢性めまい，中枢性めまい
	動揺性めまい	どのめまいでもありうる
	失神寸前状態	出血による貧血，心血管系疾患，神経調節性障害
時間と経過 （Timing） 状況 （Setting）	突然発症	良性発作性頭位めまい症，メニエール病，椎骨脳底動脈解離，小脳出血・梗塞
	再発性	メニエール病，良性発作性頭位めまい症，椎骨脳底動脈循環不全
	先行感染	前庭神経炎
	薬物服用後	副作用・中毒
寛解・増悪因子 （Factor）	頭位変換	良性発作性頭位めまい症
	座位→立位	出血による貧血，脱水，神経調節性障害など
	ストレス	神経調節性障害，不安障害，うつ病
随伴症状 （Associated manifestation）	嘔気・嘔吐	末梢性めまい，中枢性めまいのいずれでもあり得る
	頭痛	片頭痛，小脳出血・梗塞，くも膜下出血
	頸部痛	椎骨脳底動脈解離
	耳鳴，難聴	メニエール病，突発性難聴，聴神経腫瘍
	麻痺	脳梗塞

❹ 他覚所見を収集する（身体所見，フィジカルアセスメントなど）

　　中枢性めまいを疑う所見としては，小脳所見（立位時の身体の動揺など），異常な眼振（垂直，多方向），ホルネル症候群（縮瞳，眼瞼下垂，病側顔面の発汗低下）などが挙げられる．しかし，高齢者などでは所見がはっきりしないことがあり，少しでも疑われた場合は，速やかな受診を勧める必要がある．

❺ 原因を鑑別・推測する

　　めまいについて，表5で示されたLQQTSFAを参考に，原因疾患を鑑別・推測する一例をp.190に示す．めまいは診断が難しく，一時的な状況や質問で疾患を絞るのは困難なため，あくまでも参考程度と考え，受診を勧めた方がよい．

⚠ 来局者に対する判断と対応

緊急性の高い・重症度の高い疾患

　　緊急性や重症度の高いめまいは受診勧奨が必要だが，「見逃してはいけない緊急性の高い疾患」の代表例として挙げた，脳血管障害，脊椎脳底動脈解離，突発性難聴，出血による貧血（消化管出血，子宮外妊娠，卵巣出血），心原性（不整脈，大動脈弁狭窄症，肺塞栓，急性大動脈解離）などは，緊急受診して救急対応を要する重篤な疾患で，家族，医療機関にすぐ連絡し，場合によっては救急車を呼ぶ必要もある．

頻度の高い疾患

　　頻度の高い疾患の代表例である良性発作性頭位めまい症，前庭神経炎，メニエール病，心因性のめまいは，OTC薬では対応できないので，すべて医療機関への受診勧奨となる．

● **良性発作性頭位めまい症**：寝返りをうったり，寝ていて急に上半身を起こしたり，座っていて急に振り向いたり，棚の上のものを取ろうとして急に上を向いたりなど，頭を動かしたときに回転性のめまいが起こり，安静にすれば30秒以内に消失する場合は，良性発作性頭位めまい症を考える．ベッドから起きるときはゆっくり起き，その後しばらくは座った状態を保ってから起き上がるようにする，しゃがんで物を取るなど頭を下げる行為は避ける，睡眠を十分にとる，水分摂取して脱水を防ぐなどの生活指導を行い，めまいが生活に支障をきたす場合や吐き気や嘔吐を伴う場合は，医療機関へ受診するよう勧める．

- **前庭神経炎**：かぜのあとなどに頭を動かしたときと関係なく，難聴を伴わない回転性めまいと吐き気が生じた場合，前庭神経炎を疑い，医療機関への受診を勧める．

- **メニエール病**：1〜2時間持続する回転性めまい，難聴，耳鳴が反復する場合は，メニエール病を考え医療機関の受診を勧める．

- **心因性**：めまいだけではなく，眠れない，気分が落ち込んでいる，不安感，倦怠感などの症状を訴える場合は，心因性のめまいを考え医療機関への受診を勧める．

その他の疾患

❶ 薬剤性のめまい（副作用，中毒）

回転性めまい，動揺性めまい，失神寸前状態，平衡障害のいずれも薬剤の副作用や中毒として生じうるので，どのカテゴリーのめまいかとともに，服薬歴や服薬との関連性を必ず確認する．

- **糖尿病**：血糖降下薬（特に SU 薬），インスリン製剤を使用している場合は，低血糖によるめまいを疑い，ブドウ糖やジュースなどの摂取で対応する．

- **薬剤**：アミノ配糖体，バンコマイシン，ループ利尿薬などの耳毒性のある薬物，ベンゾジアゼピン系薬，抗てんかん薬などの精神神経作用薬や筋弛緩薬の副作用によるめまい，降圧薬による血圧低下によるめまいの疑いがある場合は，医療機関への受診を勧める．

❷ 乗物酔いによるめまい

乗物酔いによるめまいの場合は，OTC 薬として乗物酔防止薬の対応を考慮する．OTC 薬の乗物酔防止薬には，抗めまい成分のジフェニドール塩酸塩，抗ヒスタミン成分のジメンヒドリナート，メクリジン塩酸塩，プロメタジンテオクル酸塩，抗コリン成分のスコポラミン臭化水素酸塩水和物などが用いられる．

⊕ 症例への対応

症例 1　50歳　女性

2～3日ほど前から，寝ていて寝返りをうったとき，朝起きたとき，棚の高いところのものを取ろうとして頭を上にあげたときにくらっとして周囲がぐるぐる回っているようにみえる．座ってじっとしていると30秒ほどでおさまるが，何回かそのような症状が起こったので心配になり来局．耳鳴りや悪心・嘔吐はない．

表6 症例1から得られた情報

	症状の特徴		症状の特徴
L	頭	S	寝ていて寝返りをうったとき 朝起きたとき 棚の高いところのものを取ろうとして頭を上にあげたとき
Q	めまい（周囲が回っているようにみえる）		
Q	座っていると30秒で消失	F	急に起き上がったり，頭を動かさなければ起こらない
T	2～3日前から	A	難聴や耳鳴りはない 吐き気，嘔吐はない

　頭を動かすとめまいが起きているので（**表6**），良性発作性頭位めまい症が考えられるが，ほかの疾患（脳血管障害など）も考えられるので，医療機関への受診を勧めた．また，水分をよく摂って急に頭を動かす動作を避けるようにアドバイスした．

症例 2　55歳　女性

昨日急に周囲がぐるぐる回っているようにみえる強いめまいがした．その後テレビの音が聞こえにくくなった．どうも右の耳が聞こえづらい．また，耳鳴りもする．医療機関に行ったほうがいいのかとも思うが，まずは行きつけの薬局に相談しにきたという．

表7 症例2から得られた情報

	症状の特徴			症状の特徴
L	頭		T	昨日急に
Q	周囲がぐるぐる回っているようにみえる強いめまい		S	特になし
			F	特になし
Q	めまいは消失		A	右耳が聞こえづらい，耳鳴りがする

　急なめまいと難聴，耳鳴りがあるので（**表7**），突発性難聴あるいはメニエール病の初発などが考えられる．早急に受診をするように，近隣の耳鼻科を紹介した．

（東　有佳里，南郷栄秀／吉岡ゆうこ）

参考文献

・金城光代ほか編：ジェネラリストのための内科外来マニュアル．医学書院，2017．
・ローレンス・ティアニーほか編：聞く技術　上．日経BP，2006．
・スコット・スターンほか著：考える技術．日経BP，2011．
・Kroenke K, et al：Depressive and Anxiety Disorders in Patients Presenting with Physical Complaints: Clinical Predictors and Outcome. Am J Med, 103（5）：339-347, 1997.

14 意識障害

●意識障害の臨床診断アルゴリズム

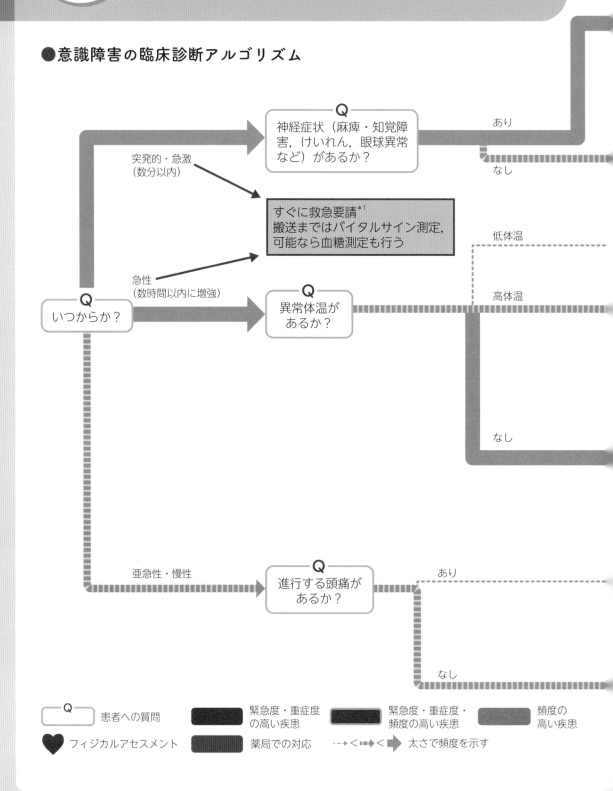

Q 神経症状（麻痺・知覚障害，けいれん，眼球異常など）があるか？ — あり / なし

突発的・急激（数分以内）

急性（数時間以内に増強）

すぐに救急要請[*1]
搬送まではバイタルサイン測定，可能なら血糖測定も行う

Q いつからか？

Q 異常体温があるか？ — 低体温 / 高体温 / なし

亜急性・慢性

Q 進行する頭痛があるか？ — あり / なし

Q 患者への質問　　フィジカルアセスメント
緊急度・重症度の高い疾患　緊急度・重症度・頻度の高い疾患　頻度の高い疾患　薬局での対応　太さで頻度を示す

＊1：主治医（担当医）にもすぐに連絡・報告し，家族など周囲の人や記録などからも情報を集める．
＊2：肺炎（感染症）を併発する場合は発熱を伴う．
＊3：短時間作用性β₂刺激薬.

202

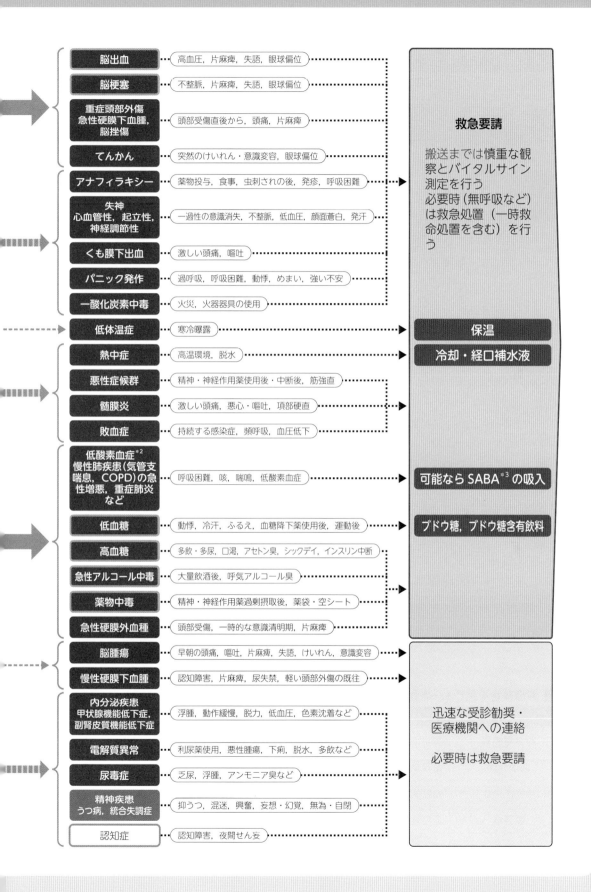

疾患名	症状・状況	対応
脳出血	高血圧, 片麻痺, 失語, 眼球偏位	救急要請 搬送までは慎重な観察とバイタルサイン測定を行う 必要時(無呼吸など)は救急処置(一時救命処置を含む)を行う
脳梗塞	不整脈, 片麻痺, 失語, 眼球偏位	
重症頭部外傷 急性硬膜下血腫, 脳挫傷	頭部受傷直後から, 頭痛, 片麻痺	
てんかん	突然のけいれん・意識変容, 眼球偏位	
アナフィラキシー	薬物投与, 食事, 虫刺されの後, 発疹, 呼吸困難	
失神 心血管性, 起立性, 神経調節性	一過性の意識消失, 不整脈, 低血圧, 顔面蒼白, 発汗	
くも膜下出血	激しい頭痛, 嘔吐	
パニック発作	過呼吸, 呼吸困難, 動悸, めまい, 強い不安	
一酸化炭素中毒	火災, 火器器具の使用	
低体温症	寒冷曝露	保温
熱中症	高温環境, 脱水	冷却・経口補水液
悪性症候群	精神・神経作用薬使用後・中断後, 筋強直	
髄膜炎	激しい頭痛, 悪心・嘔吐, 項部硬直	
敗血症	持続する感染症, 頻呼吸, 血圧低下	
低酸素血症[*2] 慢性肺疾患(気管支喘息, COPD)の急性増悪, 重症肺炎 など	呼吸困難, 咳, 喘鳴, 低酸素血症	可能なら SABA[*3] の吸入
低血糖	動悸, 冷汗, ふるえ, 血糖降下薬使用後, 運動後	ブドウ糖, ブドウ糖含有飲料
高血糖	多飲・多尿, 口渇, アセトン臭, シックデイ, インスリン中断	
急性アルコール中毒	大量飲酒後, 呼気アルコール臭	
薬物中毒	精神・神経作用薬過剰摂取後, 薬袋・空シート	
急性硬膜外血種	頭部受傷, 一時的な意識清明期, 片麻痺	
脳腫瘍	早朝の頭痛, 嘔吐, 片麻痺, 失語, けいれん, 意識変容	迅速な受診勧奨・医療機関への連絡 必要時は救急要請
慢性硬膜下血腫	認知障害, 片麻痺, 尿失禁, 軽い頭部外傷の既往	
内分泌疾患 甲状腺機能低下症, 副腎皮質機能低下症	浮腫, 動作緩慢, 脱力, 低血圧, 色素沈着など	
電解質異常	利尿薬使用, 悪性腫瘍, 下痢, 脱水, 多飲など	
尿毒症	乏尿, 浮腫, アンモニア臭など	
精神疾患 うつ病, 統合失調症	抑うつ, 混迷, 興奮, 妄想・幻覚, 無為・自閉	
認知症	認知障害, 夜間せん妄	

➡ 基本的な症候を示す疾患

意識障害は，覚醒（意識レベル）と認識機能（意識の内容）のいずれかが障害された状態である．

意識（覚醒と認識）は，脳幹から視床まで存在する網様体賦活系と大脳皮質によって維持される．網様体賦活系は末梢からの感覚刺激を受け，大脳皮質を持続的な覚醒状態に保つ．認識機能の保持は，大脳皮質が広範に関与している．こうした意識を維持する脳幹，視床，大脳皮質のいずれかが直接的，間接的に障害されると，意識障害が生じる．

意識障害は多様な原因で生じるが，脳の一次性の器質的障害（脳血管障害，頭部外傷，中枢感染症，脳腫瘍など）によるもの（表1）と，代謝異常（低血糖，薬物，アルコール，電解質異常など）を含む二次的な脳機能障害によるものがある．多くの原因疾患があり，代表的な疾患・病態の頭文字をまとめたものが **AIUEO TIPS**（アイウエオチップス）である（表2）．

意識障害は重篤な疾患によることが多く，救急対応など，適切で迅速な判断と対応が求められるとともに，薬物の関与も少なくないため，薬剤師として積極的に情報収集や提案を行う．

発生頻度の高い疾患

意識障害を生じる頻度の高い疾患と，見逃してはいけない緊急性の高い疾患を以下に示す（表3）．

❶ アルコール関連障害　（A：Alcohol）

急性アルコール中毒だけでなく，アルコール依存症患者の退薬症候群（発症のピークは断薬後3〜4日，主な症状は全身の振戦，こびとなどが見える幻視が特徴的な幻覚，

表1 意識障害を生じる一次性脳障害の代表的な疾患

原因	代表的な疾患
脳血管障害	脳出血，くも膜下出血，脳梗塞（脳血栓，脳塞栓），脳動静脈奇形
頭部外傷	脳挫傷，急性硬膜下血腫，急性硬膜外血種，慢性硬膜下血種
中枢感染症	髄膜炎，脳炎
脳腫瘍	原発性脳腫瘍（神経膠腫，髄膜種など），転移性脳腫瘍
その他	てんかん，中枢変性疾患

表2 意識障害を生じる代表的な疾患・病態：AIUEO TIPS

	一次性の脳障害	二次性の脳機能障害・その他
A	——	Alcohol（アルコール）
I	——	Insulin（低血糖・高血糖）
U	——	Uremia（尿毒症）
E	Encephalopathy（脳症）	Endocrinopathy（内分泌疾患） Electrolytes（電解質異常）
O	——	Oxygen（低酸素血症） Overdose（薬物中毒）
T	Trauma（頭部外傷） Tumor（脳腫瘍）	Temperature（高体温・低体温）
I	Infection（感染症）	——
P	——	Psychiatric（精神疾患）
S	Stroke/SAH（脳血管障害） Seizure（けいれん重積）	Syncope（失神） Shock（ショック）

表3 意識障害を生じる頻度の高い疾患と見逃してはいけない緊急性の高い疾患の代表例

よくある疾患	見逃してはいけない緊急性の高い疾患
● アルコール関連障害 ● 低血糖 / 高血糖 ● 薬物中毒 ● 頭部外傷 ● 精神疾患 ● 脳血管障害	● 尿毒症 ● 低酸素血症 ● 高体温 / 低体温 ● 脳腫瘍 ● 中枢感染症 / 敗血症 ● けいれん / てんかん ● 失神 ● ショック

興奮，せん妄，発汗，頻脈など），アルコール依存に伴うビタミン B_1 欠乏によるウェルニッケ脳症（急性のせん妄，発熱，悪心，けいれん，傾眠など）やコルサコフ症候群（記銘障害，見当識障害，作話）など，意識障害を生じるアルコール関連の疾患は複数ある．

❷ 低血糖 / 高血糖（I：Insulin　インスリン）

　糖尿病に関連した低血糖発作，糖尿病性昏睡による意識障害は少なくない．糖尿病患者の低血糖発作（意識障害のほか，頻脈，冷汗，振戦，けいれん，頭痛などの自律・中枢神経症状）は，経口血糖降下薬やインスリン製剤の不適切な使用だけでなく，激しい運動，感染症などによっても生じる．糖尿病性昏睡には，糖尿病性ケトアシドーシス

（diabetic ketoacidosis：DKA），高浸透圧高血糖症候群（hyperosmolar hyperglycemic syndrome：HHS）などがある.

DKAは1型糖尿病の若年者に多く，インスリン治療の中断，感染，ストレスなどが誘因となり，多飲・多尿，口渇，全身倦怠感，過呼吸，呼気アセトン臭などを伴う．2型糖尿病患者の清涼飲料水の多飲で生じることもある（ペットボトル症候群）．一方，HHSは2型糖尿病の高齢者に多く，感染，下痢などによる脱水，ストレスなどが誘因となり，皮膚・粘膜の乾燥，けいれん，全身倦怠感などを伴う．まれにメトホルミン内服患者で，乳酸アシドーシスによる意識障害を生じることもある.

❸ 薬物中毒（O：Overdose）

過量摂取で意識障害を生じる薬物は多く，精神・神経疾患治療薬によることが多い．原因としてはベンゾジアゼピン系薬剤が最多であり，高齢者では常用量でも意識障害を生じることがあり，縮瞳，低血圧，徐脈，脱力などを伴うことも多い.

三環系抗うつ薬では，抗コリン作用（散瞳，皮膚乾燥，高体温，頻脈）やα_1受容体遮断作用による血圧低下などを伴う．SSRI，SNRIなどによって生じるセロトニン症候群では，意識障害や自律神経障害（発熱，発汗，高血圧，下痢など）のほか，振戦，協調運動障害，筋緊張亢進なども認められる．リチウム中毒でも意識障害と振戦，けいれん，筋緊張亢進などが生じる．統合失調症治療薬の開始・増量時，パーキンソン病治療薬の断薬時などには悪性症候群による意識障害が生じることがある．モルヒネなどの麻薬中毒では，縮瞳や呼吸抑制，徐脈などを伴う．高齢者では，抗コリン薬や抗コリン作用のある精神疾患治療薬で，せん妄，認知機能低下などの意識障害が生じることがある．一方，有機リン中毒（農薬）では，コリン作動性の症状（縮瞳，唾液分泌亢進，発汗，流涙，悪心・嘔吐，腹痛，下痢，徐脈など）が認められる.

❹ 頭部外傷（T：Trauma）

頭部外傷による脳挫傷，外傷性くも膜下出血，急性硬膜下血腫，急性硬膜外血種などは，多くは受傷後，急性に意識障害を発症する．一方，慢性硬膜下血腫は軽微な頭部外傷後，数週間〜数ヵ月後に徐々に発症し，アルコール多飲者や高齢者に多く，頭重感や持続性の頭痛を訴え，記銘力低下，見当識障害を認めることも多い.

❺ 精神疾患（P：Psychiatric）

統合失調症の急性期の緊張病性昏迷・興奮，慢性期の無為・自閉，うつ病のうつ病性昏迷などでは意識障害様の状態を呈する．神経症の類型である解離性障害，パニック発作を生じる恐怖症やパニック障害，非常に強い身体的・精神的ストレス後に発症する急

性ストレス障害でも意識・注意の変容や狭小化を示す．認知症では，せん妄（特に夜間）が生じることも多い．

❻ 脳血管障害（S：Stroke）

脳血管障害の代表的疾患は，くも膜下出血，脳梗塞，脳出血である．くも膜下出血は脳動脈瘤の破裂により生じる重篤な疾患で，通常は激しい突然の痛みで発症する．嘔吐やさまざまな程度の意識障害も認められる．脳内出血や脳梗塞では，片麻痺，失語，構語障害，失調などの脳局所症状や意識障害が急激に発現するが，症状が軽度の場合もある．

見逃してはいけない緊急性の高い疾患

❶ 尿毒症（U：Uremia）

重症の腎不全患者では，振戦，けいれん，傾眠，興奮，見当識障害などの尿毒症症状が生じる．尿素窒素などの毒性物質の尿中への排泄低下が原因であり，透析によって改善する．

❷ 脳症（E：Encephalopathy）

中枢神経系の明らかな炎症所見がないが，広範な脳機能障害を認めるものを急性脳症という．高血圧脳症，肝性脳症のような二次的な脳機能障害や，小児のインフルエンザ脳症やライ症候群のようにウイルス感染に関連した脳症もある．高血圧脳症は180/110 mmHg以上のような急激な血圧上昇時に頭蓋内圧亢進によって生じ，頭痛や悪心・嘔吐，視覚障害を伴うことが多い．肝性脳症は，肝硬変などによる肝不全時に認め，見当識障害，傾眠，羽ばたき振戦などが特徴的である．

❸ 低酸素血症（O：Oxygen）

低酸素血症は，肺炎や胸部外傷などの急性疾患のほか，呼吸不全を生じる多くの慢性疾患〔慢性閉塞性肺疾患（COPD）や重症の喘息などの肺疾患，重症筋無力症，ギラン・バレー症候群などの神経・筋疾患，脳幹部の脳血管障害など〕で生じ，低酸素血症と高度なCO_2蓄積（CO_2ナルコーシス）により，傾眠や昏睡などの意識障害が生じる．火災などによる一酸化炭素中毒では，ヘモグロビンの酸素運搬能力が低下し，急速に意識障害に至る．

❹ 高体温 / 低体温（T：Temperature）

意識障害が生じるような高体温（42℃以上）は，熱中症や薬剤性の悪性症候群，セロトニン症候群などで生じる（感染症による体温上昇は発熱という）．一方，32℃以下の低体温症でも意識障害が生じる．寒冷曝露のほか，甲状腺機能低下症，副腎不全，重症の敗血症，アルコール中毒などで生じる．

❺ 脳腫瘍（T：Tumor）

脳腫瘍では，頭蓋内圧亢進により次第に増強する頭痛や嘔吐を認め，脳局所症状（麻痺，失語など）やけいれんなども生じ，進行すると意識障害を認めるようになる．

❻ 中枢感染症 / 敗血症（I：Infection）

脳炎，髄膜炎などの中枢性感染症では意識障害を生じる．髄膜炎は比較的頻度が高く，頭痛と発熱を伴えば（特に小児の場合），疑うべきである．感冒や呼吸器感染，耳鼻科感染（中耳炎など）が先行し，強い頭痛，高熱のほか，悪心・嘔吐，項部硬直，意識障害などの髄膜刺激症状，脳圧亢進症状が生じる．髄膜炎で頻度の高いウイルス性では2週間程度で治癒するが，細菌性，結核性などは重篤化し，後遺症を残したり死に至ることもある．感染症の進行により重篤な臓器障害が生じた状態を敗血症という．感染症で，頻呼吸（22回 / 分以上），意識障害などの精神状態の変化，血圧低下（収縮期血圧が100 mmHg 以下）の3項目のうち2つ以上を満たすと敗血症と診断される（quick SOFA score）．

❼ けいれん / てんかん（S：Seizure）

てんかんは，大脳皮質神経細胞の過剰な興奮によって発作性症状を繰り返す疾患で，けいれんを伴うとは限らない．病因不明で小児に好発する特発性てんかんと，脳の器質的病変（外傷，脳腫瘍，脳血管障害など）に伴う成人～高齢者に多い症候性てんかんがあり，症状により多くのタイプに分類される．大脳皮質全体が興奮する全般発作である欠神発作や強直間代発作，大脳の一部が興奮する複雑部分発作（側頭葉てんかん）などは意識障害を伴う．けいれん発作が長時間持続するけいれん重積状態では死亡することもある．けいれん発作の伴わない非けいれん性てんかん重積（NCSE）もある．中毒や代謝障害などで意識障害を伴うけいれんを生じることもある．

❽ 失神（S：Syncope）

失神は，突然，一過性の意識消失・姿勢保持不能が生じ，通常は数分以内に完全に正常に回復する意識障害であり，一時的に著しい脳血流量の減少をきたす病態が関与する．

大きく心血管性失神，起立性失神，神経調節性（反射性）失神に分類される．そのうち，心血管性失神は最も危険であり，原因疾患には不整脈と器質的疾患がある（表4）．起立性失神は，起立性低血圧によって生じる失神で，自律神経障害を生じる糖尿病，パーキンソン病などの疾患や薬物（降圧薬，抗うつ薬など），消化管出血が原因となる場合もある．神経調節性失神は，血管迷走神経反射（不安，痛み，長時間の立位などで生じ，めまい，顔面蒼白，吐き気，冷汗などの前駆症状を認める），特定の状況（咳，排尿，排便など）や頸動脈洞の圧迫（きつい襟，頸部の運動など）などによって生じる．

❾ ショック（S：Shock）

ショックは，全身の循環動態が急激に悪化し，臓器の血流低下により機能不全となる状態である．循環血液量減少性ショック（大量出血，脱水など），心原性ショック（急性心筋梗塞，心筋症など），アナフィラキシーショック（薬物，ハチなどの虫刺され，鶏卵・小麦・そば・甲殻類などの食物による重症の全身的な即時型アレルギー反応）などに分類されるが，いずれも脳血流が低下して意識障害を生じる．

その他の疾患

❶ 内分泌疾患（E：Endocrinopathy）

内分泌疾患で意識障害を生じるものは，甲状腺機能低下症（橋本病など），副腎皮質機能低下症（アジソン病）などがある．

❷ 電解質異常（E：Electrolytes）

電解質異常では，低・高ナトリウム血症，低・高カルシウム血症，低・高マグネシウム血症，低リン血症などで意識障害が生じる．低ナトリウム血症は肺がんなどによるADH分泌過剰症（SIADH），心因性多飲やチアジド系利尿薬，高ナトリウム血症は水分摂取不良や糖尿病性ケトアシドーシス，低カルシウム血症は副甲状腺機能低下症やルー

表4　心血管性失神を生じる代表的疾患

分類		代表的疾患
不整脈	徐脈	洞不全症候群，房室ブロック
	頻脈	発作性上室頻拍，心房粗動，心房細動，心室頻拍，心室細動
器質的疾患	心臓	心臓弁膜症，急性心筋梗塞，心筋症
	心臓以外	大動脈解離，肺塞栓

プ利尿薬，高カルシウム血症は副甲状腺機能亢進症や悪性腫瘍，低マグネシウム血症はループ利尿薬などの薬剤や重症の下痢，高マグネシウム血症は酸化マグネシウム製剤などの過剰投与や腎障害による排泄障害が代表的な原因である．

来局者からの情報収集と疾患推測

❶ 意識障害から思い浮かべること

意識障害は，重症あるいは緊急性が高い病態，疾患によるものが多く，しばしば緊急対応（救急処置，医療機関や家族への緊急連絡）や迅速な受診勧奨が必要である．意識障害の患者に遭遇したら，すぐに救急要請が原則と考えてもよい．意識障害は多様な原因で生じるが，まずは AIUEO TIPS で示される一次性脳障害，代謝異常を含む二次性脳機能障害などの代表的な疾患を思い浮かべる．薬剤師として，薬物中毒（O，p.206）や低血糖（I，p.205）の項で示した薬剤性の意識障害の可能性も，常に念頭に置くべきである．

❷ 患者・家族などから自覚所見を聴取する

意識障害を疑う患者に対して，迅速に意識障害の程度を客観的に評価する．意識障害の程度は JCS（Japan Coma Scale）や GCS（Glasgow Coma Scale）で評価されることが多い（表5）．JCS は 3×3 の9段階で，意識レベルと意識内容を同時に評価し，「II -20」のように表記をする．GCS は開眼機能（E），言語機能（V），運動機能（M）に分け，意識レベルと意識内容を個別に評価し，「E2V3M4」のように表記する．また，傾眠，混迷，半昏睡，昏睡のような表現を用いたり，意識の内容の異常（意識変容）をせん妄（軽度の意識混濁に不安，焦燥などの精神活動の興奮を伴った状態），錯乱，もうろう状態などと表現することもある．

意識障害では，患者本人から正確な聞き取りを行うことはしばしば困難であり，家族，知人，職場の同僚や，急変時には周囲の人から，意識障害の経過，異変時の患者の状態や状況・きっかけ，既往歴（基礎疾患）（表6），薬剤服用歴，飲酒歴などの情報収集に努める．

❸ 代表的疾患を見分ける特徴的な情報

代表的疾患による意識障害の特徴を表6のように整理する．疾患を絞り込む「トドメの質問・情報」にもなる各疾患の意識障害の特色を確認してほしい．LQQTSFA のうち，程度（Q，意識障害のレベル）と性状（Q，意識障害の内容）は，同じ疾患でも重症度や患者によって多様であり，疾患ごとの特徴づけは難しい．意識障害の鑑別には，基礎

表5 JCS（Japan Coma Scale）と GCS（Glasgow Coma Scale）

JCS		GCS	
Ⅰ：刺激しないでも覚醒している状態（1桁で表現）		**E：eye opening（開眼）**	
0	意識清明	4点	自発的に開眼
Ⅰ-1	だいたい清明であるが，今ひとつはっきりしない	3点	呼びかけにより開眼
Ⅰ-2	見当識障害がある（場所や時間，日付が分からない）	2点	痛み刺激により開眼
Ⅰ-3	自分の名前，生年月日が言えない	1点	痛み刺激でも開眼しない
Ⅱ：刺激で覚醒するが，刺激をやめると眠り込む状態（Ⅱ桁で表現）		**V：best verbal response（最良言語機能）**	
Ⅱ-10	普通の呼びかけで容易に開眼する	5点	見当識あり
Ⅱ-20	大きな声または体を揺さぶることにより開眼する	4点	混乱した会話
Ⅱ-30	痛み刺激を加えつつ呼びかけを繰り返すことにより開眼する	3点	不適当な発語
		2点	理解不明の音声
Ⅲ：刺激しても覚醒しない状態（Ⅲ桁で表現）		1点	発語なし
Ⅲ-100	痛み刺激に対し，払いのける動作をする	**M：best motor response（最良運動反応）**	
Ⅲ-200	痛み刺激に対し，少し手足を動かしたり，顔をしかめたりする	6点	命令に応じる
Ⅲ-300	痛み刺激に反応しない	5点	疼痛部位を認識する
		4点	痛み刺激から逃避する
		3点	痛み刺激に対して屈曲運動を示す
		2点	痛み刺激に対して伸展運動を示す
		1点	痛み刺激に対して反応なし

疾患や使用薬物に関する情報は非常に有用であり，その確認に努めてほしい．

❹ 他覚所見を収集する（身体所見，フィジカルアセスメントなど）

　意識障害の原因には他覚所見に異常を示す疾患も多く，JCS や GCS を用いた総合的な評価とともに，バイタルサインや基本的な身体所見についても薬剤師自ら情報収集するように努める．

　血圧・脈拍測定により，高血圧性脳症やショックを疑う高度な高血圧や血圧低下の有無，不整脈による失神を生じる高度な頻脈・徐脈，脈の欠滞や不整，脈の触知困難の有無を確認する．脈拍測定が困難な場合は，心音の聴診により心拍数や心拍の不整・停止をより確実に聴取することができる．呼吸数の測定により，頻呼吸や呼吸数の低下（成人は 12〜20 回/分が正常範囲）や呼吸リズムの異常の有無を観察する．呼吸の異常は呼吸不全を生じる疾患以外でも中枢神経疾患，薬物中毒，感染症など多くの疾患で生じ

表6 代表的疾患の意識障害の特徴（LQQTSFA）

	症状の特徴	疑われる病態・疾患
時間と経過 **（Timing）**	突発性	脳血管障害，失神（不整脈など），てんかん
	急性	髄膜炎，脳炎，脳症，低血糖・高血糖，薬物中毒，急性アルコール中毒，電解質異常，外傷，ショック，精神疾患（パニック発作など）
	慢性	腫瘍，認知症・中枢変性疾患，内分泌疾患，肝硬変，尿毒症，精神疾患（統合失調症の陰性症状など）
状況 **（setting）** **寛解・増悪因子** **（Factor）**	転倒後	頭部外傷
	高温多湿環境 / 寒冷環境	熱中症 / 低体温症
	シックデイ，薬物中断	高血糖（糖尿病患者），悪性症候群（パーキンソン病患者）
	薬物投与後 ※周囲に薬袋・空シート，農薬瓶がある場合もある	薬物中毒，低血糖
	アルコール摂取後・中断後	アルコール関連疾患
	薬物投与・食事・虫刺され後に急速に進行	アナフィラキシーショック
随伴症状 **（Associated Manifestation）**	胸痛	急性心筋梗塞，大動脈解離（時に背部痛）
	発熱	髄膜炎，脳炎，敗血症などの感染症
	けいれん	てんかん，脳出血，脳梗塞，脳腫瘍
	脳局所症状（運動麻痺・知覚障害など）	脳出血，脳梗塞，脳腫瘍
	強い頭痛	くも膜下出血，髄膜炎，脳腫瘍
	幻覚・妄想	精神疾患，アルコール依存症，覚せい剤中毒
基礎疾患		糖尿病，脳血管障害，てんかん，肝硬変，不整脈，尿毒症，喘息，COPD，内分泌疾患，精神疾患など

意識障害では，L（部位），Q（性状），Q（程度）は省略する

うる．パルスオキシメーターがあれば動脈血酸素飽和度（SpO_2，95％以上が正常）を測定し，呼吸状態を客観的に評価する．アルコール臭（急性アルコール中毒），甘酸っぱいアセトン臭（糖尿病性ケトアシドーシス），アンモニア臭（尿毒症）などの呼気の臭いの有無にも注意する．可能であれば左右の呼吸音を聴診し，笛音・いびき音（ヒューヒュー・ボーボー：喘息，COPD など），水泡音（ブツブツ：肺炎，心不全など）のような呼吸音の異常の有無を聴取する．高体温や低体温は，意識障害を生じる多くの病態で認められ，それ自体が意識障害の原因となるため，体温について必ず情報収集する．脳の器質的障害（脳出血，脳梗塞，脳腫瘍，中枢感染症など）では，神経学的所見を示

すことが多い．脳の局所症状である運動麻痺，知覚障害，けいれん，姿勢の異常，言葉のもつれ，視野障害など，脳圧亢進症状や髄膜刺激症状である頭痛，悪心・嘔吐などが認められる．

❺ 原因を鑑別・推測する（アルゴリズムの活用）

　意識障害を生じた患者の自覚所見と他覚所見から，原因疾患を鑑別・推測するためのアルゴリズム例を p.202 に示す．発症の経過（突発性・急激，急性，亜急性・慢性）で大きく分け，さらに神経症状（運動麻痺，知覚症状，けいれん，眼球異常など）の有無，体温の異常（高体温・低体温）などを組み合わせるとわかりやすい．意識障害の経過や合併症状は個人差や重症度によりばらつきも少なくなく，ある程度まで推測できたら，アルゴリズムにある疾患の右に記載した「トドメの質問・情報」を確認し，総合的に判断すべきである．

　しかし，意識障害を生じる疾患は，命にかかわる，あるいは重大な後遺症を残す重篤なものも多い．そのため特に突発性や急性の場合は，安易に時間をかけて鑑別や経過観察することなく，意識レベルを JCS，GCS などで評価し（**表3**），原則的にすぐに救急要請（救急車などによる搬送の手配）するとともに，バイタルサイン（血圧，脈拍，呼吸数など）や可能ならば血糖値を測定する．また，医師（できれば主治医）や医療機関にも早急に連絡して，検査・治療の設備の整った病院で迅速に確定診断と治療ができるように積極的に支援することが望ましい．これらの対応を迅速に行った後，家族など周囲の人や記録などからも情報（QQTSFA）を集めて，アルゴリズムを参考に背景となる疾患の鑑別・推測を行ってもらいたい．

❗ 来局者に対する判断と対応

▌意識障害患者への対応

　意識障害の原因疾患は，表3に示した頻度の高い疾患，見逃してはいけない緊急性の高い疾患のいずれであっても，OTC などを用いたセルフメディケーションで治療・ケアあるいは予防することは望めない．前述したように，突発的・急激な発症や，急性発症の場合は，在宅，薬局内いずれであっても，意識レベル（JCS，GCS）を評価して，原則的に救急要請，医師や医療機関への迅速な連絡をするとともに，冷静に患者の状態の観察とバイタルサイン，血糖値などを測定し，情報収集（基礎疾患，既往歴，治療状況，服薬歴など）を行うなど，搬送までの対応を積極的に行う．さらに無呼吸，心拍停止などを認めるなど，一時救命処置（AED を含む）も必要な場合は，ためらわず救急

処置を実施してほしい.

　意識障害が軽度あるいは失神のような一過性の場合や，亜急性・慢性に認められる場合も，安易にOTCによる対症療法や経過観察を選択しない．頭痛，発熱，咳，悪心，下痢などの合併症状が目立つ場合でも，意識障害に対する判断や緊急の対応を忘れたり，後回しにして，頭痛薬，解熱鎮痛薬，総合感冒薬，消化器作用薬などのOTCのみで対処することのないように十分心がける．一方で，低体温症に対する保温や，熱中症に対する冷却や経口補水液の飲用など，容易にできる有効な対処法は積極的に実施する.

　以上のように，意識障害の背景となる疾患には重篤な疾患が多いことを常に念頭において，アルゴリズムを参考に，冷静な判断と適切な対応を在宅でも薬局内でも行うことが重要である.

　以下に，代表的な疾患による意識障害に対して，薬剤師が留意しておくべき事項の例を示す.

- **脳梗塞**：脳梗塞の急性期治療薬のt-PA製剤（血栓溶解剤）は，発症から治療開始までの時間的条件（4.5時間以内）があるため，発症後の経過時間を確認し医療機関へ情報提供する必要がある.

- **低血糖発作**：糖尿病患者で低血糖が疑われたり，実際に血糖値測定で血糖値が70 mg/dL未満の場合は，すぐにブドウ糖やブドウ糖含有飲料あるいは砂糖（ショ糖）を摂取させるが，患者自身では難しいときは，同伴者や薬剤師自身が，ブドウ糖を患者の歯肉間に塗りつけ応急処置を行う．α-グルコシダーゼ阻害薬が処方されている患者では，砂糖（ショ糖）ではなくブドウ糖を摂取するようにする.

- **起立性低血圧**：治療を要することは必ずしも多くないが，頻度が高い，もしくは頻度が増える場合は，消化管からの下痢や嘔吐による脱水，消化管出血などによる貧血，高血糖による脱水が隠れていることもあるため，近日中に医療機関の受診を勧奨する．また，利尿薬，降圧薬を服用している場合は，薬剤性の起立性低血圧を疑う．降圧剤の種類と服薬量を確認し，血圧手帳を来局者に配布して，自宅での血圧測定と記録を勧める．日々の血圧変動を確認し，急激な変動や平均的に低い血圧値で経過している場合は，主治医と相談することを勧める.

- **低酸素血症**：低酸素血症による意識障害の代表例として，気管支喘息，COPDなどの慢性肺疾患の急性増悪（感染症併発時など）が挙げられ，このような場合は救急対応が必要となる．短時間作用型β_2刺激薬の吸入薬が処方されていれば吸入を試みる．高度慢性呼吸不全（COPD，肺線維症など），肺高血圧症，慢性心不全などによりHOT（在宅酸素療法）を導入している場合は，急激な動作によって一時的に酸素消費量が高くなり，SpO_2低下を起こし，脳が虚血状態になり意識障害を呈することもある．安静を保ち，呼吸しやすい体位を保持させるとともに，声かけをして意識

レベルを確認しながら正常に戻るまで経過観察を行うようにする.

服薬歴の確認

　患者の意識障害に対して，薬剤師として，過剰投与による薬物中毒（自殺目的も含め）だけでなく，通常量でも多様な副作用により意識障害が生じる可能性があることを念頭に，薬歴の確認と本人や家族などへの確認を行い，OTCの使用についても情報収集してほしい.

- **過剰投与による鎮静作用・意識障害**：薬物中毒（p.206）で例示した鎮静作用のある精神神経疾患治療薬（ベンゾジアゼピン系薬剤，睡眠薬，三環系抗うつ薬，統合失調症治療薬，炭酸リチウムなど），抗ヒスタミン薬，麻薬，抗コリン薬などが原因となる. 高齢者や肝・腎機能低下患者では通常量でも意識障害を生じうる.
- **代謝系・循環系の副作用**：過剰投与により低血糖発作，自己中断（シックデイ時など）により高血糖を生じるインスリンや経口血糖降下薬，電解質異常を生じる利尿薬，起立性低血圧の誘因となる高血圧治療薬，徐脈を生じるβ遮断薬など.
- **特異的な副作用**：セロトニン症候群を生じるSSRIやSNRIなどの抗うつ薬，悪性症候群を生じる統合失調症治療薬（開始，増量時）やパーキンソン病治療薬（断薬時）.
- **その他**：アナフィラキシーショックは多くの薬物で生じうるが，抗菌薬，NSAIDs，抗腫瘍薬，局所麻酔薬，造影剤などの頻度が多い. 薬物の投与後，意識障害が急速に発現・進行した場合は疑わしい.

再発の予防

　薬局や在宅で担当する患者に意識障害の既往があり，原因となる病態や疾患が診断されている場合，その再発予防や再発時の対処に薬剤師も積極的にかかわってほしい.

　意識障害に薬剤がかかわることが明らかになった場合は，再発を予防するため，医師と連携して，原因となった処方薬の中止，減量や変更の検討，提案を行うとともに，患者に対して，改めて適切な服薬指導を行う. また，リスク管理として，毎回の観察項目と確認項目を計画して実践することも必要である. 精神神経疾患治療薬（鎮静作用，セロトニン症候群，悪性症候群），インスリンや経口血糖降下薬（低血糖発作，高血糖），高血圧治療薬（起立性低血圧）やアナフィラキシーショックを再発する可能性のある薬物などは，適切な処方提案と服薬指導により再発を防ぐように薬剤師としての専門能を十分に発揮してほしい. また，OTCについても，意識障害の再発につながる可能性のある薬物を推奨しないように十分留意する. 抗ヒスタミン薬やそれを含む総合感冒薬，NSAIDsなどの一般的なOTCでも，鎮静作用やアナフィラキシーショックにより意識

障害の再発につながることを念頭に置いて慎重に選択する.

⊕ 症例への対応

 80歳代　女性

患者と同居する長男の嫁から，かかりつけ薬剤師のいる近隣の薬局に電話があった.
患者は高血圧，糖尿病と心筋梗塞（8年前発症）後の慢性心不全の治療のため，公立病院に月1回受診している.

「義母の様子がおかしいのですが，どうしましょうか．朝食後に5日ぶりに散歩したときは普通でしたが，戻ってきてしばらくしたら，うとうとして横になり，なかなか目を覚ましません．呼びかけると目を開けますが，30秒もたたずに目を閉じてしまいます．眠たい，胸がドキドキすると言っていました．私のことは判るようです」

「昨日から下痢気味で食欲もないようで，夕食はほとんど食べませんでした．今朝は少しよくなったようですが，ご飯を少し口にしただけでした．高血圧，糖尿病と心不全のお薬は，朝食後にきちんと飲んでいました」

「汗を少しかいていて，顔色も青白いです．額に手を当ててみましたが，熱はないと思います．両手足ともに動いていましたが，手は少し震えているように思います」

　経過と症状から，低血糖発作の可能性が高い（**表7**）．ブドウ糖やブドウ糖（あるいは砂糖）を含む飲料をすぐに口に含ませるように指導する．電話ですぐに病院に連絡をして，指示を受けるように伝え，救急要請が必要な場合もあることを伝える.

　もしも近隣であれば薬剤師もすぐに患者宅を訪問して，ブドウ糖の服用を確認するとともに，患者の様子を観察し，血糖値とバイタルサインを測定するなど，救急対応に積極的にかかわることが望ましい.

 60歳代男性

出版社勤務．高血圧，労作性狭心症治療のため，近隣のクリニックに2年前から通院中．食事療法と薬物療法を実施している．1ヵ月前の診察で血圧が高かったため，β遮断薬を増量した．8月の晴天の日，12時過ぎに来局し，薬局で調剤後に名前を呼ばれ，椅子から立ちあがったところ，急にふらつき倒れた．薬剤師が駆けつけ

て，両側から支えてソファに運び横臥させたところ 10 秒ほどで意識が回復した.

患者「ごめんなさい. 立ち上がったら，急に頭が真っ白になり，ふらっとしてしまいました. いつもの薬局の薬剤師さんですよね. どれくらい倒れてましたか？」

薬剤師「10 秒くらいですよ. 頭を打ちませんでしたか？ 手足の麻痺やしびれはありませんか？」

患者「頭は打っていないと思います. 麻痺やしびれはありません」

薬剤師「診療所の主治医の先生にすぐに連絡しますが，その間に脈と血圧を測らせてください」

測定の結果，脈 50 回 / 分・整，血圧 94/62 mmHg であった.

薬剤師「今日は暑いですが，水分は取りましたか」

患者「水はあまり飲んでいませんでした. 今日は採血があるため，朝食を食べずに来たので」

薬剤師「会社やご自宅で，ふらついたり気が遠くなったことはありませんか」

患者「最近，少しふらついたことが 2 回ほどありましたが，足腰が弱くなったのかと思っていました」

　血圧および脈拍数が低く，β遮断薬増量に脱水傾向も加わり，起立性低血圧を起こした可能性がある（表7）. 頭をぶつけていないようだが，頭部外傷の確認も含めて，診療所でもう一度診察することが望ましい. 経過とβ遮断薬増量の影響の可能性について，薬剤師から医師にすぐに直接連絡する.

表7 症例から得られた情報

	症例 1	症例 2
Q/Q	JCS II -20 呼びかけると目を覚ますが，30 秒もたたずに目を閉じてしまう 「眠たい」，家族のことはわかる	JCS II -10 頭が真っ白になり，気を失う
T	朝食後の散歩の後，うとうとと横になり，なかなか目を覚まさない	薬局で立ち上がったら，ふらっとして倒れ，10 秒ほどで回復 最近，2 回ほど少しふらついた
S/F	昨日から下痢気味で食欲もない，夕食はほとんど食べていない，朝食はご飯を少しだけ 高血圧，糖尿病，心不全の薬は，朝食後に飲んだ	8 月の晴天，水はあまり飲んでいない，朝食は食べていない 1ヵ月前からβ遮断薬を増量
A	「胸がドキドキする」，汗を少しかき，顔色は青白く，熱はない 両手足は動いているが，手は少し震えている	頭は打っていない，麻痺やしびれはない 脈 50 回 / 分・整，血圧 94/62 mmHg

（木内祐二／関　明美）

15 記憶障害

●記憶障害（健忘）の臨床判断アルゴリズム

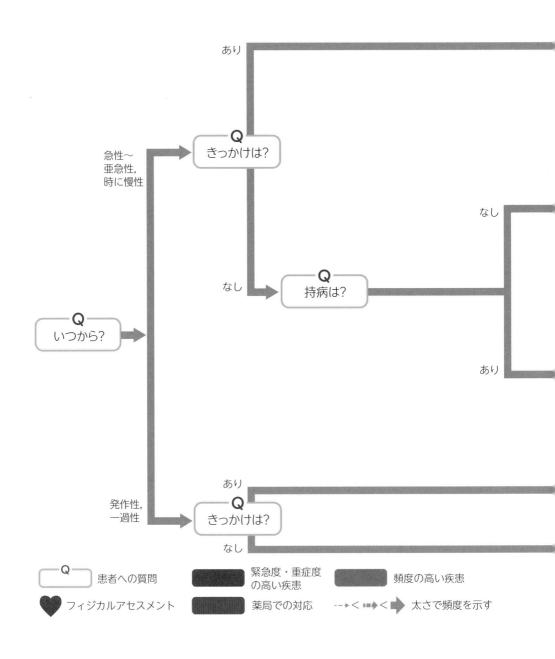

あり

Q きっかけは?

急性〜
亜急性,
時に慢性

なし

Q 持病は?

なし

あり

Q いつから?

発作性,
一過性

あり

Q きっかけは?

なし

Q 患者への質問	緊急度・重症度の高い疾患	頻度の高い疾患
🖤 フィジカルアセスメント	薬局での対応	--▸ < ▪▸ < ➤ 太さで頻度を示す

＊：ウェルニッケ脳症，コルサコフ精神病

疾患	特徴・原因	対応
ビタミンB₁欠乏性脳症*	高カロリー輸液，妊娠悪阻，眼振，手足のしびれ	緊急受診
急性アルコール中毒（異常酩酊）	多量のアルコール	緊急受診
アルコール性脳症*	多量のアルコール	受診勧奨
全生活史健忘（記憶喪失）	精神心理的因子（ショックな出来事）	受診勧奨
頭部外傷/慢性硬膜下血腫	頭をぶつけた，転倒など	消毒薬＋受診勧奨
低酸素性脳症・中毒性脳症	循環・呼吸不全，酸素不足	緊急受診
脳腫瘍	頭痛，嘔気，片麻痺	強い受診勧奨
髄膜炎（脳炎）	頭痛，発熱，意識の変容	緊急受診
脳血管障害	片麻痺，しびれ，ほかの精神・神経症状	緊急受診
認知症	ほかの精神症状，高血圧，脂質異常症	強い受診勧奨
薬剤性	向精神薬，抗コリン薬，抗ヒスタミン薬，制吐薬，抗パーキンソン病薬など	薬剤中止
正常圧水頭症	歩行障害，尿失禁，くも膜下出血，髄膜炎の既往	受診勧奨
うつ病，ほかの精神疾患	ほかの精神症状，不眠，抑うつ，異常言動	受診勧奨
ハンチントン病，プリオン病	不随意運動	受診勧奨
AIDS脳症，進行麻痺（神経梅毒）	HIV感染，梅毒	受診勧奨
脳症（肝性，尿毒性，電解質異常）	肝疾患，電解質異常	受診勧奨
低血糖	インスリンや経口血糖降下薬	ブドウ糖＋緊急受診
てんかん，一過性全健忘		緊急受診

記憶についての基本事項

　記憶とは，時間や空間的な事象を記録・表出する体系に基づいて，経験を保持し，必要に応じ再び思い出す能力をいう．通常，記憶障害といえば過去の事象（回想記憶）を対象とすることが多いが，未来の予定（展望記憶）も記憶の概念に含まれる．

　記憶障害の発症時点を基準とし，それ以前の記憶の障害を**逆向健忘**，それ以降の記憶の障害を**前向健忘**という（図1）．

❶ 時間軸による分類

　時間経過からみた記憶の分類を図2に示す．認知心理学的には短期記憶と長期記憶に分けられるが，神経心理学的な分類では，**即時記憶**，**近時記憶**，**遠隔記憶**に分けられる．即時記憶は認知心理学的な分類の短期記憶に相当し，秒単位の記憶である．近時記憶は分〜時間〜数日までの記憶で，それより前の数週間〜年単位の記憶は遠隔記憶と称される．近時記憶と遠隔記憶が，認知心理学的な長期記憶にほぼ相当する．

❷ 情報・内容による分類

　記憶にはさまざまな情報・内容があるのは経験からも理解できることである．この分類を示したのが図3である．内容を言語で説明できるような記憶を**陳述的記憶**という．これは自分がいつ，どこで，何をしたかという時間と空間的情報を含んだ記憶であり，

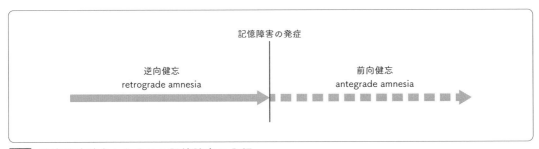

図1 障害発症時点から分けた記憶障害の分類

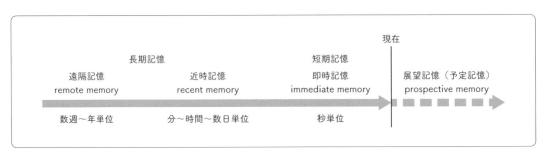

図2 時間経過からみた記憶の分類

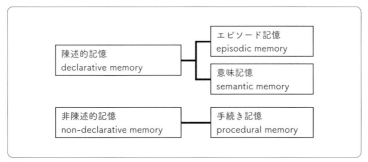

図3 記憶の情報・内容からみた分類

その人の社会生活史と密接な関連がある記憶である．「昨日，銀座の○○模型店に△さんと□□を買いに行った」「◇年に○○大学を卒業後□病院に就職し△部に勤務している」などがその例である．エピソード記憶能力にはある程度の個人差がある．意味記憶は，物事・行為を知識として知っているという記憶である．「静謐」の意味，「弘法も筆の誤り」の意味を知っているなどである．これはその人の教育レベルとも関連がある．

　非陳述的記憶とは内容を言語で説明できないような記憶である．物事や手技を遂行するうえでの順序・手続きに関する記憶で，体で会得した記憶といえる．「ゲームや機械の操作，仕事の手順」「料理で調味料を入れるタイミング，匙加減」などである．通常，記憶障害といった場合には，エピソード記憶の障害を指すことが多い．

　なお，"想い出せない"ことは必ずしも病的ではない．7歳頃になると小児期の最も古い記憶が消え始め（小児期健忘），成人になると3歳頃までの記憶までしかさかのぼれない．これは疾病というより，生理的な記憶の消去といえる．

➡ 基本的な症候を示す疾患

　記憶障害は認知症をはじめとする神経変性疾患以外に，脳血管障害，頭部外傷，腫瘍，感染，精神障害などの中枢性疾患のほか，全身性の代謝・内分泌疾患などによる代謝性脳症や薬剤などによっても生じる（**表1**）．認知症や薬剤性だけでなく，**表2**に挙げたような重症度の高い疾患を見逃さないように留意する．

発生頻度の高い疾患・見逃してはならない疾患

　次に挙げる疾患は早期の介入により，進行を遅らせる，あるいは治癒する可能性があるという点で，見逃してはならない．

表1 記憶障害を生じる代表的な疾患

分類	疾患
神経変性疾患	アルツハイマー型認知症，レビー小体型認知症，前頭側頭型認知症，ハンチントン病，進行性核上性麻痺
脳血管障害	脳血管性認知症，脳梗塞，脳出血，くも膜下出血
外傷	慢性硬膜下血腫，頭部外傷後遺症
腫瘍	脳腫瘍（原発，転移）
感染	髄膜炎，脳炎，AIDS脳症（HIV脳症），進行麻痺（神経梅毒），プリオン病（クロイツフェルト・ヤコブ病）
代謝性脳症	肝性脳症（肝不全），尿毒症性脳症（腎不全），低血糖，高血糖，甲状腺機能低下症，電解質異常，アルコール性脳症，ビタミンB_1欠乏性脳症（ウェルニッケ脳症，コルサコフ精神病），ビタミンB_{12}欠乏性脳症，ニコチン酸欠乏性脳症（ペラグラ）
精神疾患	全生活史健忘（ほとんどは心因性），解離性健忘
その他	薬剤性，低酸素性脳症，中毒性脳症（一酸化炭素など），急性アルコール中毒，正常圧水頭症，うつ病，一過性全健忘，てんかん

表2 記憶障害を生じる頻度の高い疾患と見逃してはいけない緊急性の高い疾患の代表例

頻度の高い疾患	見逃してはいけない緊急性の高い疾患
● アルツハイマー病 ● 脳血管性認知症 ● レビー小体型認知症 ● 慢性硬膜下血腫 ● 薬剤性脳症	● 低血糖発作 ● 代謝性脳症 ● 髄膜炎 ● てんかん ● 急性アルコール中毒 ● 低酸素脳症・中毒性脳症 ● 正常圧水頭症 ● 慢性硬膜下血腫

❶ 認知症

　記憶障害は以下に挙げる認知症の最も特徴的な症状である．高齢化に伴い，認知症患者数も増加していき，早期発見・早期治療のみならず早期介入も必要であるため，地域医療の担い手の果たす役割は大きい．以下の3疾患は病歴と症状だけから診断できるものではなく，神経診察，心理検査〔臨床現場では長谷川式簡易認知症スケール，Mini-mental state examination（MMSE）がよく使われる〕，さらに近年ではMRIを用いたVSRAD（Voxel-based specific regional analysis system for Alzheimer's disease）による海馬萎縮の程度の評価と脳血流シンチグラフィーによる血流低下部位の検出による画像検査の結果も加味して総合的に行われる．

　● **アルツハイマー型認知症**：中年期以降に発症する緩徐進行性の認知症で，わが国で

は最も多い認知症である．**初期症状はエピソード記憶の障害で，自発性の低下，判断力の低下とともに仕事の遂行能力の低下**がみられる．その割に，本人に自覚症状が乏しく（病識の欠如），むしろ気分が高揚していることすらある（多幸症）．認知機能の全般的な低下をきたし，進行とともにさまざまな高次脳機能障害，精神症状を呈し人格が菲薄化していく．発症前に，記憶の障害を認めるが日常生活は自立，全般的な認知機能は正常で，認知症とは診断されない時期がある．これは**軽度認知機能障害（minimal cognitive impairment：MCI）**といわれ，年間約10%はアルツハイマー病に，5年後には約半数がアルツハイマー病に移行するといわれており，早期診断の観点から重要である．

- **脳血管性認知症**：わが国ではアルツハイマー型認知症に次いで多くみられる．症状は病変部位とその広がりによるので，患者ごとに異なる．多発梗塞，多発ラクナ梗塞，ビンスワンガー（Binswanger）病，脳出血などが原因となる．急性発症，**階段状の進行・悪化**，記銘力低下，意欲・自発性の低下，感情失禁などは比較的共通してみられる症状である．さらに，病変部位によりさまざまな精神症状・高次脳機能障害のほか，片麻痺や球麻痺などの巣症状を認める．アルツハイマー型認知症に比較して，意欲・自発性の低下が目立ち，人格の菲薄化は末期まで目立たない傾向がある．認知機能の低下も全般的ではなく，低下の著しいものと比較的保たれる要素がある（いわゆる"**まだら認知症**"）．

- **レビー（Lewy）小体型認知症**：中年期以降に発症し，記憶障害で始まる進行性の認知機能障害である．わが国では3番目に多い認知症である．アルツハイマー型認知症に似るが，**パーキンソン症候群を伴う**のが特徴である．記憶の障害は比較的軽く，むしろ意欲や注意力の低下，視空間認知機能障害としての**幻覚**が目立つ．さらに抗精神病薬，抗パーキンソン病薬などの薬剤に対する感受性が高いのも特徴である．そのため，パーキンソン症候群に対してドパミン製剤を少量から投与する場合でも薬剤性の幻覚が出やすい．暫定的にパーキンソン症候群の出現1年以内に認知症が出現した場合をレビー小体型認知症，1年以降に認知症が出現した場合は認知症を伴うパーキンソン病とする"one-year rule"がある．

❷ 慢性硬膜下血腫

一般に，頭をぶつけたり転倒することで，硬膜とくも膜の間（硬膜下腔）に出血が生じ，血腫が形成された疾患である．慢性硬膜下血腫は**頭部外傷直後は無症状で，3週間以上経過してから頭痛，嘔吐などの頭蓋内圧亢進症状，片麻痺**が前景となることが多い．高齢者では頭部外傷のみならず，尻もちなども誘因となる．外傷歴のはっきりしないことも少なくない．慢性多量飲酒者にも多い．両側性の場合は巣症状が目立たないので

"物忘れが目立つ", "何となく様子がおかしい" と家族に連れられてくることがある. 血腫増大を放置すると死に至ることもあり, 外科的治療により改善が期待できるので, 見逃してはならない.

❸ 薬剤に起因するもの

記憶障害を含む認知機能低下では, 常に薬剤による可能性を念頭におき, 薬剤の追加・変更ならびに服薬状況について聞きとりが必須である. **抗精神病薬**(特にフェノチアジン系), **ベンゾジアゼピン系薬**, **三環系抗うつ薬**, **抗コリン作用を有する薬剤**, **抗ヒスタミン薬**が重要である. 抗コリン薬については有害事象のリスクを表す抗コリン作用危険尺度(anticholinergic risk scale)がある(**表3**). 向精神薬のみならず, H_2 受容体遮断薬, 制吐薬, パーキンソン病治療薬なども含まれていることに留意が必要である.

❹ 正常圧水頭症

認知症, **歩行障害**, **尿失禁**を3徴候とする. 認知症は自発・意欲の低下, 思考緩慢などが前景に出る. 歩行障害は一見パーキンソン症候群に似る. 頭部X線CTやMRIでは脳溝の拡大を伴わない脳室の拡大を認める. くも膜下出血や髄膜脳炎に続発するほか, 特発性にも生じる. シャント手術により症状の改善が期待できるので, 見逃してはならない疾患である.

表3 抗コリン作用危険尺度(anticholinergic risk sclae)

3点	2点	1点
アミトリプチリン	アマンタジン	カルビドパ－レボドパ
アトロピン製剤	バクロフェン	エンタカポン
クロルフェニラミン	セチリジン	ハロペリドール
クロルプロマジン	シメチジン	メトカルバモール
シプロヘプタジン	クロザピン	メトクロプラミド
ジサイクロミン	ロペラミド	ミルタザピン
ジフェンヒドラミン	ロラタジン	パロキセチン
フルフェナジン	ノルトリプチリン	プラミペキソール
ヒドロキシジン	オランザピン	クエチアピン
ヒヨスチアミン製剤	プロクロルペラジン	ラニチジン
イミプラミン	プソイドエフェドリン	リスペリドン
メクリジン	トルテロジン	セレギリン
オキシブチニン		トラゾドン
ペルフェナジン		
プロメタジン		
チザニジン		

患者が服用している薬剤の点数を合算する

(Arch Int Med, 168 : 508-513, 2008. より作成)

緊急性の高い疾患

❶ 一過性全健忘（transient global amnesia：TGA）

　急性発症し，数時間から 24 時間程度に及ぶ記憶障害（前向健忘と逆向健忘）で，中高年に好発する．**健忘以外の神経脱落症状は伴わない**．原因はよくわかっていないが，海馬領域の細胞障害性浮腫の関与が指摘されている．意識障害や見当識障害は呈さず，自己の認識と周囲に対する反応は保たれ，通常の会話も可能である．発作中は日付や周囲の環境について同じ質問を繰り返すが，24 時間程度で自然に緩解することが多い．一過性てんかん性健忘，一過性脳虚血発作（transient ischemic attack：TIA），脳卒中，精神疾患などとの鑑別上重要な疾患である．

❷ てんかん

　てんかん発作の国際分類（Epilepsia, 22：489-501, 1981.）で，「A. 単純部分発作」の「4．精神症状を伴う発作」の中の**記憶障害発作**がこれにあたる．また，複雑部分発作や全般性発作（強直間代発作）後のもうろう状態では一過性の健忘がみられる．症候性てんかんを鑑別する必要がある．

❸ 脳血管障害による急性健忘症候群

　記憶障害を前景とするものは前内側視床梗塞，傍正中視床中脳梗塞，海馬梗塞である．急性発症のうえ，意識の変容を伴うことがあり，精神疾患と間違われることがある．いずれも注意深く観察すると記憶障害単独ではなく，ほかの神経症状を伴うことが多い．急性発症の片麻痺や感覚障害，構音障害だけが脳血管障害の症状ではないので注意が必要である．

❹ 低血糖，代謝性脳症など

　糖尿病の治療中，あるいは代謝性脳症の原因となる基礎疾患（**肝硬変，腎不全，内分泌疾患など**）をもつ患者に生じる．急激な血糖低下では，血糖低下に拮抗するホルモン分泌による自律神経症状（振戦，動悸，冷汗など）が前景に出る．しかし慢性・遷延性低血糖では，意識の変容，精神神経症状といった中枢神経症状が前景となる．軽度では異常の存在に気づかないことがあるので，服薬歴を含めた患者情報の収集が必須である．これらは迅速な対応により，回復可能であることから見逃してはならない．特に**低血糖は医学的緊急事態**であり，一刻一秒を争う．意識障害が強くなければブドウ糖を経口で与え（あめ玉やキャラメルでも可），急場をしのぎ，緊急受診させるのもよい．**肝性脳症，尿毒性尿症では羽ばたき振戦**を認める時期がある．そのほか，内分泌疾患（甲状腺

機能低下症，副甲状腺機能亢進・低下症など）では，感染症を契機に急激に症状が悪化することがある（クリーゼ）．アルコール依存症や高カロリー輸液，妊娠悪阻によるアルコール性脳症・ビタミンB₁欠乏症（急性：ウェルニッケ脳症，慢性：コルサコフ精神病）やニコチン酸欠乏症（ペラグラ）による代謝性脳症も頻度は多くないが忘れてはいけない疾患である．

その他の疾患

- **急性アルコール中毒（異常酩酊）**：いわゆる alcoholic black out である．異常酩酊は病的酩酊と複雑酩酊に分けられるが，記憶の障害は前者の方が強い．飲酒歴とそのときの周囲からの情報により診断は難しくない．アルコール依存症とも関連があり，禁酒が勧められる．

🅰 来局者からの情報収集と疾患推測

❶ 記憶障害と聞いたら思い浮かべること

　記憶障害は病態であり，疾病の一つの症候として現れるのが普通である．つまり記憶障害を呈する原因を鑑別することになる．**頻度が高いものはアルツハイマー型認知症や脳血管性認知症，レビー小体型認知症，さらに慢性硬膜下血腫**である．大半の場合（特に高齢者），認知症に起因するものと考えがちであるが，まず，緊急対応が必要なもの，治療可能なものを見逃さないようにする．急性ないしは亜急性発症の記憶障害は，緊急対応が必要で，適切な対処により回復可能なものが多い．低血糖発作やウェルニッケ脳症に代表される各種の代謝性脳症，てんかん，急性アルコール中毒，慢性硬膜下血腫などがこれにあたる．

❷ 患者や家族から情報を聴取する

　記憶障害では，まず最近起こった社会的事項（近時記憶）が障害されやすい．そこで，記憶障害の有無を診るには，前述のエピソード記憶（p.221）について尋ねてみる．その患者のことをよく知っていれば，その患者に関するエピソード，前回来局時のエピソードなどを尋ねるのが現実的である．初めての来局や，その患者のことをよく知らなければ，近時記憶について尋ねてみる．長谷川式簡易認知症スケールやMMSEの質問項目にあるように，3つないしは5つの相互に関連のない物品（時計，ペン，鍵，歯ブラシ，硬貨）を見せた後にいったん隠し，別の話題に移り5分以上経過してから先ほど提示した物品を思い出してもらうのもよい．これらの検査は近時記憶を診ている．できなけれ

ば記憶障害の存在はまず間違いない．

　記憶障害が単独でみられることは多くなく，注意深く観察すれば通常何らかの随伴症状を伴う．随伴症状は記憶障害を呈する原因を鑑別するうえで有用な情報である．頭痛・発熱・意識の変容は脳炎や髄膜炎，片麻痺・しびれなどの神経症状は脳の器質的病変，精神症状・不眠・抑うつ・異常言動は精神疾患の存在を疑う．

❸ 代表的疾患を見分ける特徴的な情報（LQQTSFA）

　前向健忘と逆向健忘両方を認めるのが普通である．発症様式（急性，亜急性〜慢性，発作性），記憶障害発症のきっかけ，患者背景（基礎疾患），随伴症状などに特徴的な情報があることが多い．記憶障害が単独でみられることは多くなく，通常何らかの随伴症状を有することが多い．これらの情報を面談で聴取することは重要である．服薬歴の聴取も欠かせない．**表4**には，代表的疾患の記憶障害の特徴をLQQTSFAに従って整理する．

❹ 他覚的所見を収集する（フィジカルアセスメント）

　随伴する他覚的所見は，疾患や重症度を推測するうえで重要な情報となる．神経変性疾患や脳血管障害で認められる片麻痺や不随意運動の有無，種類や程度を観察する．血圧（脳血管障害），血糖値（低血糖・高血糖），口臭（急性アルコール中毒や糖尿病性ケトアシドーシス，肝性脳症などの代謝性脳症）も必要に応じて観察・測定する．

❺ 原因を鑑別・推測する

　問診や他覚的所見から得られた情報（LQQTSFA）から原因疾患を鑑別・推測するためのアルゴリズム例をp.218に示す．アルゴリズムに沿うのは典型例であり，実際は個人差，非典型例，さまざまな因子による経過と病像の修飾が常に付きまとう．得られた情報に画像や検体検査，生理検査などの結果を加味して総合的に判断されるべきである．

> **参考 B群ビタミン欠乏による代謝性脳症**
> ビタミンB₁欠乏による代謝性脳症はアルコール多飲者だけでなく，妊娠悪阻の強い妊婦，ビタミンB₁を添加しない高カロリー輸液下の患者にも生ずることがある．また，糖代謝にはビタミンB₁が必須であるので，低血糖に対しブドウ糖を投与する際にはビタミンB₁の投与を同時に行う必要がある．

表4 代表的疾患の記憶障害の特徴（LQQTSFA）

	症状の特徴		疑われる疾患
病変部位 （Location）	——		——
性状 （Quality） 程度 （Quantity）	前向健忘と逆向健忘		認知症，一過性全健忘
	前向健忘と作話 逆向健忘のみ		アルコール性脳症，ビタミン B₁ 欠乏性脳症 全生活史健忘
時間と経過 （Timing） 状況 （Setting）	いつから	急性（〜亜急性）	ビタミン B₁ 欠乏性脳症，肝性・尿毒症性脳症，高血糖，低血糖，その他の代謝性脳症，急性アルコール中毒（Alcoholic black out），脳血管障害
		亜急性〜慢性 慢性 発作性，一過性	慢性硬膜下血腫，アルコール性脳症 認知症 てんかん，一過性全健忘
	きっかけ	頭部打撲，転倒・尻もち 飲酒 低血糖 薬剤服用 中毒（不完全燃焼など） 低酸素 高カロリー輸液，妊娠悪阻 精神心理的要因	慢性硬膜下血腫，頭部外傷 急性アルコール中毒（Alcoholic black out） 低血糖による脳症（遷延性低血糖） 薬剤性脳症（特に抗コリン作用を有する薬剤） 中毒性脳症（一酸化炭素など） 低酸素性脳症 ビタミン B₁ 欠乏性脳症 全生活史健忘，解離性健忘
背景 （寛解・増悪） 因子 （Factors）	慢性多量飲酒者		ビタミン（ビタミン B₁，ニコチン酸）欠乏性脳症，アルコール性脳症，慢性硬膜下血腫
	肝硬変，尿毒症，電解質異常，内分泌疾患 頭部への慢性・反復性機械的刺激（ボクサーなど） 高齢者（脳萎縮） 胃全摘出 糖尿病 HIV 感染 精神心理的要因		肝性脳症，尿毒症性脳症，その他の代謝脳症 慢性外傷性脳症，慢性硬膜下血腫 慢性硬膜下血腫 ビタミン B₁₂ 欠乏性脳症 高血糖や低血糖による脳症 AIDS 脳症 全生活史健忘，解離性健忘
随伴症状 （Associated manifestations）	パーキンソン症候群（筋強剛） 尿失禁，小刻み歩行 発熱と意識の変容 体重増加，寒がり，脱毛 末梢神経障害（手足のしびれ） 眼振，眼球運動障害，歩行失調 大球性（巨赤芽球性）貧血 下痢，日光曝露部の皮膚炎 縮瞳，失調歩行，尿失禁 運動麻痺，感覚障害，その他の巣症状 不随意運動 意識の変容，異常行動 記憶障害以外の精神症状		パーキンソン病，進行性核上性麻痺，レビー小体型認知症など 正常圧水頭症 髄膜炎，脳炎 甲状腺機能低下症 ビタミン B₁ 欠乏性脳症，ビタミン B₁₂ 欠乏性脳症 ビタミン B₁ 欠乏性脳症 ビタミン B₁₂ 欠乏性脳症 ニコチン酸欠乏性脳症（ペラグラ精神病） 神経梅毒 脳腫瘍，脳血管障害，慢性硬膜下血腫 ハンチントン病，クロイツフェルト - ヤコブ病 脳血管障害，慢性硬膜下血腫，肝性・尿毒症性脳症，その他の代謝性脳症，高血糖，低血糖 認知症，ビタミン欠乏性脳症，神経梅毒，脳血管障害，慢性硬膜下血腫，脳腫瘍，頭部外傷，うつ病

脳血管障害：脳出血，脳梗塞，くも膜下出血
高血糖：非ケトン性高浸透圧性脳症，ケトアシドーシス，乳酸アシドーシス
低血糖：遷延性低血糖を含む
その他の代謝性脳症：肝性脳症，尿毒症性脳症以外の電解質異常や内分泌疾患に伴う脳症（電解質異常や甲状腺機能低下症など）
　（高血糖，低血糖による記憶障害も代謝性脳症であるが，便宜上分けて記載した）

⚠ 来局者に対する判断と対応

緊急性の高い疾患

　緊急性の高い意識障害は p.218 に示されるようにビタミン B₁ 欠乏性脳症，慢性硬膜下血腫，異常酩酊，低血糖，高血糖，低酸素脳症，中毒性脳症，脳炎，髄膜炎，脳血管障害，てんかん，一過性全健忘などがあり，緊急受診して救急対応が求められる．そのほかに肝硬変，尿毒症，電解質異常，内分泌疾患による代謝性脳症は亜急性発症が多いが，急性発症する場合もあるので十分注意が必要である．

　なお，薬局ではかぜ様症状を訴えて OTC 医薬品の購入を希望する来局者も多い．その際，高熱と軽い意識障害（熱があってボーッとする）があり頭痛も訴える患者の場合は髄膜炎を疑う．薬局で実施できる髄膜炎の臨床判断としては，薬局窓口で患者が立ったままの状態で実施することができる neck flexion test（アゴが胸につかない）と jolt accentuation of headache（頭を左右に振ると頭痛がひどくなる）といった鑑別テストがある．この 2 つのテストで陽性であれば髄膜炎の可能性は高くなり，緊急受診を勧める．

頻度の高い疾患

● **認知症が疑われる場合**：長谷川式簡易知能評価スケール（HDS-R）や MMSE を実施し，受診勧奨の可否を選択する方法があるが，深い信頼関係を構築してなければ患者が認知症と疑われることによる嫌悪感を抱き，敬遠されることが多い．そこで，前述のとおり，その患者のことをよく知っていれば，その患者に関するエピソード，前回来局時のエピソードなどを尋ねたり，服薬指導時の会話のやりとりから探ってみるのが現実的である．さらに，以下のようなチェックポイントを念頭において患者に接すると変化に気づきやすい．

【記憶があやふやになる（記憶障害）】
・同じことを何回も言ったり聞いたりする，物の名前が出てこない（健忘失語）
・人と会う約束や日時を忘れる，置いた場所を忘れる，他人の靴を履いて帰る
・新しいことが覚えられない（記銘力障害）

【今までできたことができなくなる（実行機能障害）】
・簡単な計算の間違いが多くなる，いつも大きなお金で支払いをする
・蛇口やガス栓の閉め忘れが多くなる，2 つのことが 1 度にできない

【やる気がなくなる】

・趣味に興味がなくなる，日課をしなくなる

・身だしなみに気を使わなくなる（だらしなくなる），季節の衣替えができない

【性格が変わる】

・ささいなことで怒りっぽくなる

・以前よりも疑い深くなる

【時間や場所が不確かになる（見当識障害）】

・慣れている所で道に迷う，いつも降りる駅で乗り過ごす

・今日の日付けがわからない，時間がわからない

【作り話をする（物盗られ妄想）】

・物（薬，財布など）をしまったことを忘れて，盗まれたと訴える

　一方，その患者のことをよく知らなければ，最近起こった社会的事項（近時記憶）について尋ねてみたり，早期の段階で年齢がわからなくなる患者が多いので，窓口対応の中で年齢を確認するだけでも可能性を探ることが可能である．

　そのほかに，のみ忘れなど服薬に影響が出ることも多いので，普段から残薬や受診間隔の確認を行うことも重要となる．患者の自立状況によっては在宅への移行も念頭において医師や患者家族と連携をとって対応することも必要となる．

その他の疾患

● **薬剤に起因するものが疑われる場合**：記憶障害を含む認知機能低下の症状が発症した場合は，表3に示したような認知症低下を誘発しやすい薬剤が追加または変更されたタイミングと症状出現時期が重ならないか確認する．特に高齢者では抗コリン作用のある薬が併用されることも珍しくないため，来局者だけでなく在宅患者に対しても薬剤性の認知機能障害に注意が必要である．薬による可能性が推察された場合は薬剤の変更や中止を医師に提案，もしくは受診勧奨する．

● **低血糖が疑われる場合**：一般に血糖値が 50 mg/dL 以下の中等度の低血糖になると，中枢神経のブドウ糖不足の症状である頭痛，眼のかすみ，動作緩慢，集中力の低下などがみられる．さらに血糖値が 30 mg/dL 以下になると，けいれん発作，低血糖昏睡に至り，治療が遅れると死に至ることがある．低血糖が確認された場合は直ちにブドウ糖または砂糖 10〜20g（α - グルコシダーゼ阻害薬の場合はブドウ糖），またはそれに相当する糖質を含むもの（ジュースなど）を経口摂取する．15分経っても症状に回復がみられなければ同じ対応を繰り返す．症状が治まっても再び低下する

可能性があるので，食事前であれば食事を摂るよう指導する．意識障害や昏睡など
の重篤な低血糖で糖質の経口摂取が困難な場合は，至急病院を受診し，ブドウ糖（50
％ブドウ糖20〜40 mL）を静脈注射する．

⊕ 症例への対応

 77歳　女性

11時過ぎに定期処方をもってくるＡさんが前回もらった薬が見当たらないと来局
した．3ヵ月前，血圧が高め（150／98 mmHg）だったため服用状況（残薬状況）
を確認したところ，のみ忘れが多くあることが判明したため，処方量を医師と相談
して調整していた．5日前に来局した際も血圧（152／100 mmHg），服用状況に
改善がみられず1包化して薬を渡した．念のため，話の中でさりげなく年齢確認を
してみたところ，少し考えてから70歳と答えた．身だしなみは普通で，麻痺や不
随意運動は認めない．

表5 **症例1から得られた情報**

	症状の特徴			症状の特徴
L	——	T/S	少なくとも3ヵ月前からのみ忘れ
Q	「薬が見当たらない」 薬ののみ忘れ，年齢を忘れる	F	なし
Q	身だしなみは普通で日常生活は可能？	A	麻痺や運動不随意運動はない高血圧 ＜150

3ヵ月前の薬の服用状況の確認から今回に至るまでの自立した服薬管理ができてい
ないこと，薬がなくなったという訴えからエピソード記憶の障害があり，長谷川式簡易認
知症スケールの質問項目である年齢確認不正解も認め，神経症状がないことから認知症
が推測された（**表5**）．早めに受診することが必要であるが，本人に説明した場合，拒
否反応を示されると考えられるので患者家族に報告し，専門医を受診することを勧めた．

症例 2 **65歳　男性**

14時過ぎに糖尿病薬の処方箋をもってきたBさんが待合室にて薬の順番を待っている．薬を渡すために呼びかけをしたところ，立ち上がることができず，頭痛がひどく眼のかすみもあり，確認したところ昼食はまだ摂れていなかった．呼びかけには何とか反応するがこちらの問いかけに集中できていない様子だった．

表6 症例2から得られた情報

	症状の特徴		症状の特徴
L	頭，眼	T/S	待合室にて薬の順番を待っていたころから
Q	頭痛，眼のかすみ	F	時間の経過とともに症状悪化
Q	立ち上がることができない	A	集中力の低下（意識障害？）

　患者が糖尿病を患っており，頭痛，眼のかすみ，昼食が摂れていない，および集中力が低下し意識障害が起こっている可能性も否定できないことから低血糖と推察された（**表6**）．急ぎ薬局内にあるブドウ糖を患者に服用させた．症状が改善したが，帰宅まで1時間以上時間がかかるとのことだったので，すぐにコンビニなどでおにぎりやパンなどの炭水化物を購入し摂取するよう指導した．

（小野真一／渡邉文之）

参考文献

・医療情報科学研究所編集：病気がみえる　vol.7 脳・神経 第2版．メディックメディア，2017．
・日本糖尿病療養指導士認定機構編集：糖尿病療養指導ガイドブック 2020．メディカルレビュー社，2020．
・認知症　薬局でできることすべきこと．日経ドラッグインフォメーション，日経BP社，2014. 3

あとがき

　筆者は75年続いた薬局の3代目，子どもの頃からOTC薬が身近にあり，父から薬局を継いだときは主にOTC薬を販売していました．日常業務が調剤にシフトしていった中でも，薬剤師や薬学生向けにOTC薬について講義し，南山堂の季刊誌「Rp.＋（レシピプラス）」では，2年間「OTCを科学する！」を執筆させていただきました．

　筆者が日本アプライド・セラピューティクス（実践薬物治療）学会の「OTC薬，プライマリケアを対象とする薬剤師の臨床判断ワークショップ」に参加したのは，2012年12月でした．それまで参加したOTC薬の勉強会は，メーカー主催の製品説明，他社製品との違い，販売方法のエッセンスを学ぶ場でした．本ワークショップでの，昭和大学の木内祐二先生の疾患のレクチャー・ロールプレイ，ファルメディコ株式会社の狭間研至先生のバイタルサインの演習，グループワークでLQQTSFA，アルゴリズム，対応方法を熱く議論する手法にワクワク感を覚えました．

　2011年12月に開催された第1回目の案内に「OTC薬は地域の医療システムの中では重要な地位を占めます．初めて患者が医療システムに接触する場所がドラッグストア，薬局であり，OTC薬が対象となります．OTC薬を取り扱う者としては，この場に医療の入り口をあずかる者としての意識と責任と能力が必要です．OTC薬での治療が妥当とされる患者さんと，代替えの方法を推奨する患者さんを適切に判断し，OTC薬での治療が妥当とされる場合にも，適切なOTC薬の製品が選択されるべきであり，そのための，患者判断の指針が確立されることが必要と考えています」と，開催の趣旨が書かれています．本ワークショップは，1年に1~2回開催され，頭痛のほか，腹痛，腰痛，咳・呼吸困難，皮膚・粘膜症状と症候を増やし，2016年からはOTC薬の選択を主に行うアドバンスコースをつくりました．

　2013年6月14日に閣議決定された日本再興戦略・戦略市場創造プラン[1]に予防・健康管理の推進に関する新たな仕組みづくりとして「薬局を地域に密着した健康情報の拠点として，一般用医薬品等の適正な使用に関する助言や健康に関する相談，情報提供を行う等，セルフメディケーションの推進のために薬局・薬剤師の活用を促進する」が記載されました．

　また，2014年1月21日，厚生労働省医薬食品局総務課より公表された「薬局の求められる機能とあるべき姿[2]」では，「調剤を中心とした医療用医薬品の供給のみを行い，一般用医薬品や衛生材料等の供給を担っていない薬局も増加し，また，医療機関の近隣に薬局を設置し，特定の医療機関から発行される処方箋を応需することがほとんどであるいわゆる門前薬局も散見され，求められる薬局の姿と大きく異なってきている」と，薬局の現状が指摘されました．そして，これからの薬局は，「第1類医薬品を含む一般用医薬品（強心薬，解熱鎮痛消炎薬，総合感冒薬，鎮咳去痰剤，鼻炎用内服薬，胃腸薬，整腸剤・止瀉薬，便秘薬，アレルギー用薬，ビタミン薬，点鼻薬，点眼薬，うがい薬，シップ薬，殺菌消毒薬等）を販売していること（今後新設される要指導医薬品も同様の取扱いとする）」，「一般用医薬品の販売の際には，購入される一般用医薬品のみに着目するのではなく，購入者の薬物療法の治療歴や医療用医薬品の使用状況，その背景事

情等を把握した上で情報提供を行い，必要に応じて医療機関へのアクセスの確保を行っていること」が必要であると示されました．

2015 年 9 月 24 日，厚生労働省より示された「健康サポート薬局[3]」の要件に要指導医薬品等の取扱いが加わりました．そこには，①利用者自らが適切に選択できるよう供給機能や助言の体制を有していること，②基本的な薬効群を原則としつつ，地域の実情に応じて，当該薬局において供給すること，③かかりつけ医との適切な連携や受診の妨げとならないよう，要指導薬品等の相談を受けた場合の受診勧奨の基準を遵守するなど，適正な運営を行っていること，④要指導医薬品等や健康食品等に関する相談を受けた場合には，利用者の状況や要指導医薬品等や健康食品等の特性を十分に踏まえ，専門的知識に基づき説明することが必要であると書かれています．この薬剤師の対応は，まさに本書の狙い通りです．

そのため，健康サポート薬局や 2021 年 8 月から施行された地域連携薬局[4]の認定を受けるためには，一般用医薬品や健康食品などの適切な使用に関する助言や健康の維持・増進に関する相談応需，適切な専門職種や関係機関への紹介などを適切に実施できることが条件となり，その内容を盛り込んだ臨床判断の受講が必須要件となりました．

時代を先取りして始めた日本アプライド・セラピューティクス（実践薬物治療）学会の臨床判断ワークショップの内容は，薬局・薬剤師に必要なものになりました．そのワークショップを基礎にして，症候を充実させた本書は，これからの薬剤師にとって欠かせない 1 冊になります．持続可能で質の高い医療提供体制を構築するためには，セルフメディケーション・セルフケアは必要不可欠です．その役割を担う医療者として，緊急対応，受診勧奨，適切な OTC 薬選択，販売後のフォローアップについて本書を活用していただけることを願います．

2022 年春

日本アプライド・セラピューティクス（実践薬物治療）学会　理事
日本プライマリ・ケア連合学会　理事
みどり薬局

坂口眞弓

引用文献

1) 首相官邸：日本再興戦略 JAPAN is BACK. p.59-61, 2013.
https://www.kantei.go.jp/jp/singi/keizaisaisei/pdf/saikou_jpn.pdf
2) 平成 25 年度厚生労働科学研究費補助金（医薬品・医療機器等レギュラトリーサイエンス総合研究事業）薬剤師が担うチーム医療と地域医療の調査とアウトカムの評価研究：薬局の求められる機能とあるべき姿. 2014.
https://www.mhlw.go.jp/seisakunitsuite/bunya/kenkou_iryou/iyakuhin/dl/01-02.pdf
3) 厚生労働省：健康サポート薬局のあり方について. 2015.
https://www.mhlw.go.jp/file/05-Shingikai-11121000-Iyakushokuhinkyoku-Soumuka/matome.pdf
4) 厚生労働省：医薬品, 医療機器等の品質, 有効性及び安全性の確保等に関する法律等の一部を改正する法律の一部の施行について（認定薬局関係）. 2021.
https://www.mhlw.go.jp/content/000792095.pdf

索 引

な行

は行

わ行

MEMO

MEMO

MEMO

編者紹介

木内祐二（きうち ゆうじ）

■学歴

昭和59年3月	東京医科歯科大学医学部卒業
昭和63年3月	昭和大学大学院医学研究科（薬理学）修了

■職歴

昭和63年4月	昭和大学医学部第二薬理学 助手
昭和63年8月	パリ第11大学神経薬理学留学
平成04年4月	昭和大学医学部第一薬理学 助手（以降，講師，助教授）
平成10年4月	昭和大学薬学部病態生理学 教授
平成22年4月	昭和大学薬学部薬学教育学 教授
平成28年4月	昭和大学医学部薬理学（医科薬理学部門）教授
平成29年6月	昭和大学医学部医学教育学 教授（兼務）（〜30年9月）
平成31年4月	昭和大学薬理科学研究センター センター長
令和元年8月	昭和大学 副学長

アルゴリズムで考える薬剤師の臨床判断
―症候の鑑別からトリアージまで―

2015年9月2日　　1版1刷	©2022
2019年5月30日　　　4刷	
2022年7月1日　　2版1刷	

編　者
きうちゆうじ
木内祐二

発行者
株式会社 南山堂　代表者 鈴木幹太
〒113-0034　東京都文京区湯島 4-1-11
TEL 代表 03-5689-7850　　www.nanzando.com

ISBN 978-4-525-70292-2